# CBD & Hanf für meine Gesundheit

# CBD & Hanf

## für meine Gesundheit

vivo buch

## IMPRESSUM


Benzstraße 56, 71272 Renningen
www.vivo-buch.de
ISBN 978-3-96894-016-8

Konzeption, Layout und Produktion:
Budde Medien, Dortmund, www.budde-medien.de

## VORWORT

Liebe Leserin, lieber Leser,

Hanf ist eine der ältesten Kulturpflanzen und ein jahrhundertealtes Arzneimittel, das seit einigen Jahren wieder in den Blickpunkt des öffentlichen Interesses gerückt ist.

Einer der bekanntesten Inhaltsstoffe, das Cannabidiol (CBD), das keine psychoaktive, also bewusstseinsverändernde Wirkung hat, wird als potenziell entkrampfender, entzündungshemmender sowie gegen Übelkeit helfender Wirkstoff wahrgenommen.

Auch wenn die bislang bekanntgewordenen Studienergebnisse nicht eindeutig sind, verbinden viele chronisch kranke Menschen Hoffnungen in die schmerzlindernde Wirkung von medizinischem Hanf. Und immer mehr gesundheitsbewusste Menschen setzen auf Lebensmittel- und Nahrungsergänzungsprodukte auf Hanfbasis.

Dieser praktische Ratgeber vermittelt einen Überblick über die Forschungsergebnisse und Anwendungsmöglichkeiten von Cannabis in Medizin, Kosmetik und Ernährung, mit dem zahlreiche Körperfunktionen positiv beeinflusst werden können – durch Öl, Tabletten, Tees, Tinkturen, Cremes und als Küchenbeigabe. Dabei werden ebenfalls die Risiken und Nebenwirkungen erläutert.

Das vorletzte Kapitel widmet sich auch in Abgrenzung zu den medizinischen, kosmetischen und ernährungsrelevanten CBD-Produkten dem Hanf als Rauschmittel.

In dem reich illustrierten, leicht verständlichen Ratgeber erfahren Sie zahlreiche Hintergründe zu den vielfältigen Einsatzmöglichkeiten einer neu entdeckten Heilpflanze.

Die Redaktion

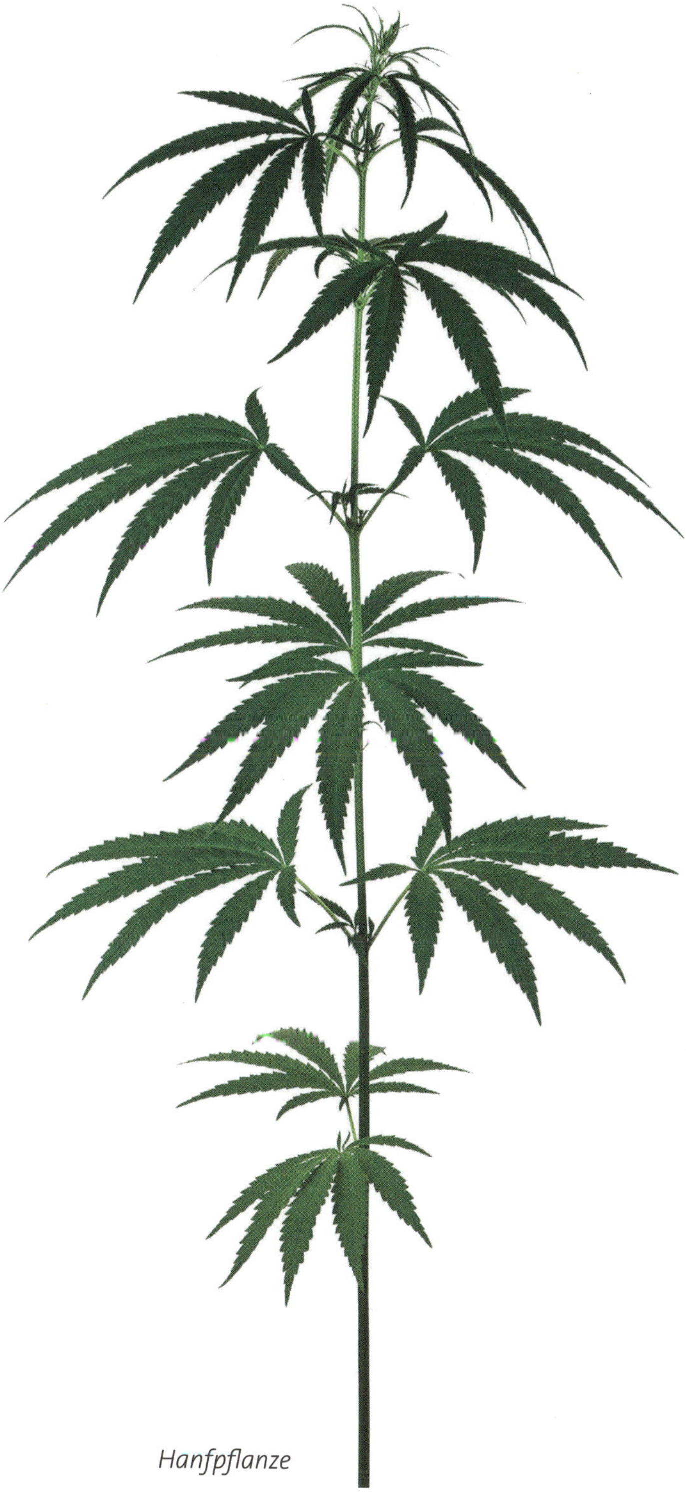

*Hanfpflanze*

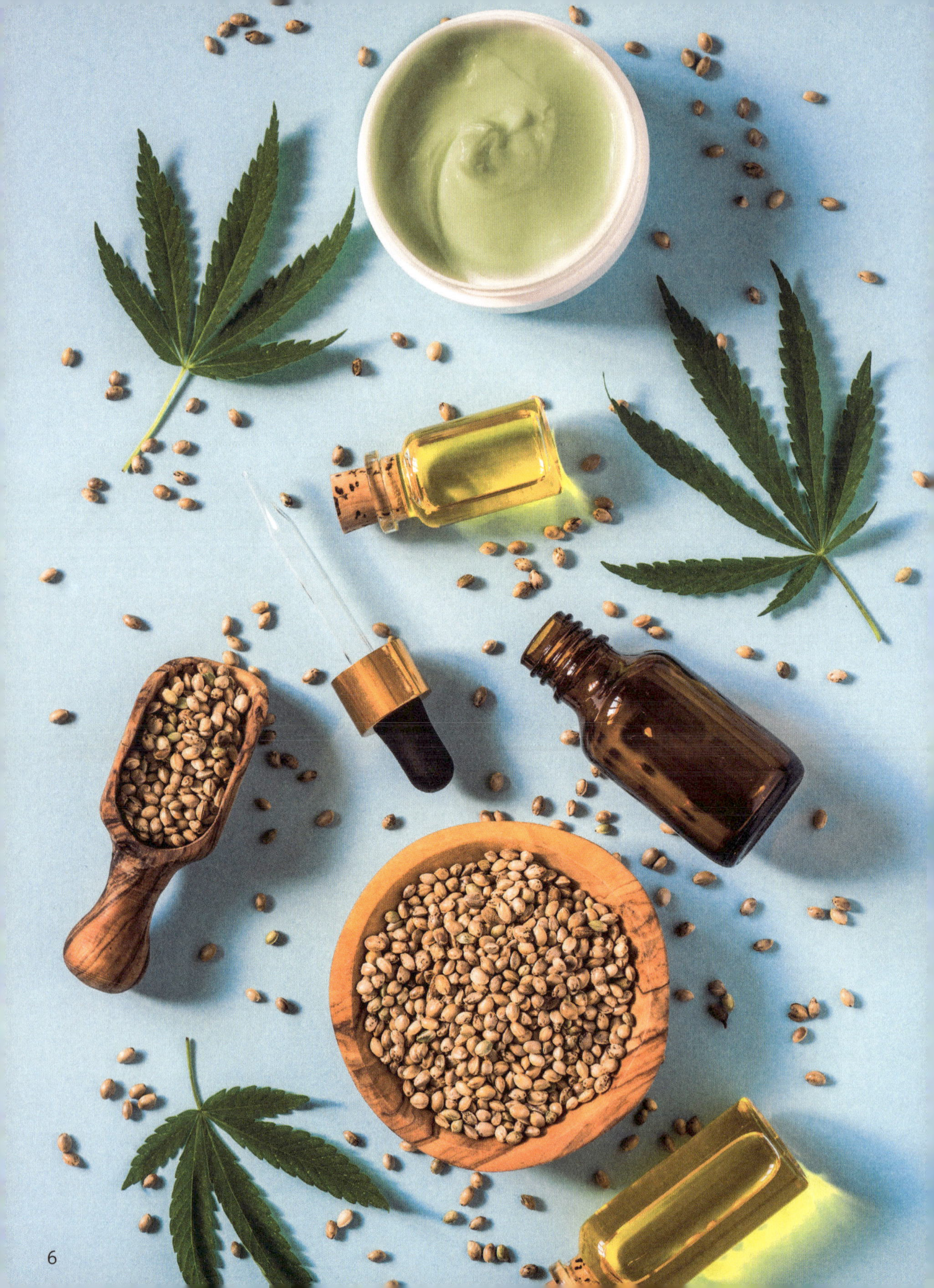

# INHALT



*Hanfsamen und Hanföl*

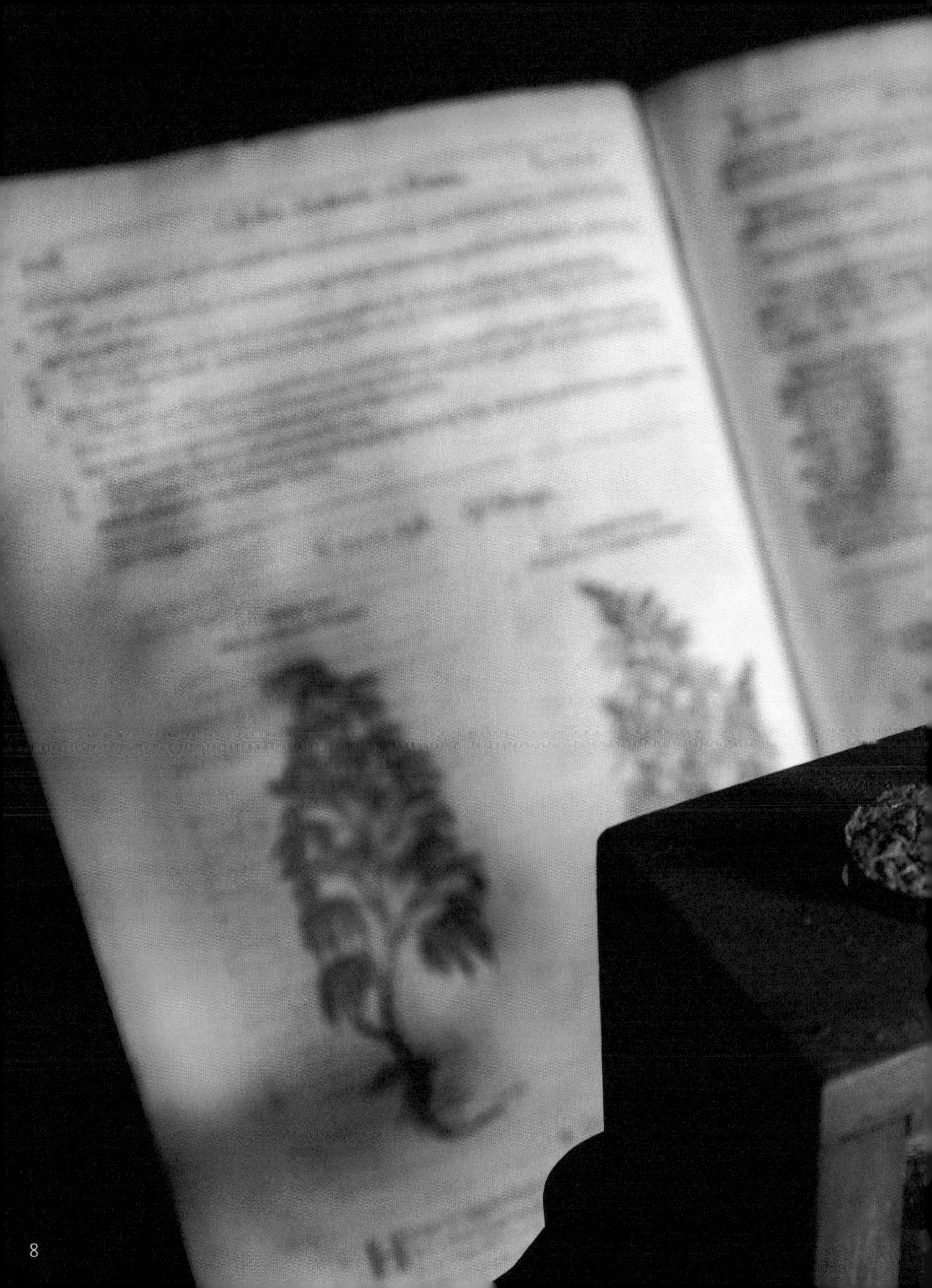

# 1 KURZE GESCHICHTE DES CANNABIS

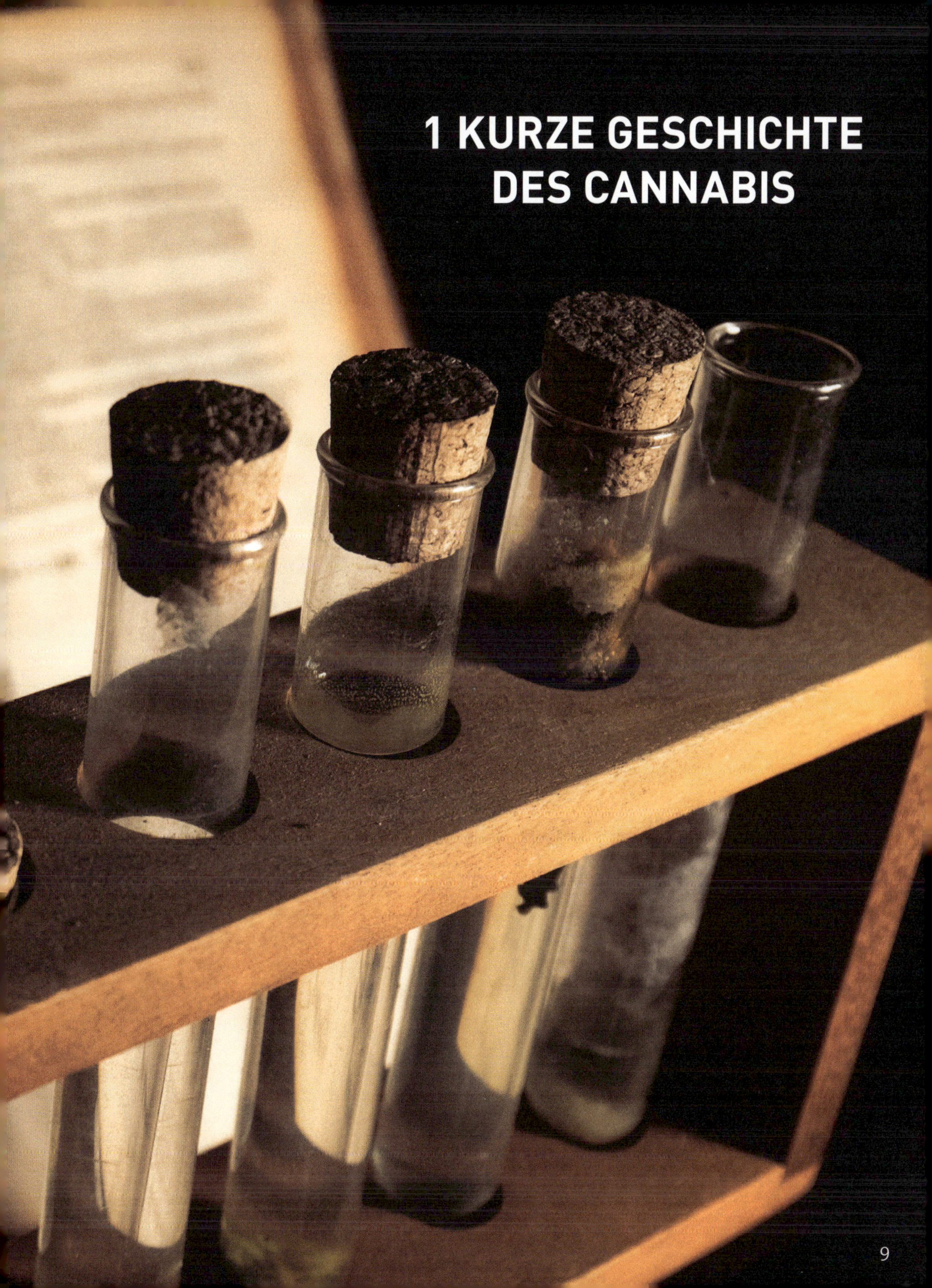

# 1 KURZE GESCHICHTE DES CANNABIS

Cannabis wird in zahlreichen Kulturen seit Jahrtausenden als Arzneimittel verwendet. Es war eine der ersten Pflanzenarten, die der Mensch kultivierte und ebenfalls als Rauschmittel einsetzte. Cannabis ist also keineswegs eine Errungenschaft der Neuzeit oder gar noch jüngerer Zeiten, sondern hat eine viel längere Tradition. Damit sind in den Anbau und die Verwendung von Hanfextrakten auch jahrtausendealte Erfahrungen eingeflossen.

## Cannabis – Herkunft und Begriff

Schon vor mehr als 3500 Jahren, im 16. Jahrhundert v. Chr., wird im Papyrus Ebers, einem der ältesten medizinischen Texte, eine als Cannabis identifizierte Pflanze als Bestandteil eines Heilmittels „für den Zehennagel" erwähnt. Der Begriff Cannabis stammt vermutlich aus der Sprache der Skythen, eines nomadischen Reitervolks, das ab etwa dem 8./7. Jahrhundert v. Chr. die eurasischen Steppen nördlich des Schwarzen Meeres bevölkerte. Ähnliches gilt für das Wort Hanf, wobei

*Seite aus dem ägyptischen Papyrus Ebers, in dem wahrscheinlich die Hanfpflanze erwähnt wird*

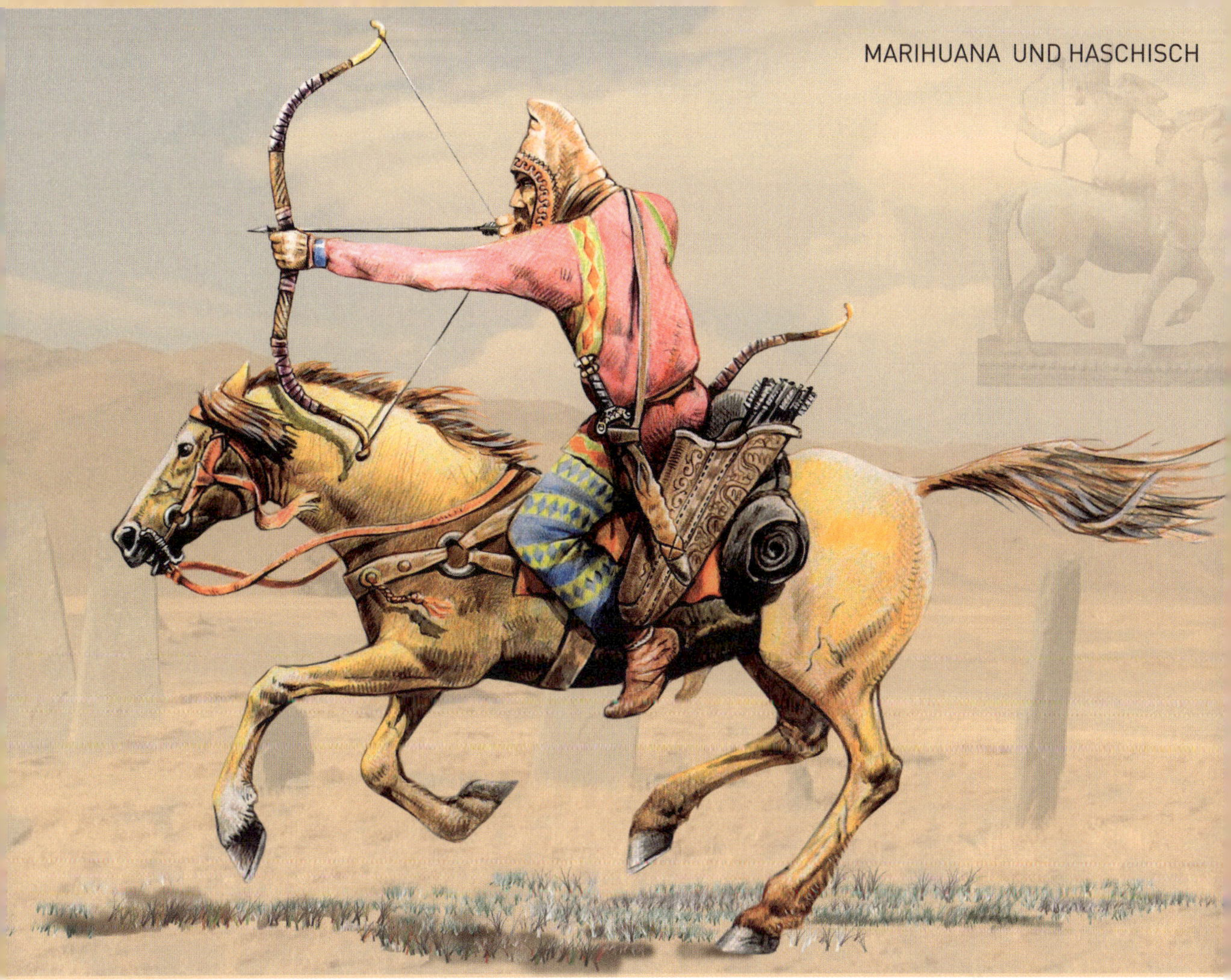

*Das Reitervolk der Skythen in der eurasischen Steppe könnte den Begriff Cannabis geprägt haben.*

manche Forscher auch einen thrakischen Ursprung annehmen. Die Thraker lebten in der Antike vor allem im Osten Makedoniens und am westlichen Schwarzen Meer auf einem Gebiet der heutigen Staaten Bulgarien, Griechenland und Türkei. Die indoeuropäischen Sprachen nahmen den Begriff Cannabis erst Jahrhunderte später auf. Als ältester bekannter schriftlicher Nachweis des Echten oder Gewöhnlichen Hanfs (Cannabis sativa) gilt ein Eintrag im Oxford English Dictionary aus dem Jahr 1548.

## Marihuana und Haschisch

In einer ganz anderen Region der Erde wird der Ursprung des Wortes Marihuana für die getrockneten, harzhaltigen Blüten und die kleinen Blätter der weiblichen Hanfpflanze vermutet, nämlich in Mexiko, vielleicht wurde er aus der Sprache eines indigenen Stamms abgeleitet. Die populäre Herleitung vom weiblichen Namen Maria Juana, aus dem sich in den USA der Begriff Mary Jane für das Rauschmittel entwickelte, ist wohl nicht mehr als Folklore. Eine noch exotischere Annahme ist die Ableitung aus dem chinesischen Begriff für Kraut (ma) bzw. ma ren hua (Hanfsamenblume).

Haschisch ist das gesammelte und meist gepresste Harz an den Drüsenhaaren der Blüten der Hanfpflanze. In Deutschland und vielen anderen Ländern wird der Begriff Cannabis oft umfassend für Hanfpflanzen und THC-haltige Produkte der Pflanze verwendet.

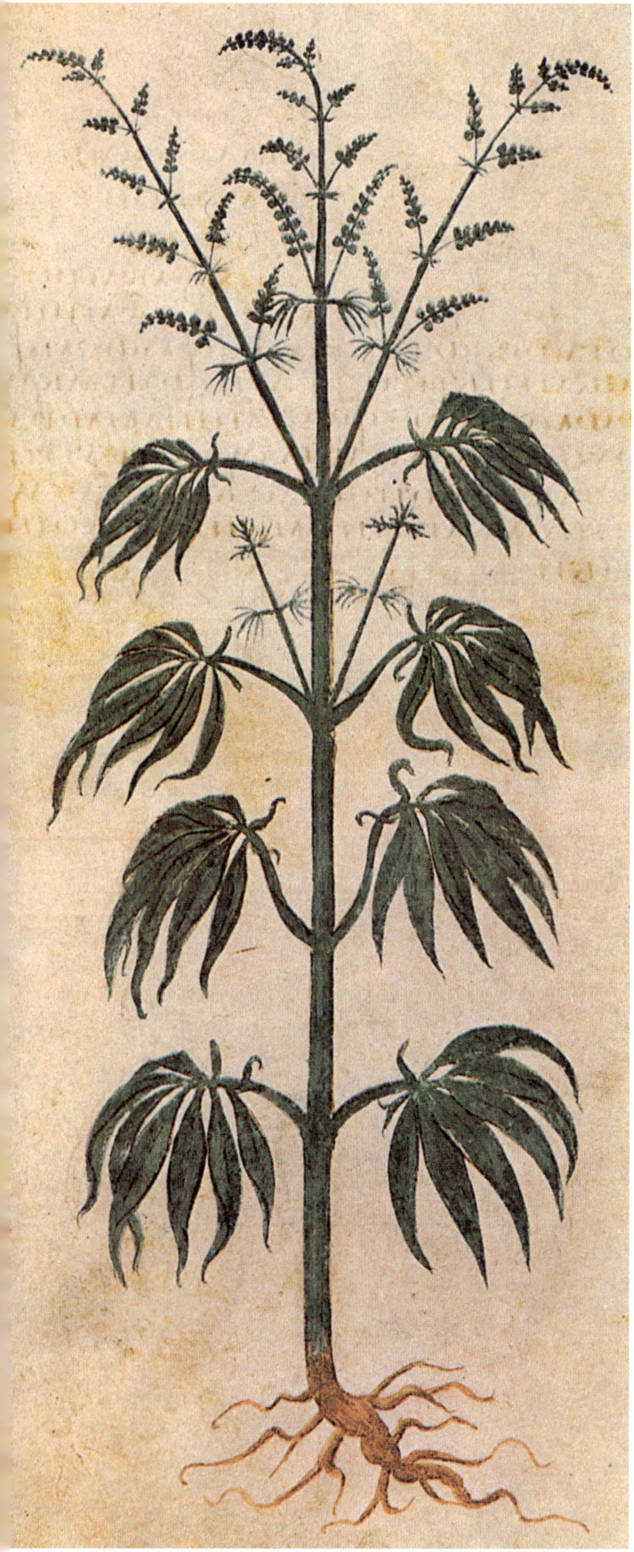

## Cannabis in der antiken Welt

Die Verwendung des Hanfs ist fast so alt wie die Sesshaftwerdung des Menschen, als er sich vom Beeren pflückenden und jagenden Nomaden zum Ackerbauern wandelte.

Im alten China wurde die Hanfpflanze wahrscheinlich schon um 5000 v. Chr. angebaut. Aus Hanf wurden u.a. Kleidung, Seile sowie Papier hergestellt und aus den Samen Öl oder Nahrungsmittel gewonnen. Der legendäre chinesische Kaiser Shennong soll bereits um 2800 v. Chr. die Heilkraft des Harzes der Cannabisblüte z.B. bei Beriberi, Verstopfung, Frauenkrankheiten, Gicht, Malaria und Rheumatismus gepriesen haben. Sein berühmtes Buch über Ackerbau und Heilpflanzen erschien allerdings erst 2500 bis 3000 Jahre später.

Heute gehen Archäologen und Kulturhistoriker davon aus, dass Cannabis von China aus etwa 2000 v. Chr. nach Korea und von dort um 1000 v. Chr. auf den indischen Subkontinent gelangte. In Vorderasien brachten die Skythen Cannabis nach Südrussland und in die Ukraine. Der griechische Geschichtsschreiber Herodot berichtet, dass die Skythen sich zur Reinigung an Hanfsamen berauschten, den sie in ihren Zelten auf heiße Steine legten. Von der Region um das Schwarze Meer erreichten die Pflanze und das Wissen über ihre Verwendung die meisten Länder im Abendland.

Der griechische Arzt Pedanios Dioskurides, der im ersten nachchristlichen Jahrhundert im römisch besetzten Kleinasien wirkte, fügte in seine berühmte Schrift „Über die Heilmittel" (erschienen im „Wiener Dioskurides", 512) eine Abbildung der männlichen Cannabispflanze ein. Sein Landsmann und Kollege Galenos von Pergamon (Galen, um 130–200) wies der Hanfpflanze wärmende und austrocknende Eigenschaften zu.

*Cannabispflanze im Wiener Dioskurides, einem 512 n. Chr. veröffentlichten Werk*

## Die islamische Heilkunde

Wie auf zahlreichen anderen Forschungsgebieten ließen sich die mittelalterlichen islamischen Ärzte von den antiken Naturforschern inspirieren und bauten deren Erkenntnisse aus. Im 9. Jahrhundert beschrieben die arabischen Ärzte at-Tabari und al-Antaki die Eigenschaften der Hanfpflanze, wobei die islamischen Mediziner statt der Blätter überwiegend die gepressten Samen für die medizinische Heilkunst verwendeten.

Der Arzt Yuhanna ibn Masawaih (um 777–857) und Avicenna (um 980–1037) wendeten den Saft der Blätter bei Hautkrankheiten an. Im 10. Jahrhundert empfahl Ishak ben Sulayman die Verwendung von Hanfsamenöl gegen Ohrenkrankheiten; Ibn-al Baitar (um 1190–1248) setzte Hanfsamen gegen Wurmbefall ein. Genau wie al-Qazwini (1203–1283) war er von den schmerzstillenden Eigenschaften des Cannabis überzeugt. Beide empfahlen, damit Nerven- und Augenschmerzen zu behandeln, indem man Öl oder den Saft der Blätter in die schmerzenden Körperöffnungen träufelte.

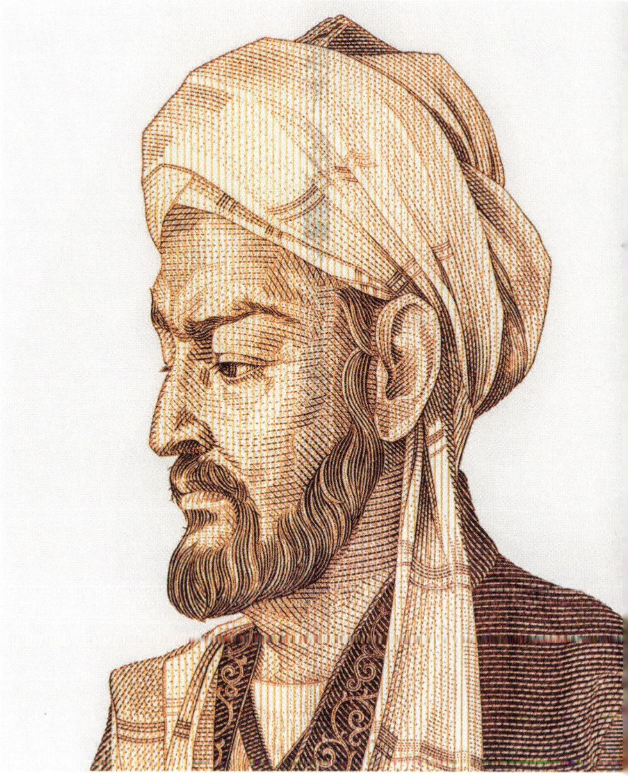

*Oben: Der große islamische Mediziner Avicenna*
*Unten: Avicenna-Mausoleum in Hamadan, Iran*

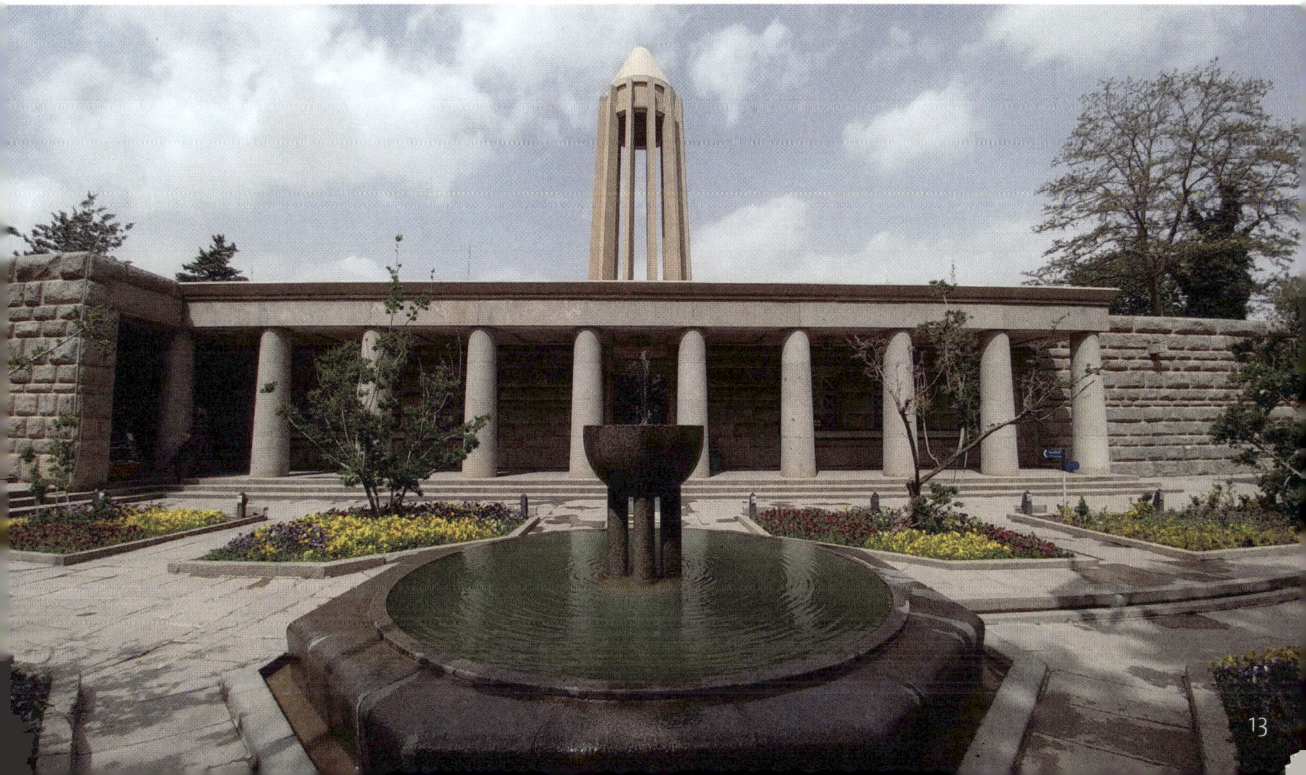

## Mittelalter und frühe Neuzeit

Die Klostermediziner nutzten Hanf als Ersatz für Opium bei unterschiedlichen Beschwerden, vor allem gegen rheumatische und bronchiale Erkrankungen, die im Winter innerhalb der feuchten Klostermauern häufig auftraten. Die Äbtissin Hildegard von Bingen (1098–1179), die bedeutendste Universalgelehrte und Heilkundlerin des Mittelalters, empfahl Hanf als Mittel gegen Übelkeit und Magenschmerzen.

Nach dem Ersten Kreuzzug (1096–99) hielt Cannabis Einzug in die abendländische Volksmedizin. Auf der Kreuzfahrerburg Krak des Chevaliers im heutigen Syrien wurde an der Kapelle eine Bemalung aus dem 13. Jahrhundert entdeckt, auf der eine stehende Figur eine Art Haschischpfeife hält. Im 16. Jahrhundert wurde Cannabis mehrfach in den medizinischen Lehrbüchern erwähnt. So ist im Kräuterbuch (1543) von Leonhart Fuchs eine männliche Hanfpflanze abgebildet.

## Seit dem 19. Jahrhundert

Das 19. Jahrhundert brachte der Medizin enorme Fortschritte, das gilt auch für die Behandlung mit Cannabis. 1839 bemerkte der irische Arzt William Brooke O'Shaughnessy (1809–1889) im indischen Kalkutta bei seinen Patienten eine schmerzstillende, krampflösende und muskelentspannende Wirkung durch den Indischen Hanf (Cannabis indica).

Nach zahlreichen Beobachtungen und Studien empfahl er die Anwendung von Cannabis bei Rheuma, Cholera und Tetanus. Fast zur gleichen Zeit dokumentierte der Franzose Jacques-Joseph Moreau (1804–1884) in einem Buch seine Erfolge mit dem Einsatz von Haschisch als Therapie von psychisch Kranken (1845). Mitte des 19. Jahrhunderts

*Hanfernte am Rheinufer, um 1860*

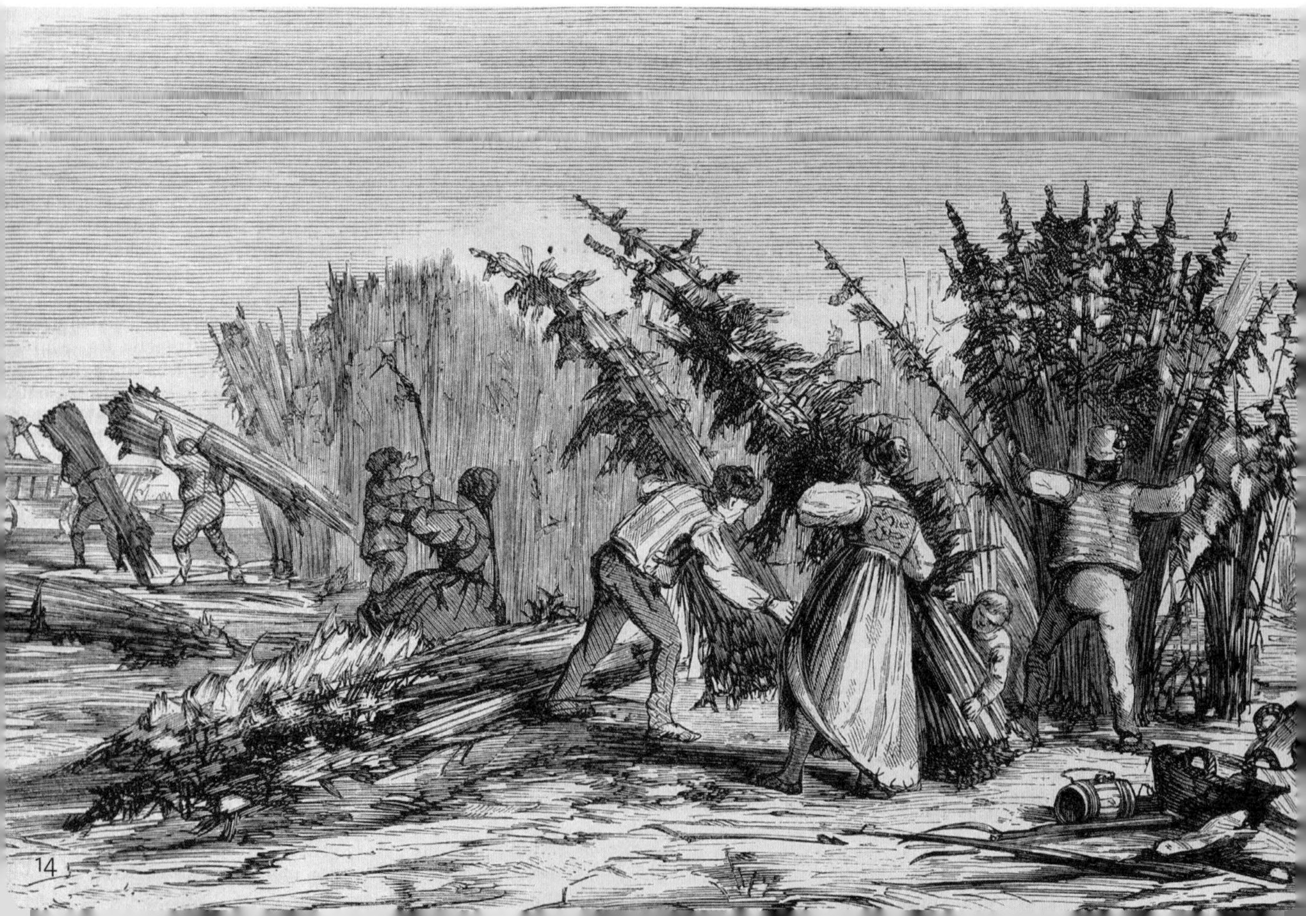

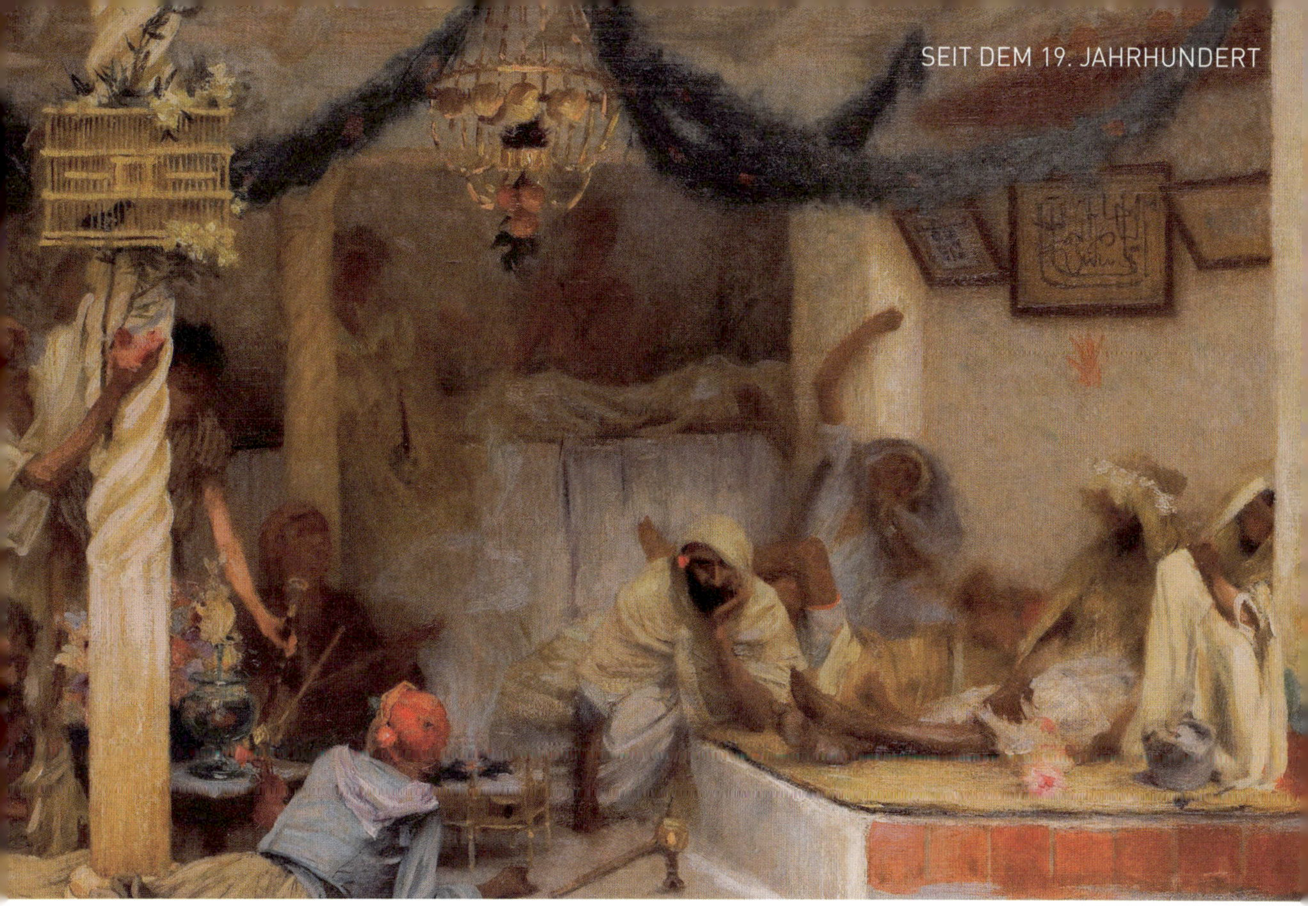

*Gemälde von Gabriel Ferrer über Haschisch rauchende orientalische Männer, um 1887*

kam in den USA, die sich anschickten, eine der führenden Industriemächte der Welt zu werden, das Schlafmittel Bromidia auf den Markt. Die beliebte Arznei war ein Elixier aus Cannabis- und Bilsenkrautextrakten, Kaliumbromid und Chloralhydrat. Mit ethanolhaltigen Extrakten aus Cannabiskraut erhofften sich nicht nur die gehobenen Schichten der jungen Nation Heilung, Linderung von Schmerzen und besseren Schlaf.

In der zweiten Hälfte des 19. Jahrhunderts machten Cannabispräparate in Amerika die Hälfte aller verkauften Medikamente aus. Erst die neu erfundene Acetylsalicylsäure (Aspirin) löste 1898 Marihuana als wichtigstes Schmerzmittel ab. In Frankreich erhofften sich Schriftsteller wie Alexandre Dumas der Ältere (1802–1870) und Charles Baudelaire (1821–1867) von den bewusstseinsverändernden Eigenschaften der Inhaltsstoffe neue Inspirationen und setzten Hanf als günsti-

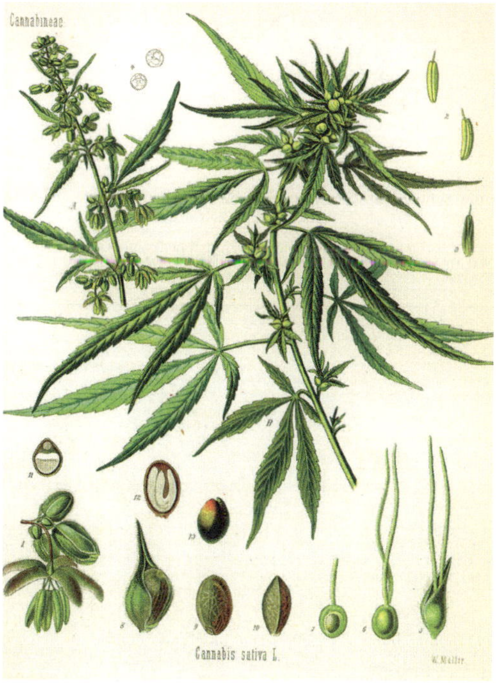


*Darstellung der Hanfpflanze, um 1880*

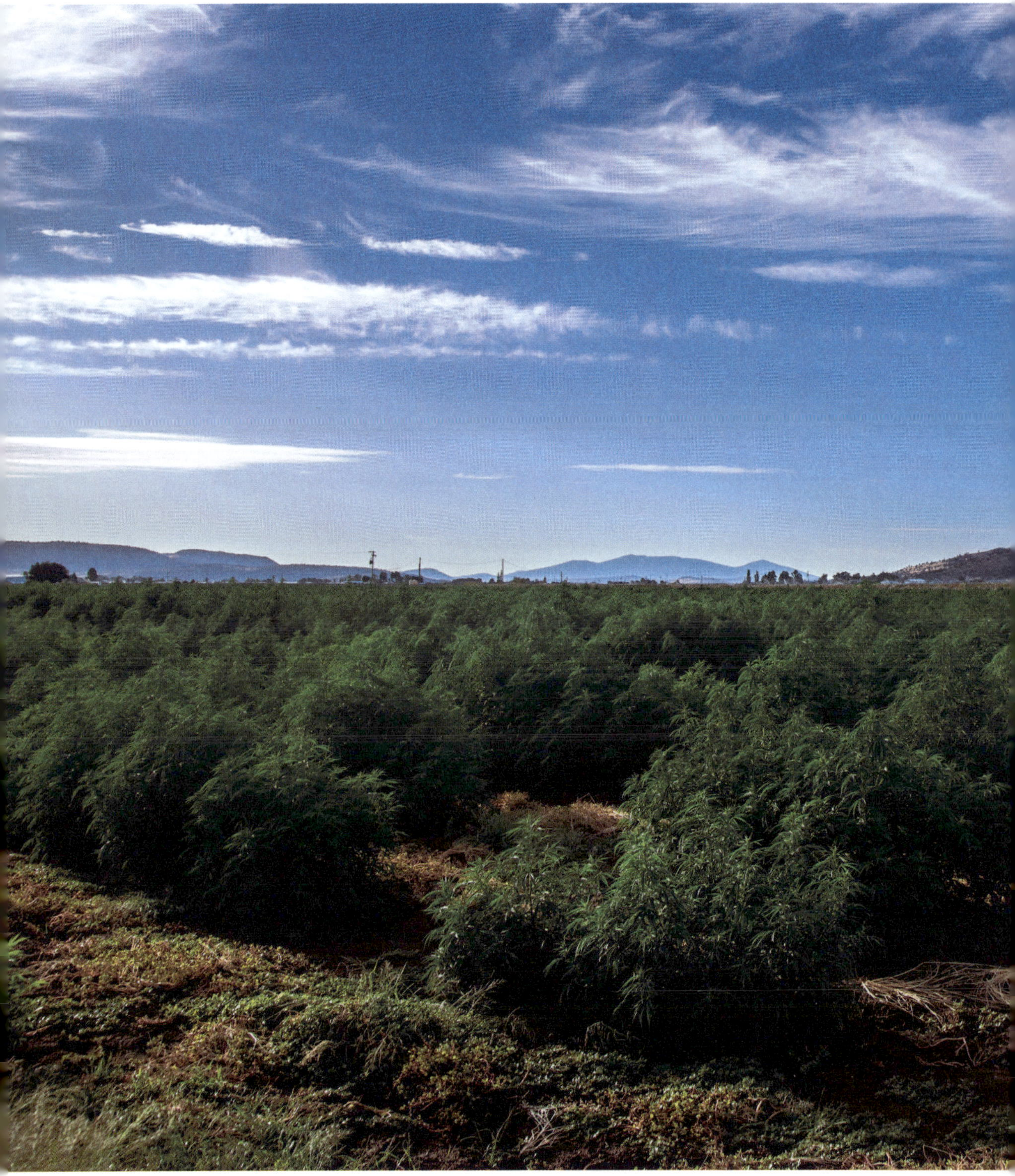

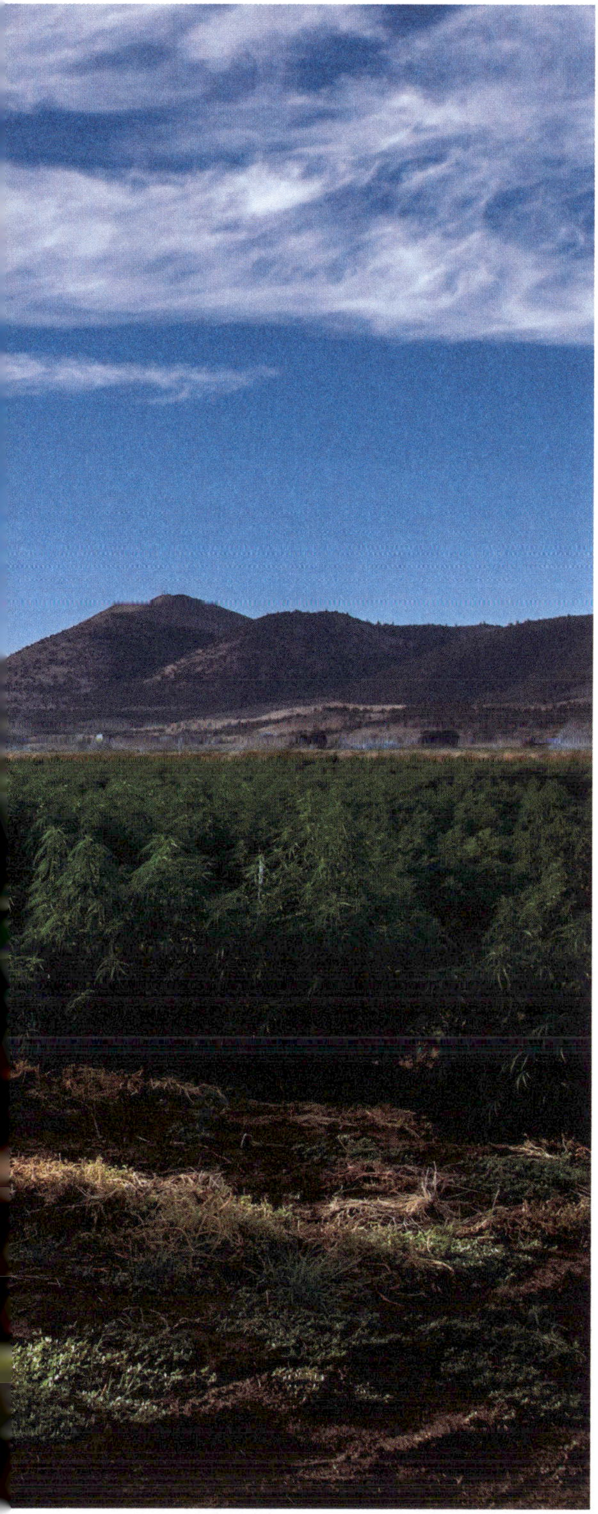

gen Tabakersatz (Knaster, starker Tobak) ein, in Großbritannien wurde Cannabis dagegen überwiegend medizinisch verschrieben.

Anfang des 20. Jahrhunderts versuchten verschiedene Unternehmen mit der synthetischen Erzeugung cannabishaltiger Arzneimittel wesentliche Schwierigkeiten mit dem natürlichen Stoff zu beseitigen, darunter die schwankende Wirkung, die komplizierte Dosierung und das Risiko ungewollter Reaktionen. Als alkoholischer Extrakt war Cannabis ein fast überall erhältliches Medikament, bis sich in der Politik ein Wandel über Sinn und Wirksamkeit des vermeintlichen Wundermittels vollzog und der Wunsch nach staatlicher Kontrolle wuchs.

1925 beschloss die zweite internationale Opiumkonferenz des Völkerbunds in Genf, Herstellung und Gebrauch von Cannabis durch Rechtsbestimmungen weltweit zu beschränken. Der populäre New Yorker Bürgermeister Fiorello LaGuardia setzte eine Forschergruppe ein, die 1944 in ihrem Bericht die oft dem Cannabiskonsum zugeschriebenen negativen gesellschaftlichen und medizinischen Folgen nicht bestätigte. Das passte dem obersten US-Drogenbekämpfer Harry J. Anslinger vom Federal Bureau of Narcotics nicht, und er drohte den Verfassern weiterer Forschungsarbeiten Haftstrafen an.

Mit dem 1961 verabschiedeten internationalen Einheitsabkommen über die Betäubungsmittel soll bis heute die weltweite Verwendung von Drogen kontrolliert werden. Darin wird Cannabis die höchste Gesundheitsgefahr ähnlich wie Heroin zugeschrieben. Daraufhin begannen viele Länder, Cannabis und andere Drogen einzuschränken.

Die einst blühende amerikanische Hanfindustrie produzierte ihre letzte Ernte 1957 in Wisconsin. 1996 legalisierte Kalifornien als erster US-Staat medizinisches Cannabis.

*Moderner Hanfanbau in Kalifornien*

Der Freizeitkonsum ist in Kalifornien ebenfalls legal, obwohl laut Gesetz nur begrenzte Mengen erlaubt sind. In Deutschland war Hanf von 1982 bis 1996 verboten, in Großbritannien sogar von 1928 bis 1993. Dagegen wurde in der Schweiz sowie in Rumänien und Frankreich weiter Hanf angebaut.

## Die moderne Einschätzung

Die moderne Cannabisforschung begann mit der Isolierung des die menschliche Psyche beeinflussenden Hauptwirkstoffs Tetrahydrocannabinol (THC) im Jahr 1964 durch den israelischen Pharmakologen Raphael Mechoulam. Ein Jahr vorher hatte er das Cannabidiol (CBD) isoliert. Das Molekül hat medizinische, aber fast keine bewusstseinsverändernden Eigenschaften und bietet sich für therapeutische Zwecke geradezu an. Mechoulam konnte in wissenschaftlichen Studien die Effektivität von Cannabis bei zahlreichen Krankheiten nachweisen.

In den 1980er- und 1990er-Jahren wurde das Endocannabinoid-System des menschlichen Nervensystems mit seinen Signalmoleküle bindenden Rezeptoren und endogenen Liganden vollständig aufgeklärt. Auf diesen Erkenntnissen beruht das heutige Verständnis der Wirkungsweise der Cannabinoide. In Deutschland propagiert die Internationale Arbeitsgemeinschaft Cannabis als Medizin seit 1997 die medizinische Verwendung der Pflanze. 2019 empfahl die zuständige Expertengruppe der Weltgesundheitsorganisation, Cannabis und Derivate der chemischen Gruppe aus der Tabelle IV der mit höchster

*Moderne Hanfprodukte aus dem Öl und den Samen zur Körperpflege, ein wachsender Markt*

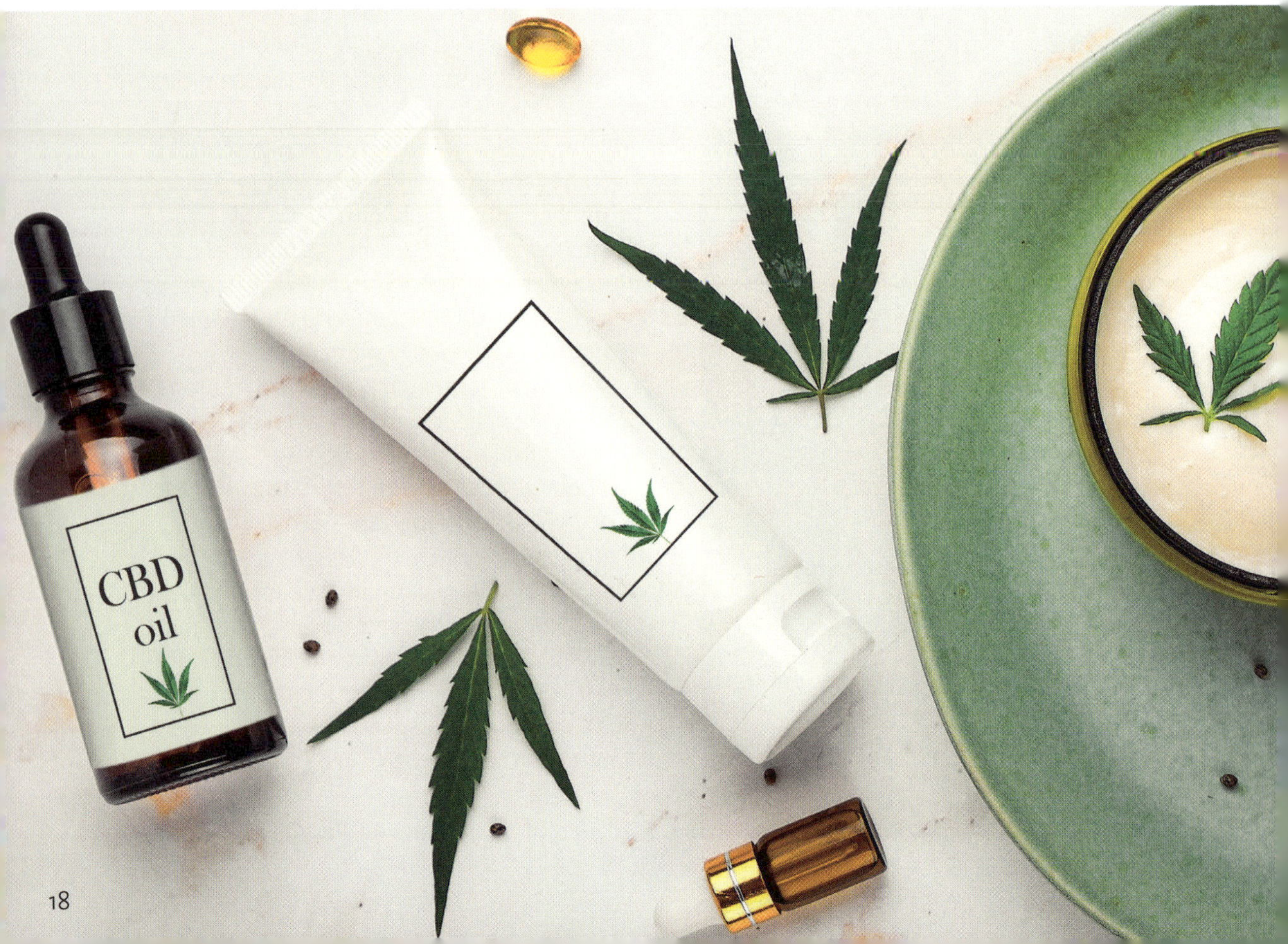

Gesundheitsgefahr verbundenen Substanzen zu streichen und sie allenfalls in die deutlich weniger kontrollierte Tabelle I aufzunehmen. Die Neuklassifizierungsempfehlung bezieht sich auf Cannabis und Cannabisharz. Die Substanz Cannabidiol (CBD) sei ihrer Ansicht nach nicht mehr kontrollpflichtig und falle nicht unter die internationalen Drogenkonventionen.

## Hanfimage im Wandel

Seit einigen Jahren ist der Ruf des Hanfs und seiner Extrakte wieder deutlich besser geworden. Nach Schätzungen soll die Cannabidiolbranche allein in den USA bis 2025 einen Marktwert von 16 Mrd. US-Dollar erreichen. Die Aktien von Cannabisproduzenten wie Aphria, Aurora Cannabis, Canopy Growth und Tilray (alle Kanada) erfreuen sich an den internationalen Börsen wachsender Beliebtheit und etablierte Konzerne wie der Tabakriese Altria (ehemals Philip Morris), der Spirituosenkonzern Constellation Brands und der Softdrinkkonzern Coca Cola beteiligen sich an Cannabisunternehmen.

In dem amerikanischen Landwirtschaftsgesetz von 2018 wurde Hanf von der Liste der Betäubungsmittel gestrichen. Dank des möglichen hohen Marktpotenzials von CBD als Gesundheits- und Wellnessprodukt erwägen Länder wie die USA, Kanada und viele andere, die traditionsreiche Hanfproduktion noch weiter auszudehnen. Allerdings ist der Markt von schwer zu kalkulierenden politischen Regularien abhängig und von schwankenden Absätzen gekennzeichnet.

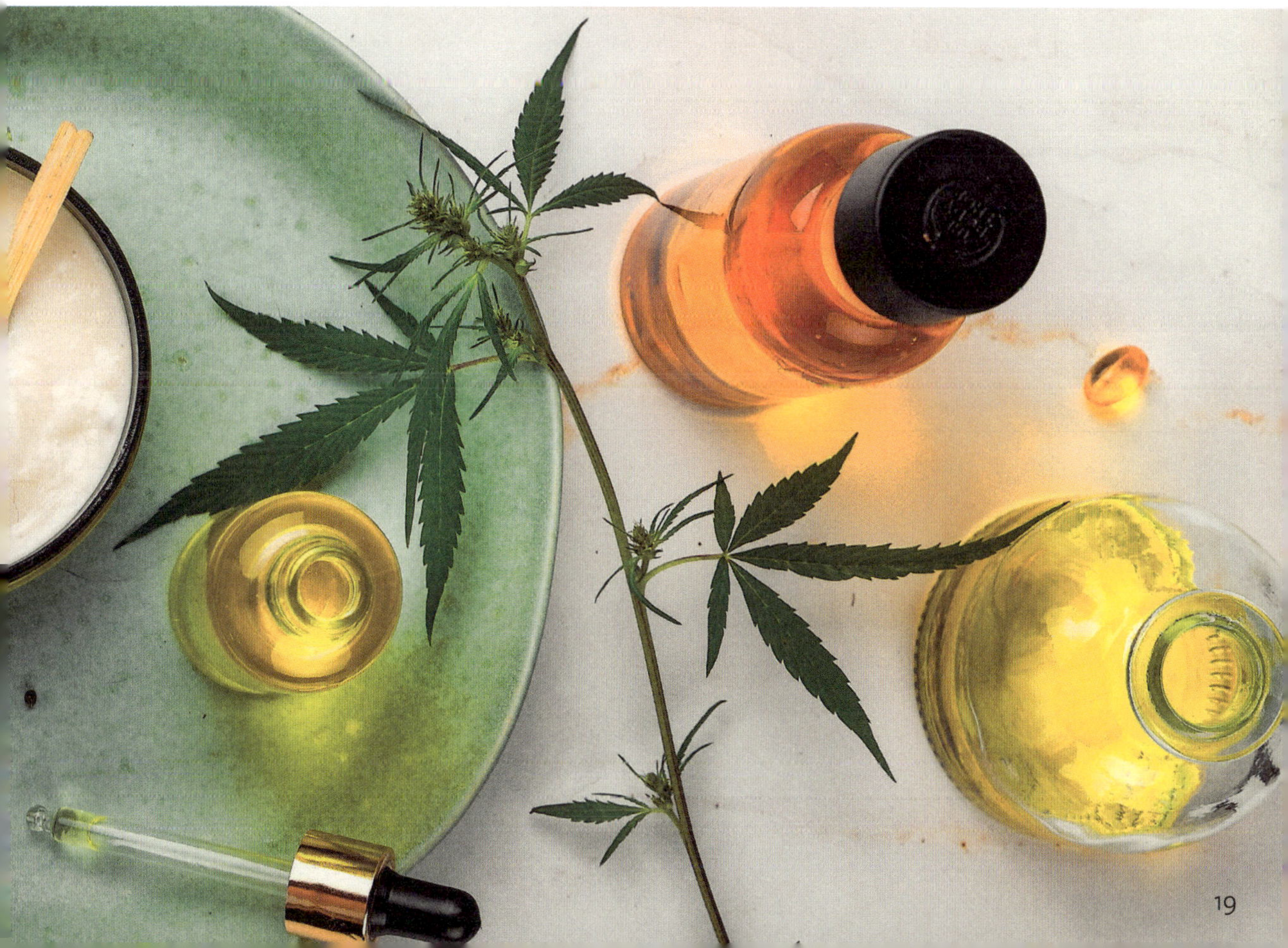

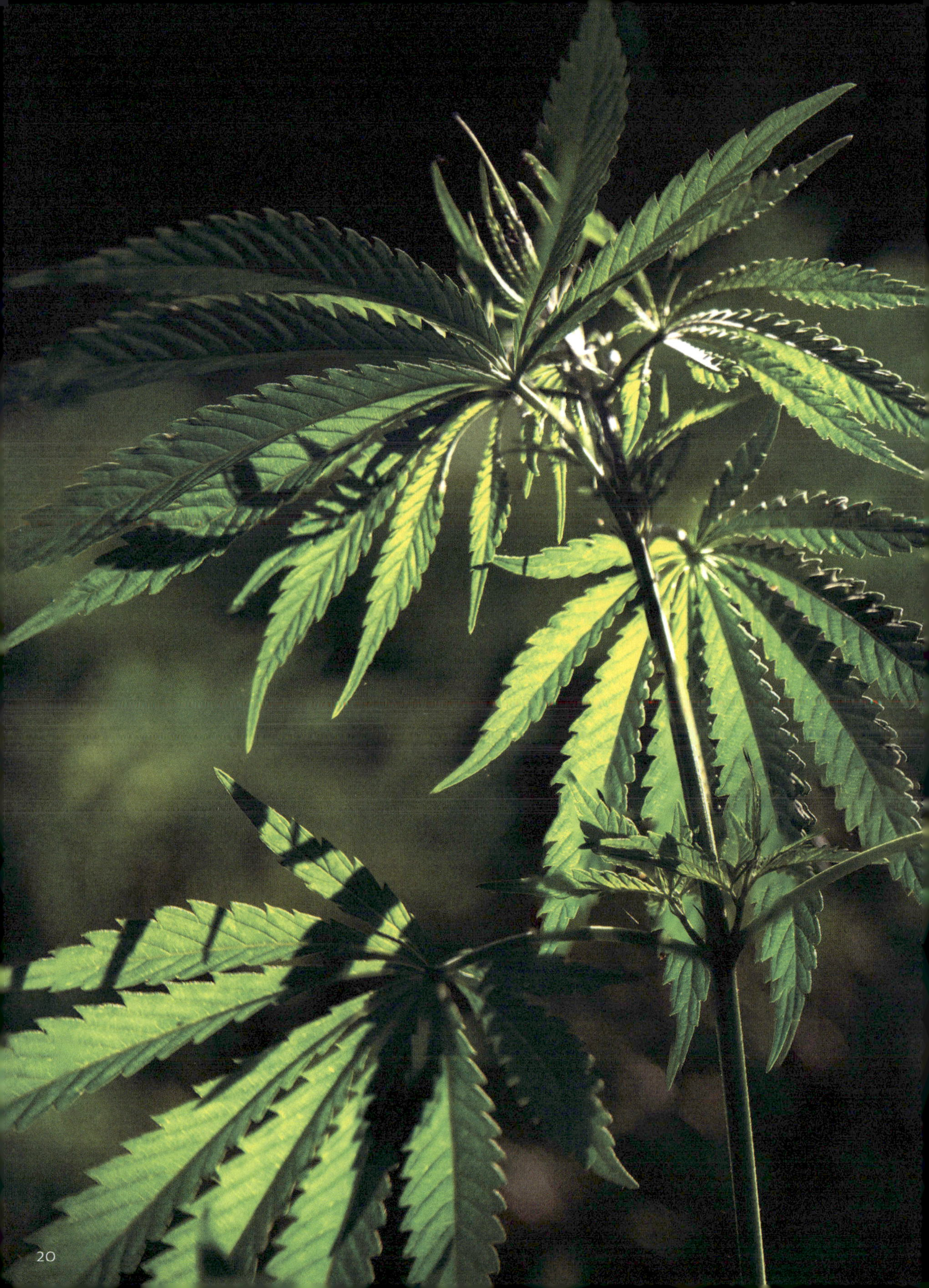

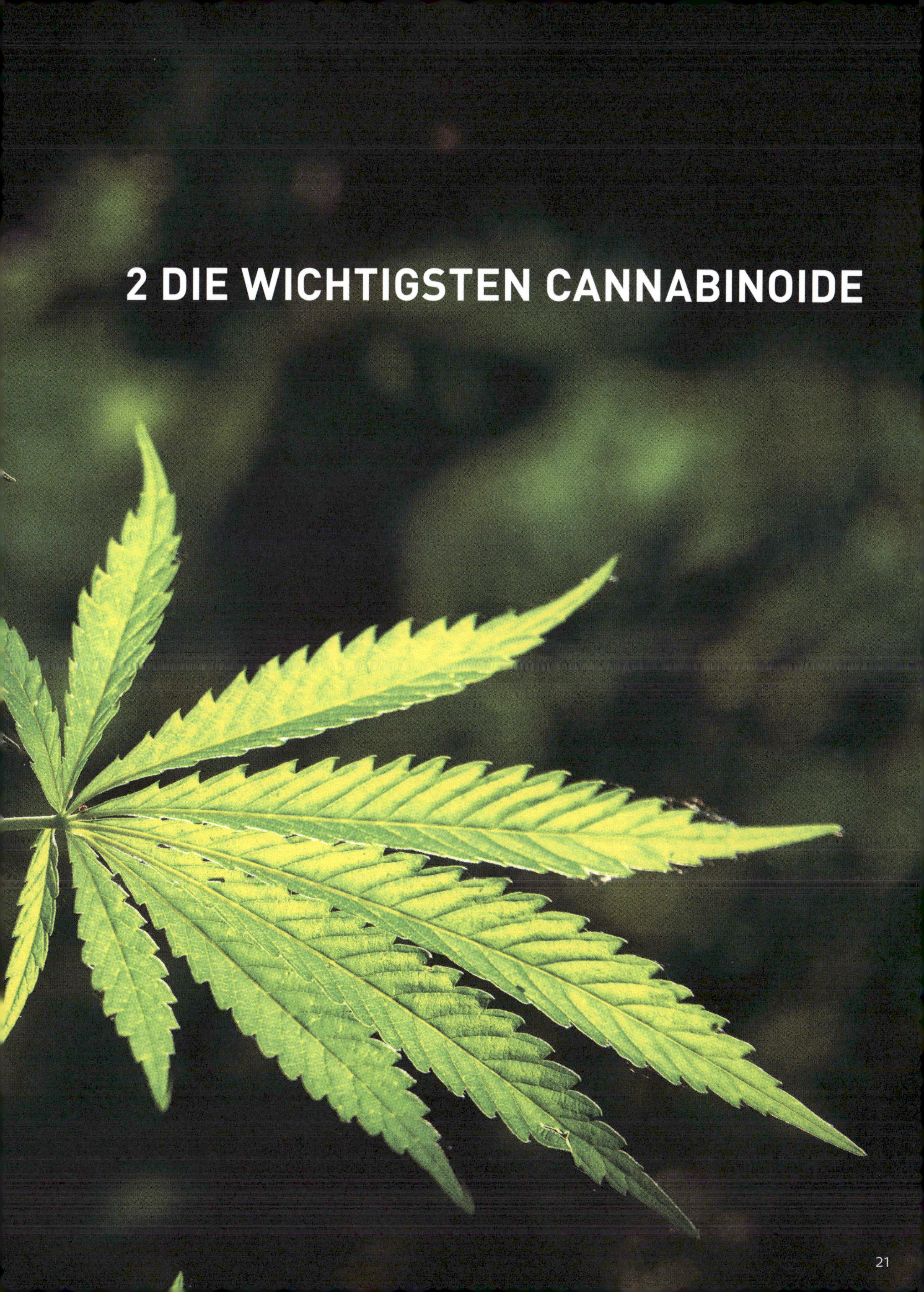

# 2 DIE WICHTIGSTEN CANNABINOIDE

# 2 DIE WICHTIGSTEN CANNABINOIDE

Bei der Wirkungsforschung von Cannabis stehen die Cannabinoide im Mittelpunkt, von denen bislang rund 100 bekannt sind. Die Substanzen kommen nur in Hanf vor, einige von ihnen wirken stark auf das Endocannabinoid-System, das im Körper von Menschen und Tieren wichtige Lebensfunktionen beeinflusst.

## Botenstoffe und Rezeptoren

Botenstoffe (Neurotransmitter) wie Serotonin, Noradrenalin und Dopamin sind wichtige Bausteine des Körpers, können jedoch bei Über- oder Unterfunktion Krankheiten auslösen. Das Endocannabinoide System reguliert diese Ungleichgewichte im Nervensystem, die epileptische Anfälle, Angststörungen, Übelkeit oder Hyperaktivität auslösen können. Auch bei Entzündungen helfen die Cannabinoide, indem sie sie auf ein normal verträgliches Maß reduzieren.

Die Wirkstoffe der Hanfpflanze docken im menschlichen Nervensystem an spezielle Rezeptoren an. Im Wesentlichen sind zwei Typen von Rezeptoren zu unterscheiden:

- Die Cannabinoid-Rezeptoren des Typs 1 im zentralen Nervensystem werden z.B. in

*Englischsprachige Darstellung der wichtigsten Botenstoffe des zentralen Nervensystems*

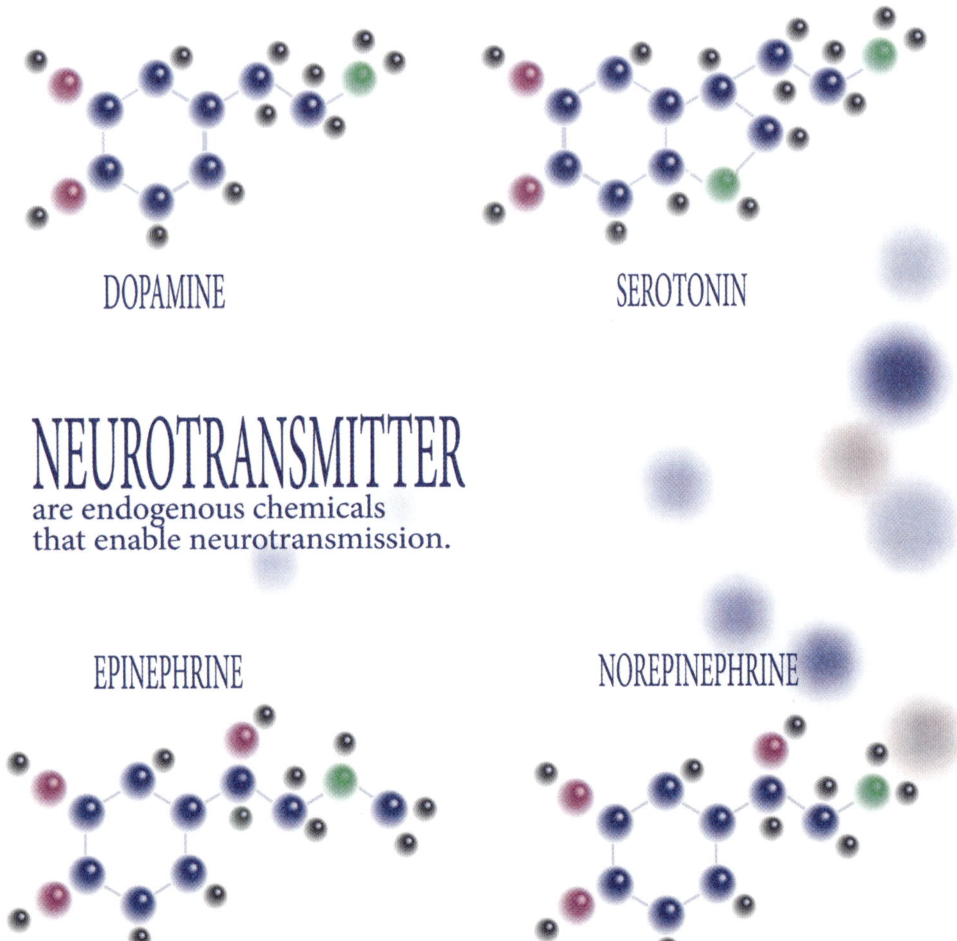

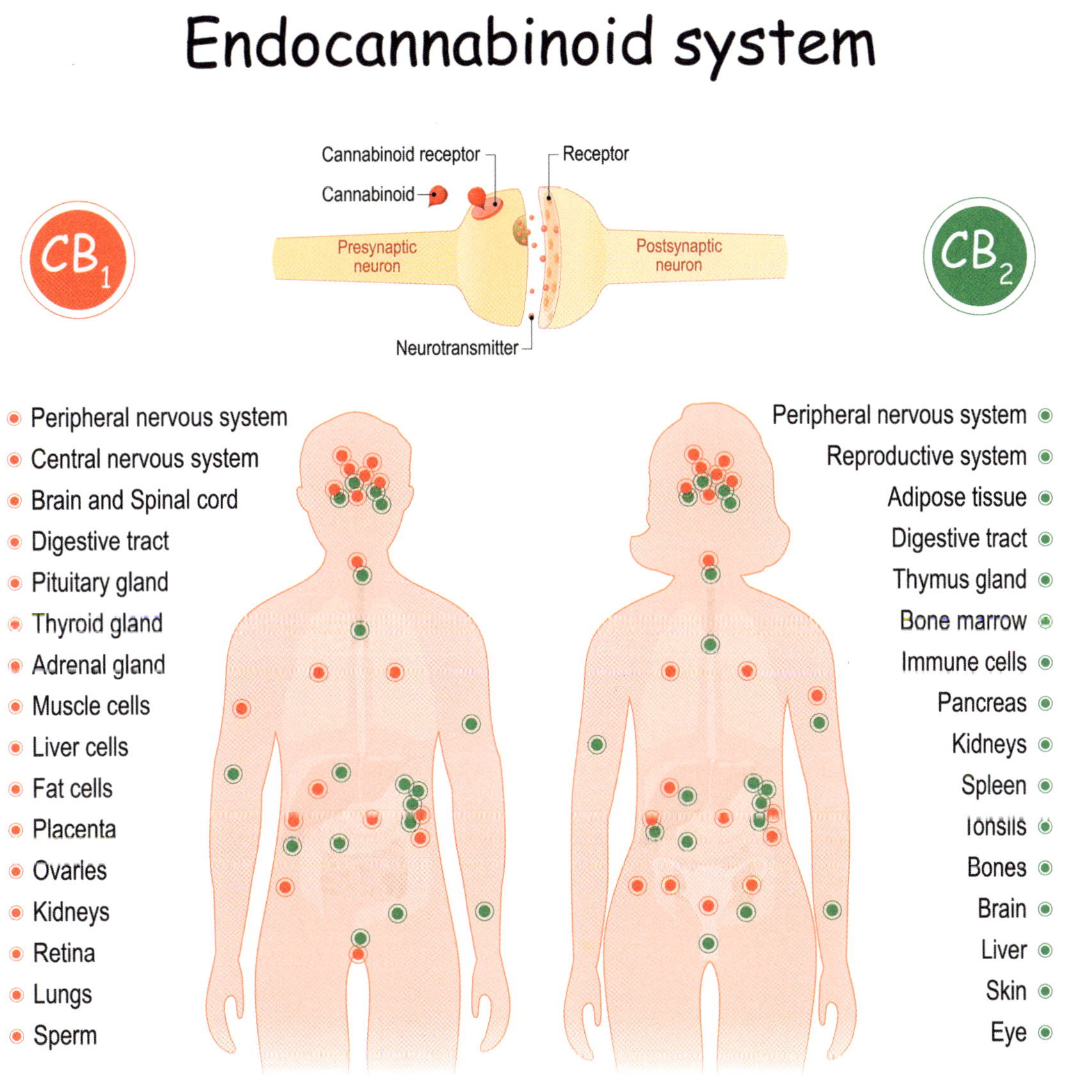


*Links: Die CB1-Rezeptoren beeinflussen peripheres und zentrales Nervensystem, Hirn- und Rückenmarkverbindungen, Verdauungstrakt, Hirnanhangdrüse (Hypophyse), Schilddrüse, Nebennieren, Muskel-, Leber- und Fettzellen, Plazenta, Eierstöcke, Nieren, Netzhaut, Lungen und Spermien.*

*Rechts: Die CB2-Rezeptoren wirken auf peripheres und zentrales Nervensystem, Fortpflanzungsapparat, Fettgewebe, Verdauungstrakt, Thymusdrüse, Knochenmark, Abwehrzellen, Bauchspeicheldrüse, Nieren, Mandeln, Knochen, Gehirn, Leber, Haut und Augen.*

Bezug auf Wirkung bei Nervenschädigungen und neurodegenerativen Krankheiten wie Parkinson und Alzheimer untersucht.

- Die Cannabinoid-Rezeptoren des Typs 2 im Immun-, Verdauungs- und Fortpflanzungssystem, in Knochen, Haut, Lunge, hormonalen Drüsen und Augen werden im Zusammenhang mit Erkrankungen diskutiert, die solche Systeme oder Organe betreffen.

Der menschliche Körper erzeugt Endocannabinoide auch selbst. Sie docken an die gleichen Rezeptoren an, entfalten ähnliche Wirkungen wie die Cannabinoid-Rezeptoren und sind z. B. in der Muttermilch enthalten.

Oft werden Cannabinoide im Labor hergestellt, etwa das teilsynthetische THC mit dem Wirkstoff Dronabinol gegen Übelkeit und Erbrechen bei einer Chemotherapie sowie bei Appetitlosigkeit und deutlichem Gewichtsverlust bei AIDS-Patienten.

## Cannabidiol (CBD)

Dem CBC, dem nach dem Tetrahydrocannabinol (THC) zweithäufigsten Cannabinoid der Hanfpflanze, werden zahlreiche positive Eigenschaften nachgesagt.

Der Wirkmechanismus von CBD ist noch nicht gänzlich erforscht. Bekannt ist, dass es nicht psychoaktiv wirkt und deshalb bei der Einnahme nicht zu Rauschzuständen führt. Als recht sicher gilt zudem, dass CBD krampflösende Eigenschaften besitzt. Als Medikament wird es eingesetzt gegen Spasmen bei Multipler Sklerose sowie bei Kindern, die an einer seltenen Form von Epilepsie leiden.

CBD kann aus den Blüten und Blättern der weiblichen, grünen Cannabispflanze gewonnen werden. Es kann als Antagonist von THC dessen berauschende Wirkung aufheben und soll entzündungshemmend, entspannend, krampflösend, schmerzlindernd und angstlösend sein. Manche Forscher nehmen an, dass es möglicherweise auch gegen Schizophrenie hilft. CBD weist kaum Nebenwirkungen auf und kann eventuell mit anderen Medikamenten positive Wechselwirkungen erzeugen. Es ist legal erhältlich und auch in einigen Kosmetikprodukten zur Verbesserung der Hautgesundheit enthalten.

Heute gibt es eine Reihe von Studien, welche die Wirksamkeit von CBD in unterschiedlichen Bereichen des Körpers bestätigen.

*Chemische Formel des nicht bewusstseinsverändernden (psychoaktiven) Cannabidiols*

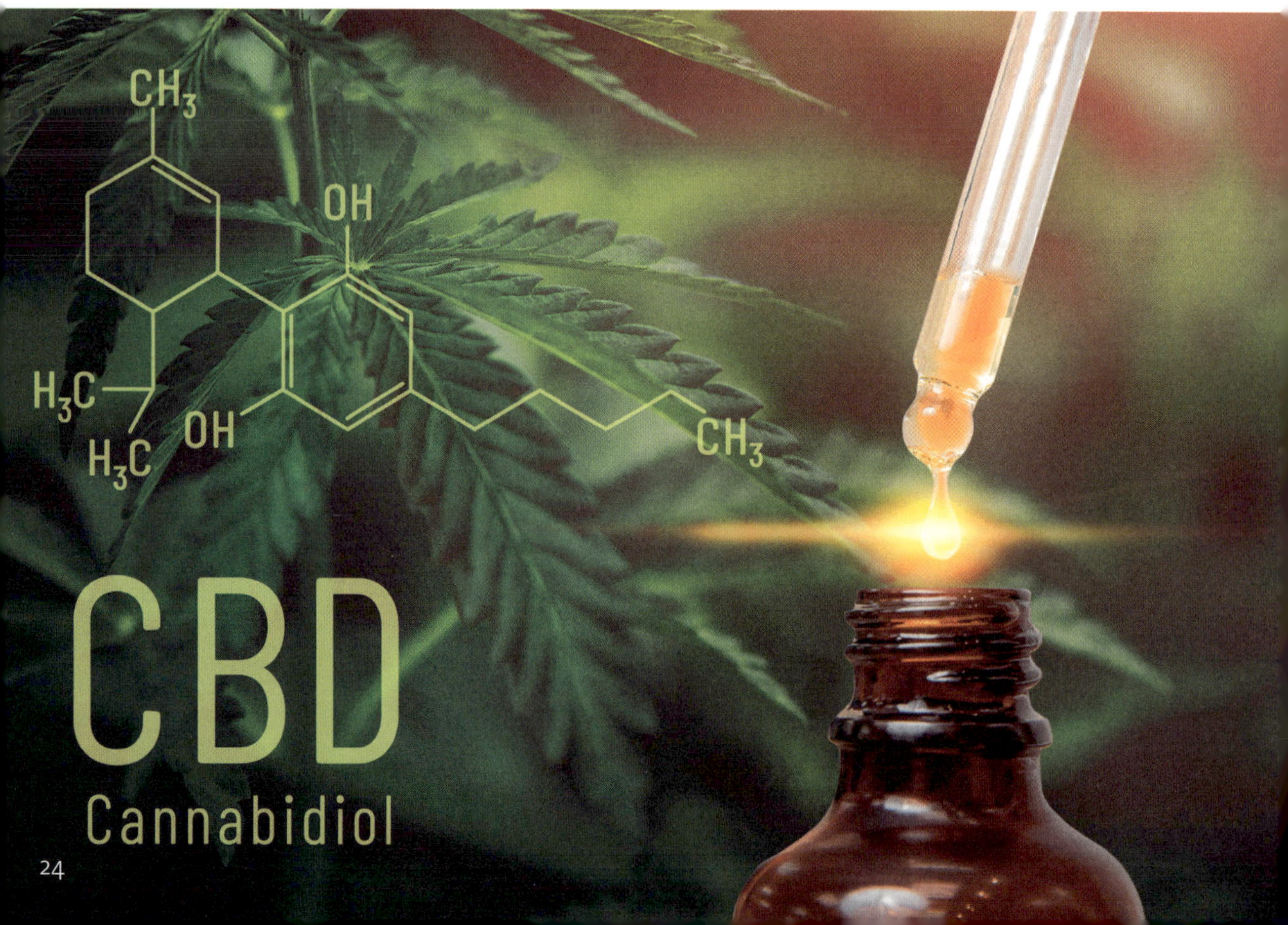

Viele dieser Untersuchungen wurden an Tieren im Labor durchgeführt. Es gibt aber auch klinische Studien, bei denen ein bestimmter Wirkstoff an kranken oder gesunden Menschen getestet wurde. Anhand der bisher bekannten klinischen Studien zur Wirksamkeit von CBD lassen sich folgende Ergebnisse zusammenfassen:

CBD reduziert die autoimmunen Entzündungsvorgänge bei Diabetes Typ 1. Es kann hilfreich sein bei Epilepsie und bei der Steigerung der Lebensqualität von Parkinson-Patienten. CBD kann die Nikotinabhängigkeit von Rauchern senken, Angstzustände mildern, THC-induzierte Psychosen und soziale Phobien lindern. Es hemmt übermäßigen Appetit und hilft bei Schlafstörungen.

Weitere Studien geben Hinweise auf eine positive Wirkung von CBD bei der chronisch-entzündlichen Darmerkrankung Colitis ulcerosa und Schmerzen nach einer Nierentransplantation. Einzelne Studien weisen positive Effekte bei der gemeinsamen Einnahme von CBD und THC nach, darunter bei Morbus Crohn, Nervenschmerzen, Krämpfen, Multipler Sklerose, Tumorschmerzen, Fibromyalgie, Cannabisabhängigkeit und Schlafstörungen. Seine regulatorischen Eigenschaften auf das Immunsystem könnten auch bei Autoimmunkrankheiten wie Hashimoto Thyreoiditis (Schilddrüsenentzündung) hilfreich sein. Intensiv erforscht wird eine mögliche positive Wirkung seiner entzündungshemmenden, nervenzellschützenden und antioxidativen Eigenschaften auf die Alzheimererkrankung.

Deutliche Verbesserungen der kognitiven Fähigkeiten verzeichnete eine 2019 publizierte klinische Studie aus Australien zum Fragiles-X-Syndrom (FXS), einer der häufigsten Ursachen erblicher kognitiver Behinderung. Zu den Ergebnissen gehörte eine Senkung der depressiven Stimmungen und des auffälligen Verhaltens der Probanden. Eine 2020 veröffentlichte Studie aus Neuseeland mit 400 Patienten zu Schmerzen, krebsbedingten Beschwerden, psychischen Problemen und neurologischen Erkrankungen führte bei der Mehrheit der Untersuchten zu messbaren Besserungen u.a. bei Schmerzen, Ängsten, Schlafstörungen und Depressionen. Keine signifikante Besserung verzeichnete man dagegen bei Patienten mit neurologischen Erkrankungen. Unterschiedlich hohe Dosierungen von CBD zwischen 40 und 400 mg pro Tag könnten nach Angaben der Autoren ein Grund gewesen sein, dass die Therapie nicht bei allen Probanden wirkte.

## Cannabidiolsäure (CBDA)

CBDA ist das rohe Cannabinoid, das Entzündungen bekämpft. Die chemische Verbindung wird aus den Harzdrüsen (Trichomen) der rohen, unbeheizten Hanfpflanzen gewonnen. Jüngere Studien seit etwa 2015 zeigen, dass die Verbindungen im Rohhanf gesundheitliche Vorteile haben können. CBDA ist genau wie CBD nicht psychoaktiv, bewirkt also keinen rauschhaften Zustand. Es wurde bereits ein Patent an ein biopharmazeutisches Unternehmen vergeben, dass Behandlungschancen bei psychotischen Störungen mit CBDA schildert.

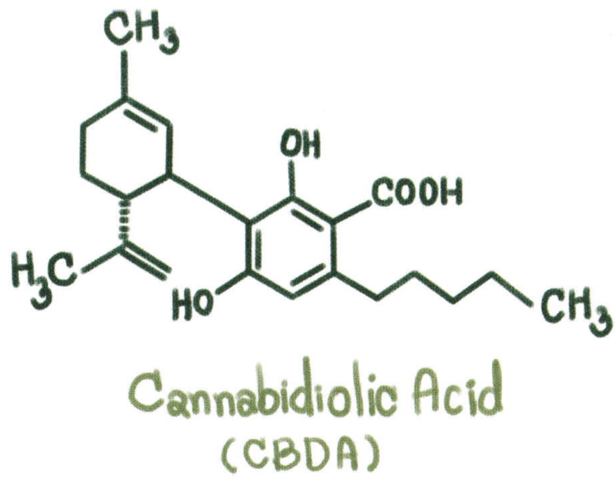


*Chemische Formel der Cannabidiolsäure*

Ebenfalls angenommen werden positive Einflüsse des Cannabinoids bei Entzündungen, der Bindung freier Radikale, als antibakterielles und Schmerzmittel, bei der Hemmung bösartigen Zellwachstums sowie bei Angstzuständen. Nach einer im britischen Fachblatt Journal of Psychopharmacology veröffentlichten Tierstudie wurde CBDA sehr gut vertragen und es wurden keine sedierenden Nebenwirkungen festgestellt. Weiterführende Untersuchungen mit menschlichen Probanden stehen noch aus.

## Cannabidivarin (CBDV)

Das 1969 erstmals aus einer Cannabispflanze isolierte CBDV ist ein Vorläufermolekül von CBD ohne psychoaktive Wirkung. Derzeit sind keine nachteiligen Nebenwirkungen bekannt, außer leichten Effekten, die auch mit der Anwendung von CBD verbunden werden, wie Mundtrockenheit und niedriger Blutdruck. Im Jahr 2014 beendete der US-Konzern GW Pharmaceuticals eine klinische Phase-1-Studie mit seinem CBDV-Testprodukt über dessen Einsatz als Antiepileptikum. Im April 2015 erteilte das US-Patentamt dem Unternehmen ein Patent für die Verwendung von CBDV in Medikamenten zur Behandlung von Epilepsie. Weitere Untersuchungen des Konzerns bezogen sich auf den Einsatz von CBDV zur Behandlung von Autismus und des Rett-Syndroms, einer Mutation des X-Chromosoms bei Mädchen, die zu Krampfanfällen, Muskelsteifheit und Sprachschwierigkeiten führt. Nach einem Bericht des British Journal of Pharmacology zeigten Studien an Ratten und Mäusen ein Potenzial von CBDV als Mittel gegen Krämpfe. Auch Muskeldystrophie könnte ein Anwendungsbereich des Wirkstoffs werden, wie eine 2018 veröffentlichte Studie aus Italien zeigt. CBDV kann Entzündungen reduzieren und die Muskelfunktion wiederherstellen. Es hat auch starke krampflösende Eigenschaften bei Ratten gezeigt, wie eine britische Studie von 2013 feststellte.

## Cannabichromen (CBC)

CBC wird synthetisiert, nachdem Cannabidiolsäure (CBCA) Hitze und Licht ausgesetzt wurde. Anders als die meisten Cannabinoide bindet es nicht an Cannabinoid-Rezeptoren an, sondern an TRPV-Rezeptoren in Zellmembranen, die u.a. an der Wahrneh-

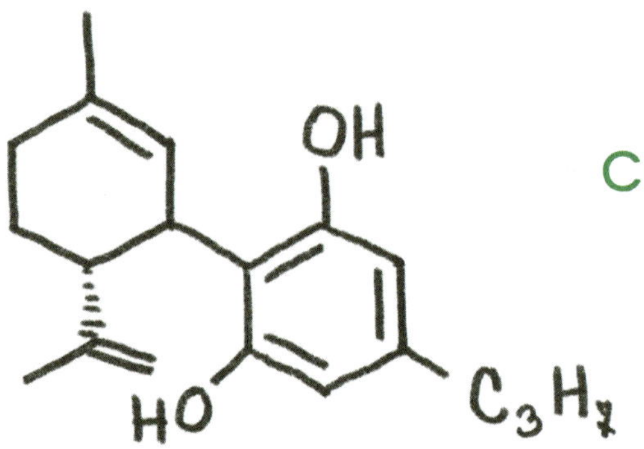


Cannabidivarin
(CBDV)
$C_{19}H_{26}O_2$

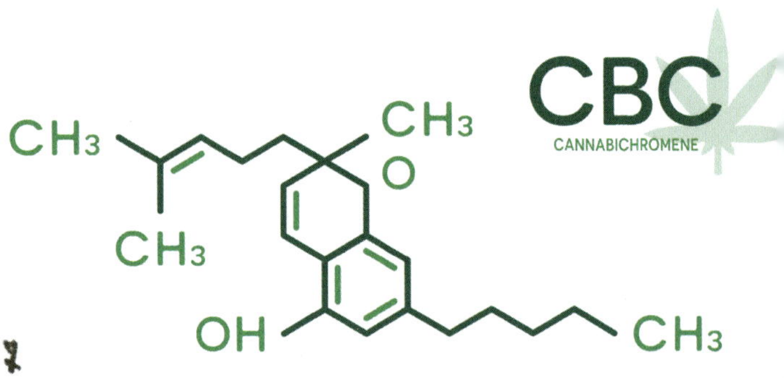


*Formeln des Cannabidivarins und des Cannabichromens*

*Foto rechts: Reife Cannabispflanze*

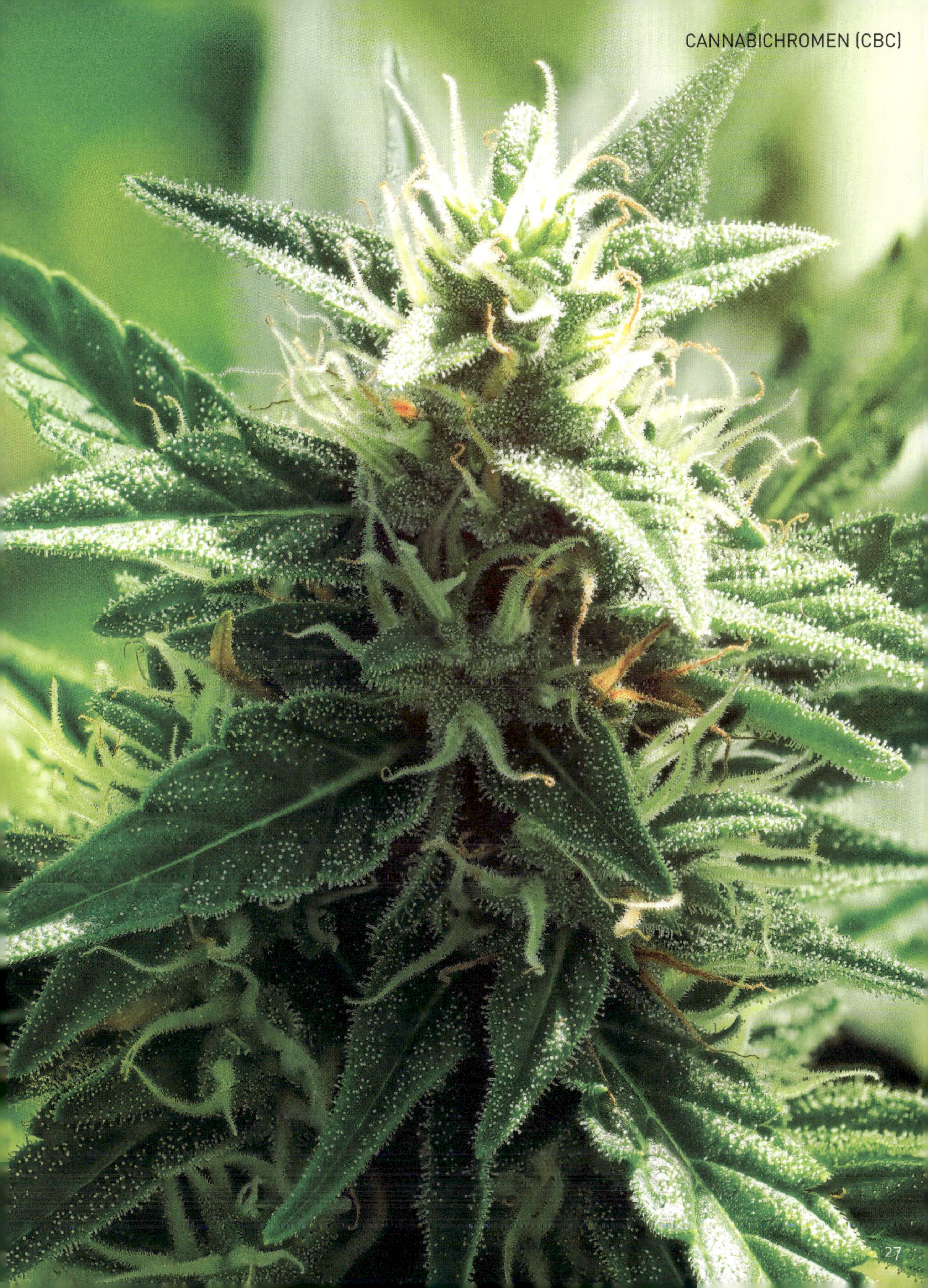

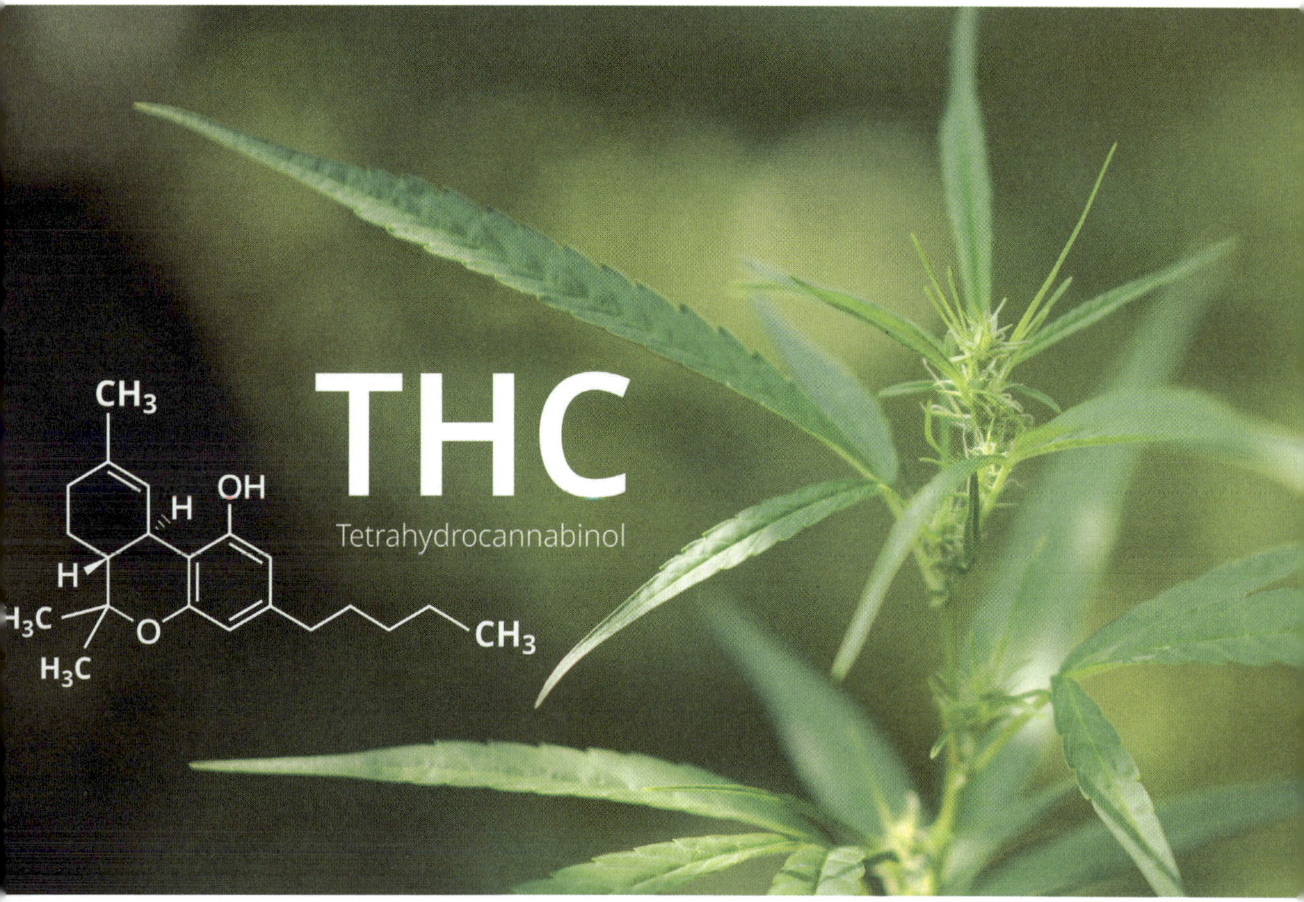


*Der berauschende Extrakt wird vor allem aus der unbefruchteten Cannabispflanze gewonnen.*

mung von Temperaturänderungen beteiligt sind. Es wirkt nicht selbst schmerzstillend, unterstützt jedoch die schmerzhemmende Wirkung des Tetrahydrocannabinols (THC) und wirkt beruhigend. Außerdem wurde eine antibiotische Wirkung gegen Bakterien festgestellt, die als resistent gegenüber klassischen Antibiotika gelten. Bei Lichteinfall kann Cannabicyclol entstehen. In den USA wird CBC in medizinischer Form u.a. gegen Epilepsie eingesetzt und um die schmerzlindernde Wirkung von THC zu unterstützen.

## Tetrahydrocannabinol (THC)

Hinter dem komplizierten Namen verbirgt sich eine psychoaktive, bewusstseinsverändernde Substanz. In der Cannabispflanze ist er vor allem als Tetrahydrocannabinolsäure (THCA) vorhanden. Durch Wärme oder UV-Strahlung wandelt sich der Stoff in THC um. Es ist in einem Teil der Unterarten des Indischen Hanfs (Indica) und des Gewöhnlichen Hanfs (Sativa) in einer Konzentration von ca. 5 bis 10% vorhanden, und zwar in den weiblichen Blüten und in den Blättern der unbefruchteten Pflanzen.

Männliche oder befruchtete weibliche Cannabispflanzen haben einen wesentlich niedrigeren THC-Anteil. Die Konzentration reicht aber für die Gewinnung medizinischer Wirkstoffe völlig aus. Bei der Rauschmittelproduktion werden dagegen Sorten mit deutlich höherer Konzentration bis zu einem Viertel gezüchtet.

Die Wirkung von THC ist noch nicht vollständig geklärt. Bekannt ist, dass es sich an die CB1-Rezeptoren des Nervensystems bindet, von denen viele im Kurzzeitgedächtnis liegen, und die Signalübertragung an den Verbindungen (Synapsen) zwischen einer Nerven- oder Sinneszelle sowie einer anderen Nervenzelle oder einem Muskel beeinflusst. Das zentrale und periphere Nervensystem reagiert mit Glücksgefühl, Entspannung und Schmerzlinderung. Weitere CB1-Rezeptoren, an die THC andocken kann, liegen in den Regionen unterhalb der Großhirnrinde, die für Bewegungsabläufe, Informationsverarbeitung sowie die Steuerung von Emotionen und Triebverhalten bedeutsam sind.

Allgemein ist hervorzuheben, dass die Wirkung von THC auf Menschen höchst unterschiedlich sein kann. Auf manche wirkt es beruhigend, bei anderen kann es Ängste auslösen. Die einen macht es schläfrig, die anderen werden nervös und ruhelos. Gründe können individuelle biochemische Besonderheiten, unterschiedliche THC-Konzentrationen oder die Wechselwirkung mit anderen Cannabinoiden sein.

Zu den bislang bekannten kurzfristigen Wirkungen von THC gehören Freude, Entspannung, Beruhigung, Schmerzlinderung, Gedächtnisstörung, Energie, Hungergefühl, Schläfrigkeit, erhöhte Herzfrequenz, Mundtrockenheit, rote Augen, verlangsamte Zeitwahrnehmung, Gelächter, Schwindel- und Schweregefühl sowie Angst bzw. Paranoia.

Deutlich weniger erforscht sind bislang die langfristigen Wirkungen. Eine Studie der Universität Cambridge in Großbritannien von 2016 gab erste Hinweise, dass dauerhafter Cannabiskonsum mit hohem THC-Anteil das Risiko einer Psychose bei denjenigen erhöhen könnte, die eine entsprechende Disposition haben. Ein im gleichen Jahr im US-Fachblatt JAMA Internal Medicine erschienene Studie deutet darauf hin, dass der häufige Konsum von THC-reichem Cannabis zu einer Verschlechterung der Gedächtnisleistung führen könnte.

Die bislang erforschten medizinischen Eigenschaften von THC-Dosierung beziehen sich vor allem auf lindernde Wirkungen bei Posttraumatischer Belastungsstörung, chronischen Schmerzen wie Arthritis oder Muskelschmerzen (Fibromyalgie), erhöhtem Augeninnendruck bei Grünem Star (Glaukom) sowie Schlaflosigkeit.

## Tetrahydrocannabinolsäure (THCA)

Alle Cannabissorten mit hohem THC-Gehalt haben hohe Konzentrationen der Säure, bevor sie erhitzt werden. THCA, das in frischen Cannabisblüten und -blättern vorkommt, ist der biosynthetische Vorläufer von THC und wirkt nicht psychoaktiv. Erste wissenschaftliche Studien deuten an, dass THCA entzündungshemmend sein könnte, dem Absterben von Nervenzellen entgegenwirkt und den Appetit anregt. Auch bei Spastik und gegen Schmerzen werden positive Wirkungen vermutet.

Es gibt Hinweise, dass THCA in sehr niedriger Dosierung wirkt, die zehn- bis hundertmal geringer sein könnte als bei THC. Dadurch ergäbe sich ein erhebliches therapeutisches Potenzial. Schließlich stehen bei der Hanfpflanze für die medizinische Nutzung mehr Blätter und Grünanteile zur Verfügung als Blüten für die Nutzung der Wirkstoffe THC und CBD.

*Formel der THCA*

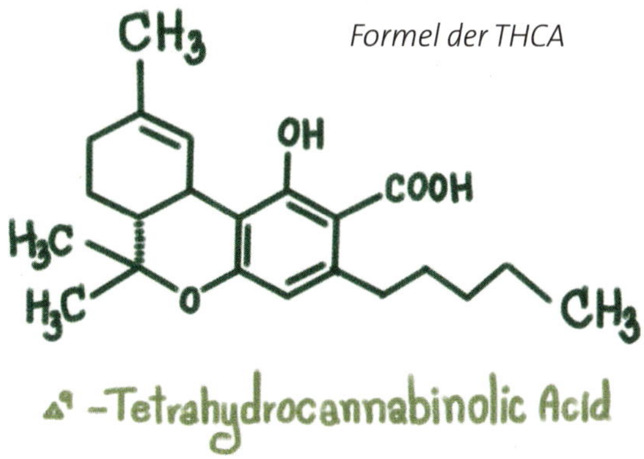

## Tetrahydrocannabivarin (THCV)

Der erst im Jahr 1973 entdeckte Wirkstoff der Cannabispflanze, von dem noch nicht geklärt ist, ober er psychoaktiv wirkt, spielt wie CBD eine wichtige Rolle bei der Regulierung des körpereigenen Immunsystems, und hier insbesondere bei Entzündungen und entzündlichen Schmerzen. Bei der Bildung des THCV agiert der Stoff Geranylpyrophosphat jedoch mit der Divarinolsäure. Die ölige Verbindung ist in Wasser unlöslich und in lipidbasierten Lösungsmitteln gut löslich

Für den möglichen medizinischen Einsatz von THCV ist eine wissenschaftliche Studie aus dem Jahr 2013 interessant, die sich mit der Behandlung von Intoleranz gegenüber Glukose (Traubenzucker) bei Fettleibigkeit (Obesitas) und der Insulinresistenz bei Dia-

*Kommerzieller Cannabisanbau unter dem Einfluss von LED-Licht, das die Blütenbildung anregt*

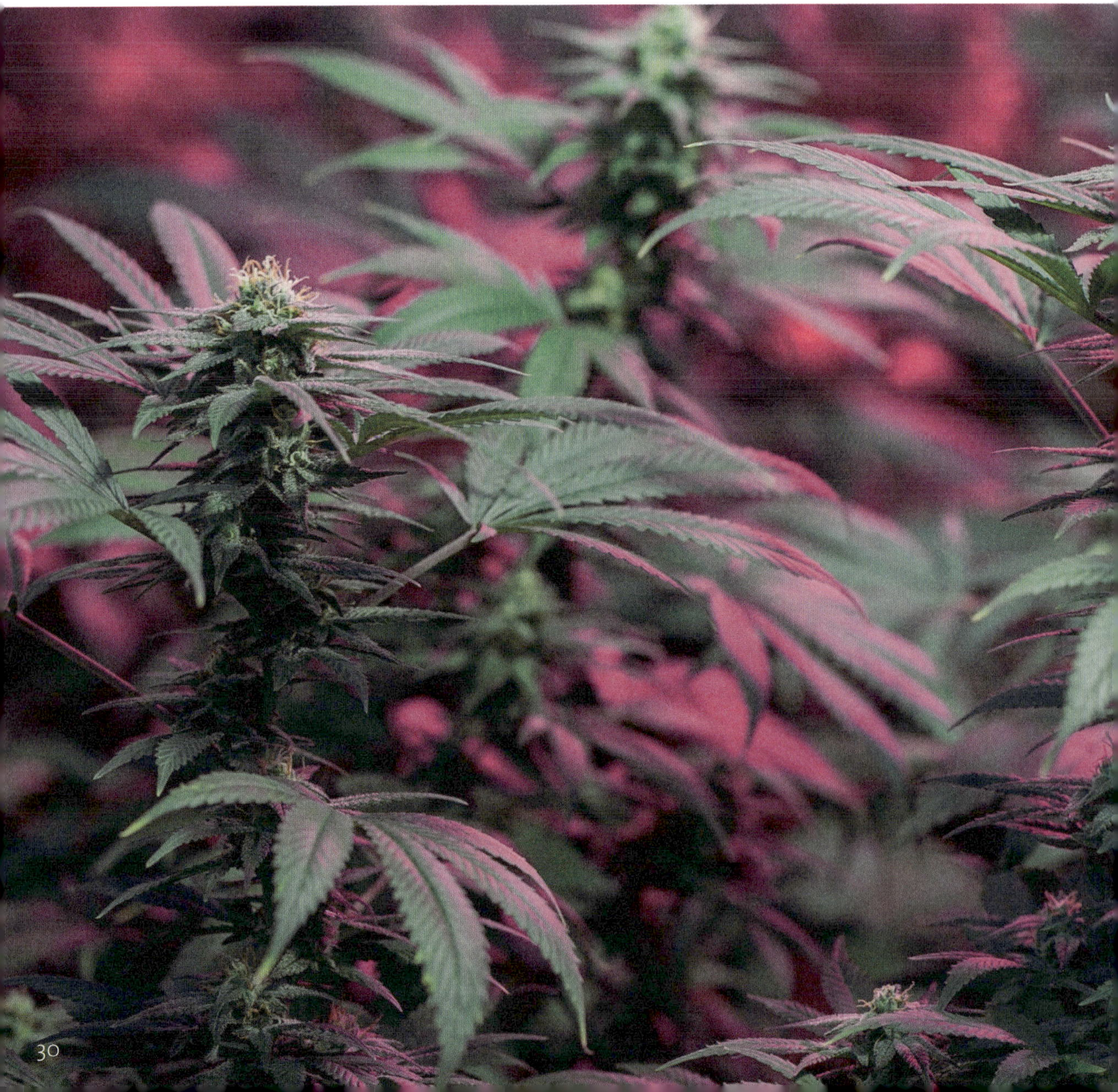

betikern beschäftigte. Adipöse Versuchsmäuse mit Insulinresistenz nahmen zwar nicht ab, verbesserten jedoch deutlich ihre Toleranz gegenüber Glukose und Insulin. Eventuell könnte dieser Effekt auch adipösen Diabetikern helfen, Gewicht zu verlieren.

In einer 2010 in der Fachzeitschrift Epilepsia veröffentlichten Studie schlugen die Forscher THCV für die therapeutische Anwendung insbesondere bei epileptischen Anfällen vor, die mit Übererregbarkeit einhergehen. Zu den bekannten Eigenschaften des Wirkstoffs gehört wie bei anderen Cannabinoiden, dass es als Antioxidans schädliche freie Radikale im Körper bindet, Nervenzellen schützt, Entzündungen hemmt und Schmerzen lindert, insbesondere entzündliche Schmerzen wie rheumatoide Arthritis.

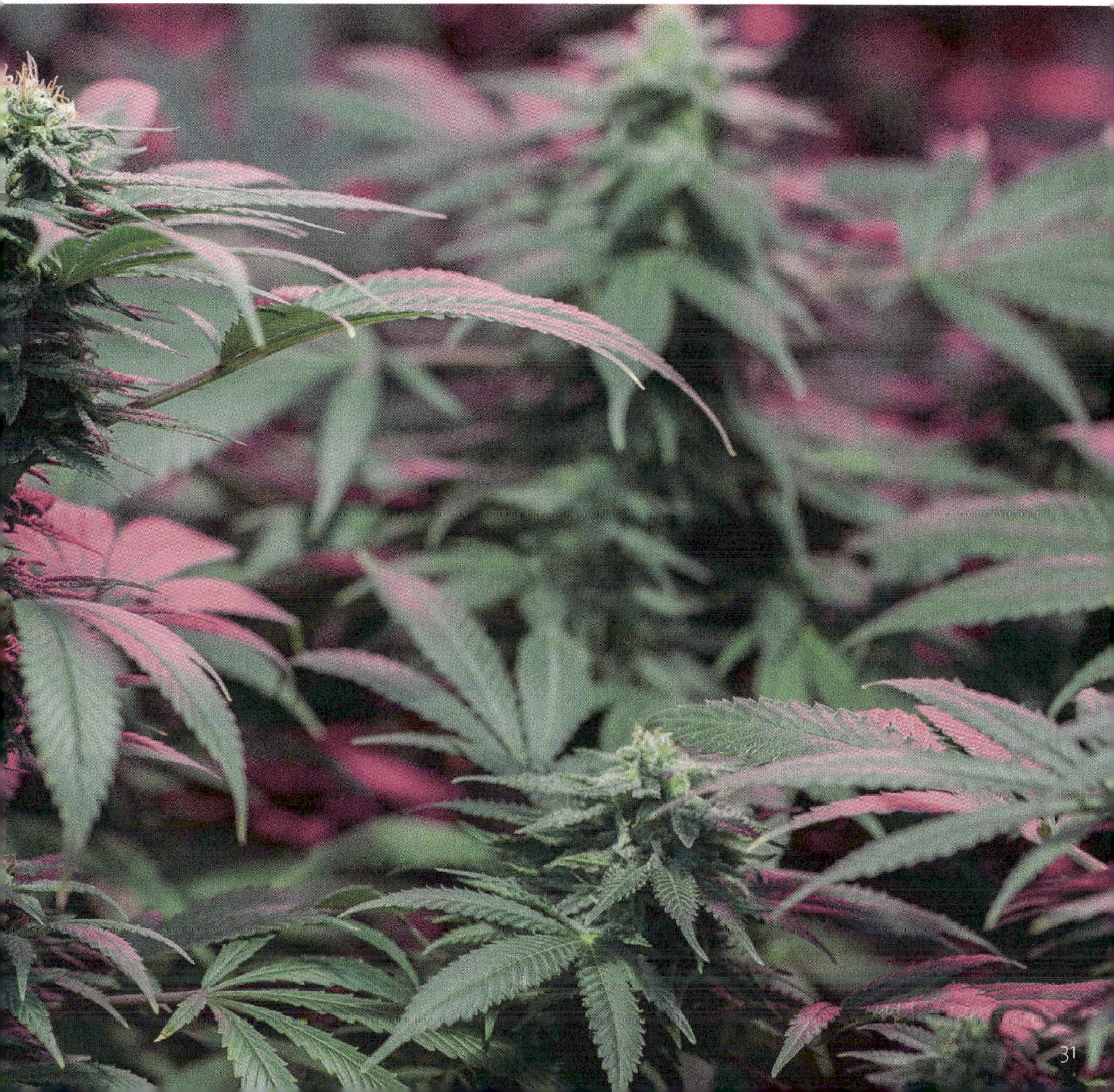

# 3 MEDIZINISCHE ANWENDUNGEN

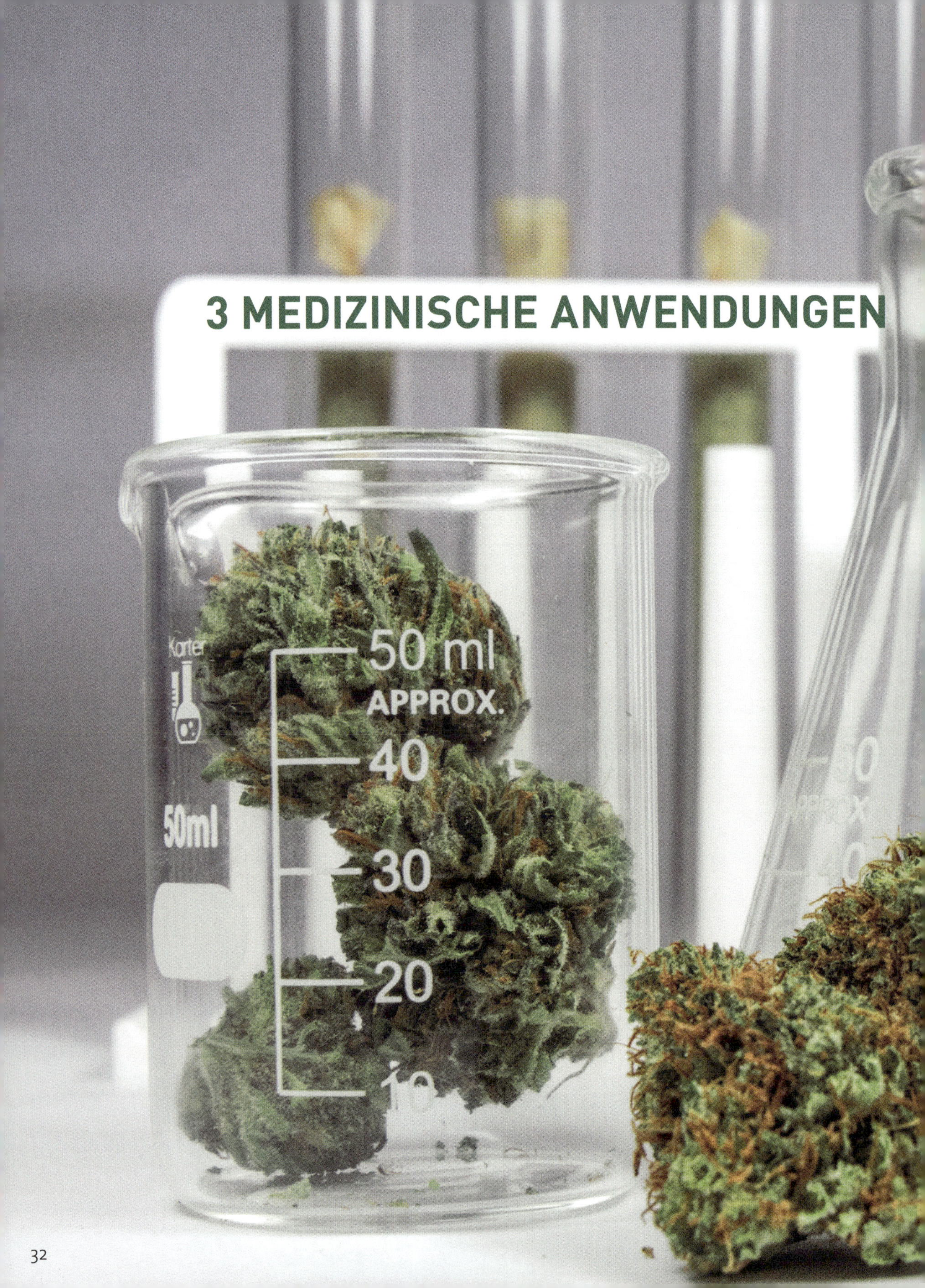

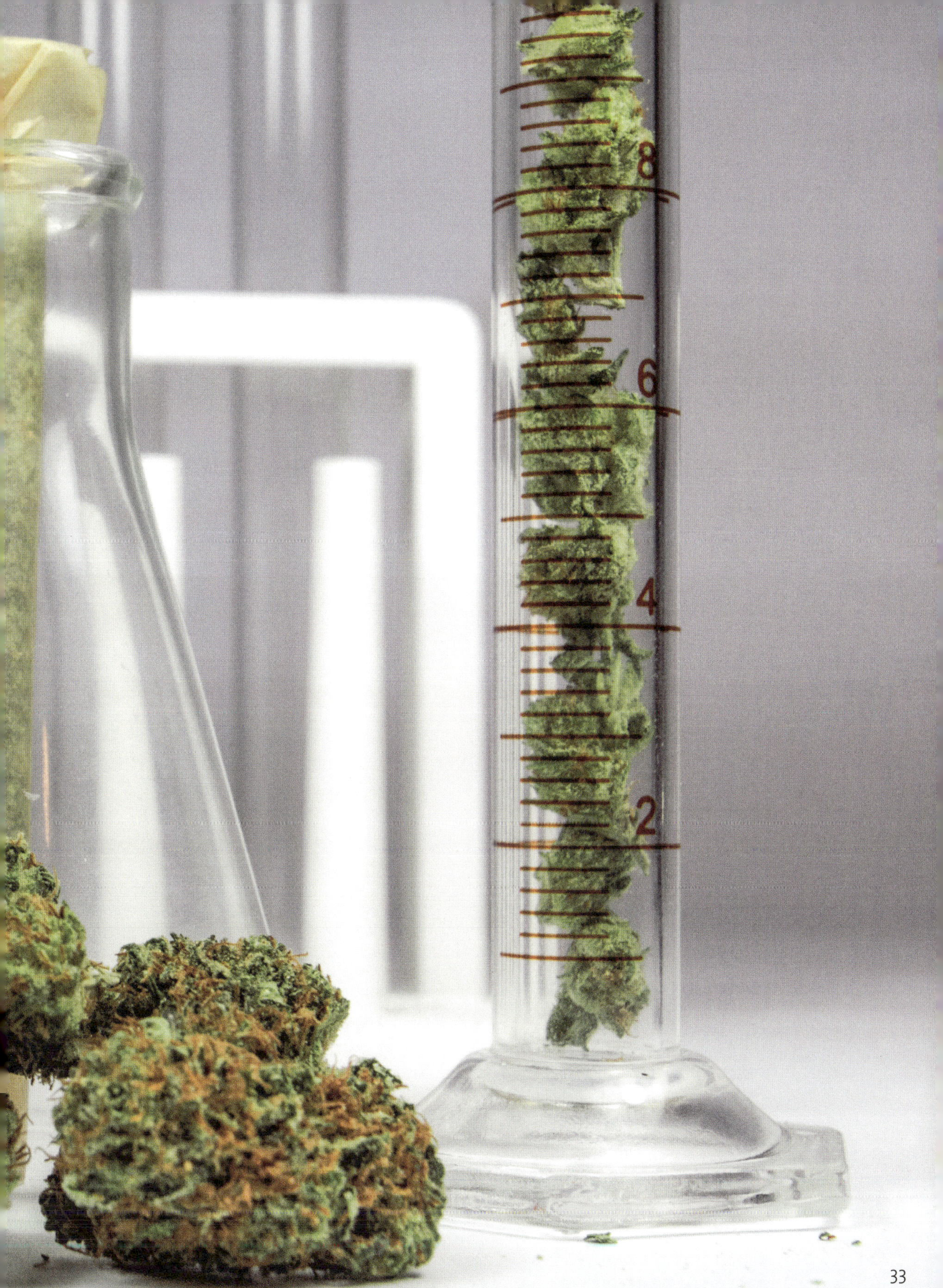
8
6
4
2

# 3 MEDIZINISCHE ANWENDUNGEN

Bis in die 1990er-Jahre hinein waren wissenschaftliche Expertisen eher skeptisch gegenüber dem Einsatz von Cannabiserzeugnissen in der medizinischen Therapie. Durch die wachsenden klinischen Untersuchungen mit dem zweiten bekannten Cannabinoid, dem nicht psychogen wirkenden Cannabidiol (CBD), wurden die therapeutischen Potenziale einiger Cannabisextrakte ersichtlich.

## Forschung gestern und heute

Die meisten frühen Forschungen bezogen sich auf den bewusstseinsverändernden Extrakt THC. Die heute verabreichten Medikamente haben meist nur einen THC-Gehalt von 10 Nanogramm pro Milliliter Blut, weniger als ein Zehntel der Menge, die beim Rauchen von Cannabis entsteht. Für die medizinische Wirkung von THC, z.B. Schmerzlinderung, reicht die Dosierung aus, für eine Rauschwirkung hingegen nicht.

Grundsätzlich gilt es, im Zusammenhang mit Cannabis als Medizin übertriebenen Hoffnungen ebenso entgegenzuwirken wie unbegründeten oder überzogenen Ängsten. CBD und andere Cannabinoide können

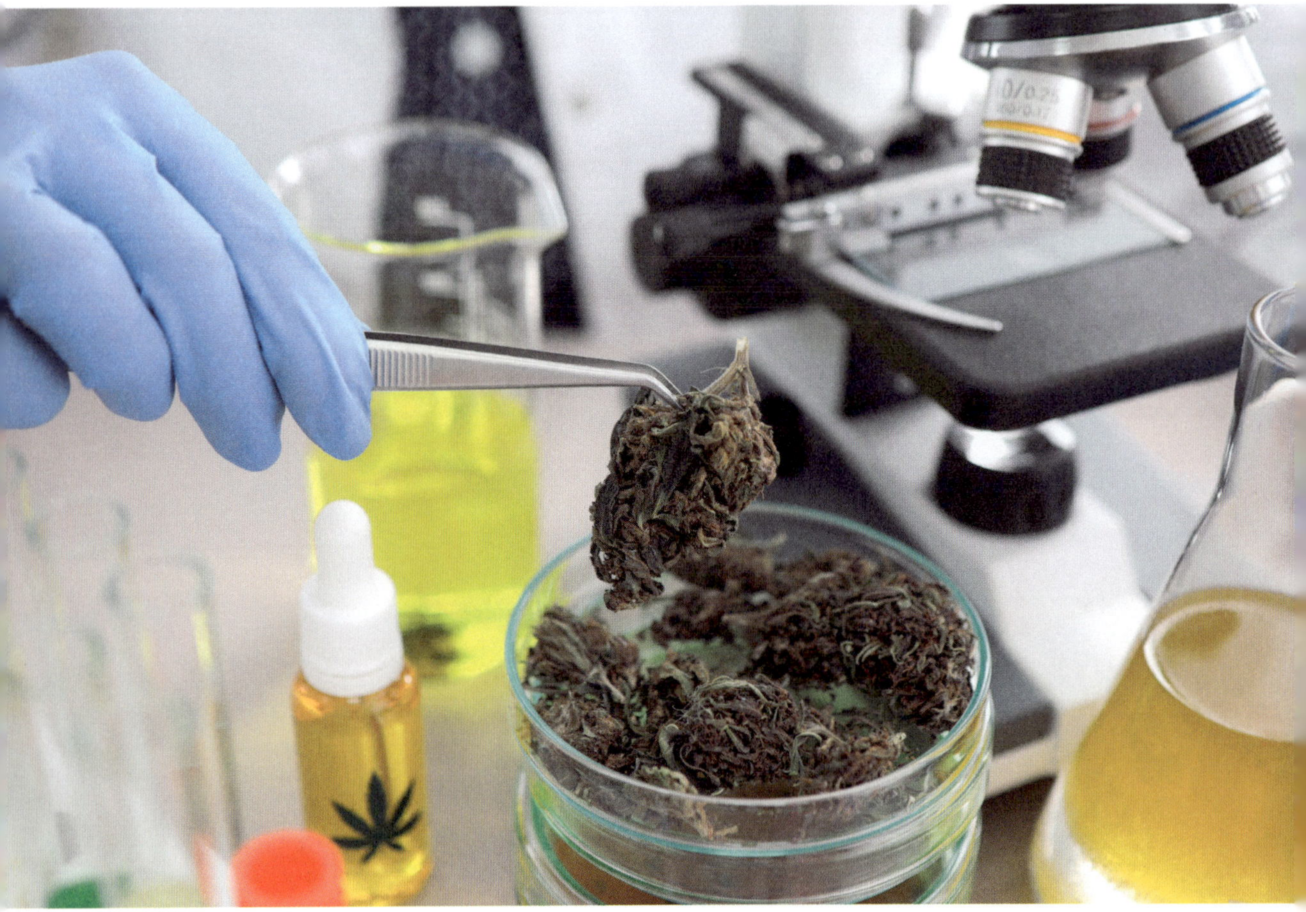

*Cannabisforschung im Labor*

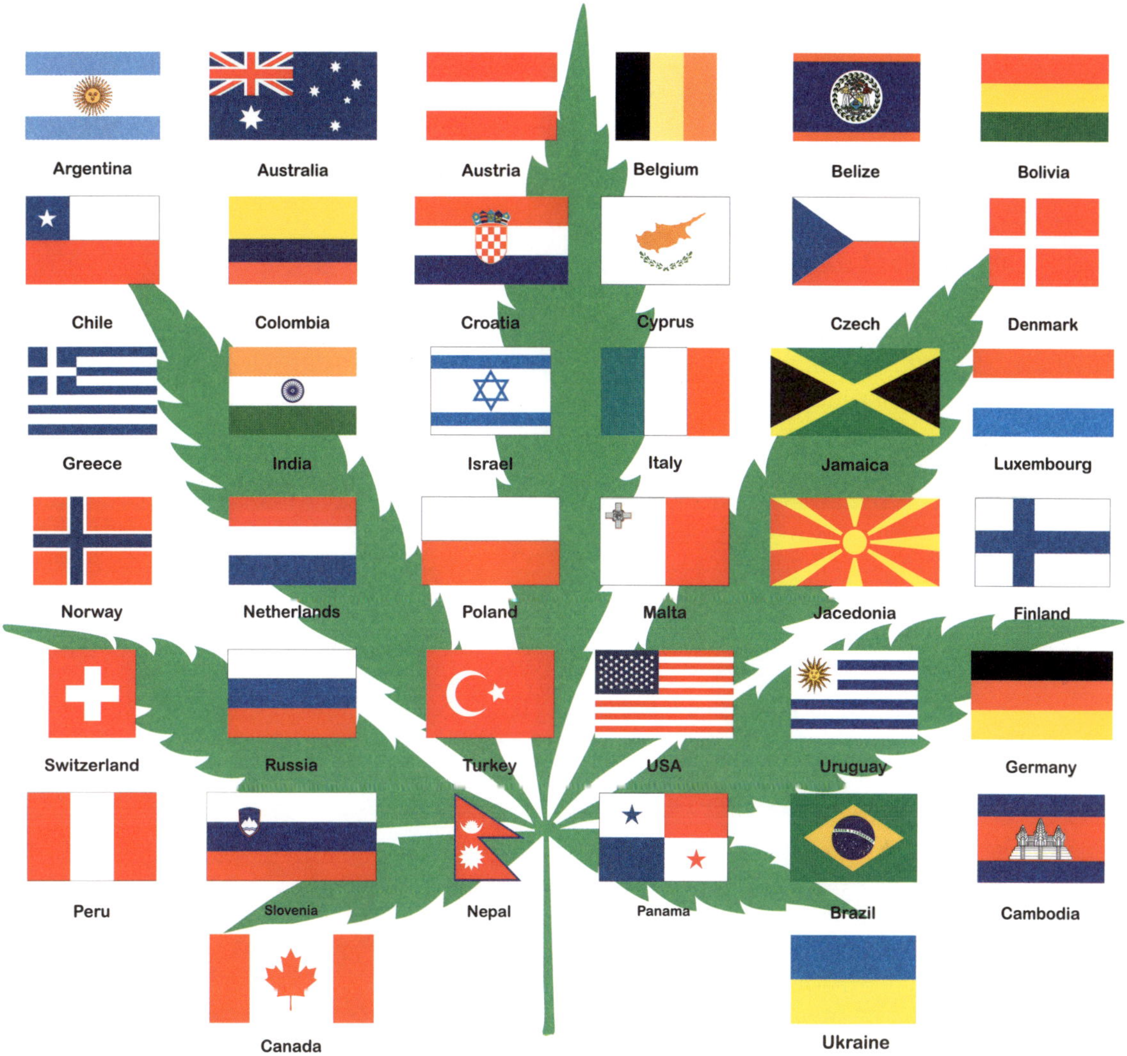


weder ein Allheilmittel sein, noch sind sie zu einer massenhaften Anwendung geeignet. Deshalb ist es zwingend erforderlich, sich vor einer Behandlung eingehend mit Ärzten des Vertrauens über Chancen und Risiken von Cannabisprodukten zu unterhalten. In Deutschland können Mediziner nach der seit 2017 geltenden Gesetzeslage schwerkranken Menschen auf Rezept, das die Krankenkassen in der Regel bezahlen, in Ausnahmefällen Cannabis in pharmazeutischer Qualität verordnen. Auf keinen Fall sollte man selbstmedikativ zu Cannabisprodukten greifen.

*Länder der Erde , in denen Cannabiskonsum in engen Grenzen erlaubt ist*

Nach der Studienlage sind bei zahlreichen Krankheiten, chronischen Beschwerden und anderen Anwendungsbereichen Therapien mit medizinischem Cannabis eine denkbare Alternative bzw. eine sinnvolle Ergänzung zu herkömmlichen Methoden.

## ADHS

Die sog. Aufmerksamkeitsdefizit-/Hyperaktivitätsstörung (ADHS) gehört zur Gruppe der Verhaltens- und emotionalen Störungen, die in der Kindheit oder im Jugendalter beginnt. Neben Problemen mit Aufmerksamkeit und Selbstkontrolle kommen Impulsivität und manchmal körperliche Unruhe (Hyperaktivität) hinzu. Galt sie früher als Verhaltensproblem, wird sie heute als komplexe Entwicklungsverzögerung betrachtet. Für das unruhige Verhalten, die Impulsivität und das Aufmerksamkeitsdefizit wird eine unzureichende Versorgung bestimmter Hirnareale verantwortlich gemacht. Die Signalübertragung durch die Neurotransmitter Dopamin und Noradrenalin im Gehirn wird medikamentös verstärkt durch Mittel wie Methylphenidat (Ritalin etc.) und Amphetamin, auf die vier von fünf Patienten ansprechen. Doch können sie mit starken Nebenwirkungen wie Wachstumsverzögerungen, Appetitlosigkeit, Reizbarkeit und Herzrasen verbunden sein.

Wegen seiner beruhigenden Eigenschaften wird CBD bei ADHS als begleitende Therapiemaßnahme diskutiert. Nach einer deutschen Studie (2015) reduzierten sich durch die Einnahme von CBD bei 73% der Probanden die Symptome so weit, dass eine Teilnahme am Arbeits- und Gesellschaftsleben möglich war. In 47% der Fälle konnte die Konzentrationsfähigkeit stark verbessert werden. Eine zufallsbasierte experimentelle Pilotstudie untersuchte bei 30 Erwachsenen mit ADHS die Wirkung des cannabishaltigen Medikaments Sativex (Nabiximols) gegenüber Placebo. Die Ergebnisse zur kognitiven Leistung und zum Aktivitätslevel der Pati-

*Verhaltensauffälligkeiten bei ADHS sind im gesamten Lebensbereich der Betroffenen festzustellen.*

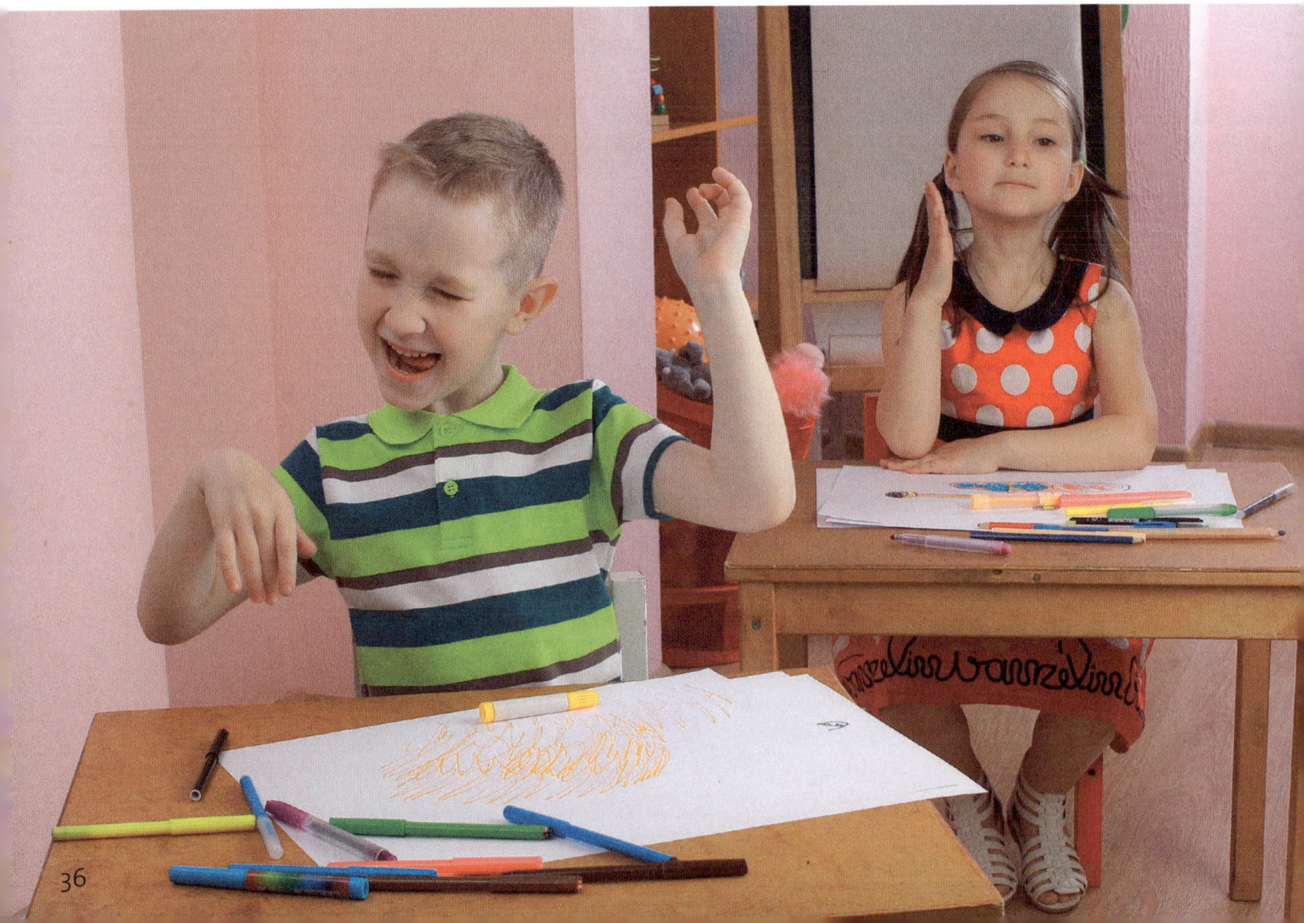

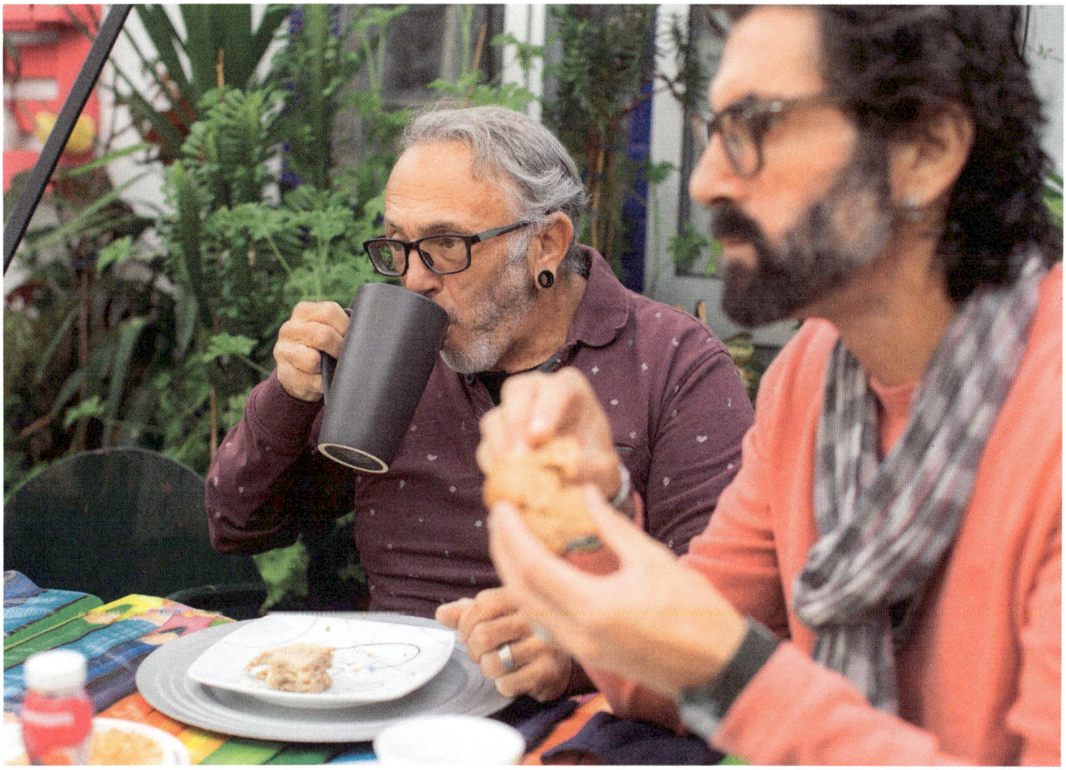

*Älterer Mann, der mit HIV lebt und eine Mahlzeit mit einem Bekannten im Freien genießt*

enten unterschieden sich nicht signifikant. Allerdings schwächten sich in der Sativex-Gruppe die Symptome Hyperaktivität und Impulsivität messbar ab.

Insgesamt ist die Forschungslage hier noch sehr dünn. Von frei verkäuflichem CBD-Öl ist im Hinblick auf ADHS kein Wunder zu erwarten. Ob CBD bei ADHS entspannend und beruhigend wirkt, kann nicht mit Sicherheit vorhergesagt werden. Eltern sollten vorher unbedingt einen Arzt konsultieren, da der kindliche Organismus empfindlicher auf die Verabreichung von CBD reagieren kann und einzelne Nebenwirkungen stärker auftreten könnten.

## AIDS/HIV

Im Jahr 1981 wurde AIDS erstmals in den USA als eigenständige Krankheit anerkannt. Bis heute leben weltweit circa 37 Millionen Menschen mit HIV (Humanes Immundefizienz-Virus). Seit Beginn der Massenepidemie starben laut Weltgesundheitsorganisation fast 35 Millionen Menschen an AIDS. Inzwischen hat die Entwicklung spezieller Medikamente dazu geführt, dass Menschen mit einer AIDS-Erkrankung lange leben können. Die Krankheit kann zwar immer noch nicht vollständig geheilt, doch so stark eingedämmt werden, dass sie nicht so schnell einen tödlichen Status erreicht. Darüber hinaus kann man heute medikamentös verhindern, dass das Virus im menschlichen Körper ausbricht.

Erst seit einigen Jahren wird erforscht, ob Cannabisextrakte bestimmte Symptome der Immunschwächekrankheit lindern können. Das AIDS-Virus nistet sich u.a. in den weißen Blutkörperchen der Makrophagengruppe ein und breitet sich von dort im Körper aus. Die Makrophagen haben auch Cannabinoid-Rezeptoren, die mit dem Endocannabinoid-System verbunden sind, in dem die Wirkung

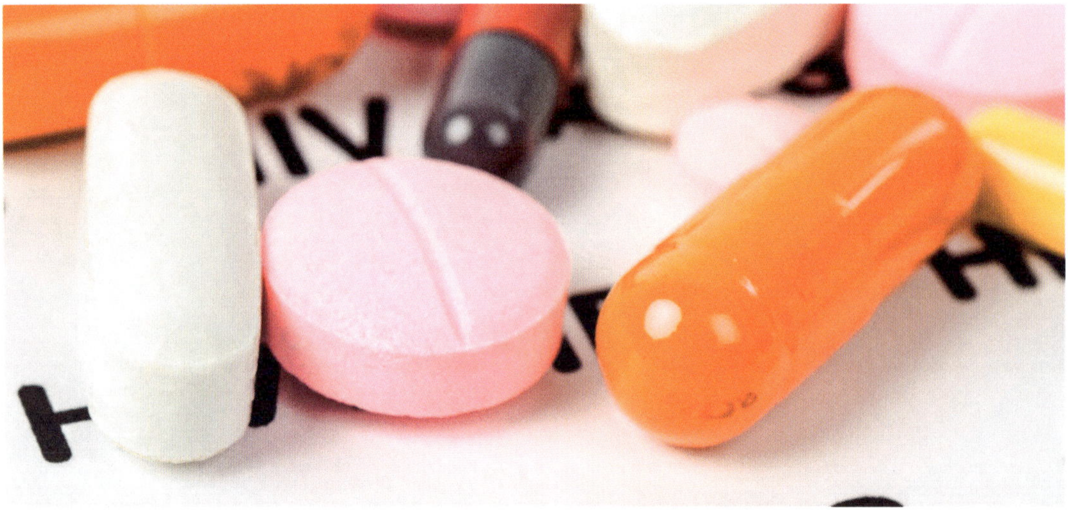


*Zahlreiche HIV-Infizierte müssen einen ganzen Medikamentencocktail regelmäßig einnehmen.*

von CBD ansetzt. Bisherige Studien umfassen eher kurze Beobachtungszeiträume bei kleinen Patientengruppen.

Auf dem Höhepunkt der AIDS-Krise in den 1990er-Jahren untersuchte US-Forscher Donald Abrams, ob Cannabis bei Erkrankten die häufig auftretende Übelkeit mildern kann. Im Lauf der Zeit veröffentlichte er eine Reihe von Cannabisstudien, aus denen hervorging, dass Cannabis nicht das Immunsystem schädigt und die Übelkeit bei einigen Probanden reduzieren konnte. Auch eine Erhöhung der Viruslast war nicht festzustellen. Dagegen erhöhten sich die tatsächliche Kalorienzufuhr und die Gewichtszunahme der meist stark abgemagerten Patienten.

Laut einer neueren Studie können die Makrophagen mithilfe von CBD das AIDS-Virus weitaus erfolgreicher bekämpfen. Ein Viertel von mehr als 500 befragten Patienten berichteten 2015 in einer Umfrage, dass sie mit CBD die Symptome der Immunschwäche eindämmen konnten. Da CBD ebenfalls eine entzündungshemmende Wirkung aufweist, könnten auch viele sichtbare Symptome von AIDS wie z.B. Hautveränderungen erfolgreich behandelt werden. Seine appetitanregende Wirkung führt zu einer verbesserten Nahrungsaufnahme und damit einer Stärkung der Immunkraft. Außerdem konnte CBD Schmerzen abschwächen, die durch AIDS entstehen.

Im Jahr 2017 veröffentlichte die Michigan State University eine Studie, nach der Cannabis HIV-Patienten helfen könnte, ihre kognitiven Fähigkeiten zu erhalten. Wegen chronischer Entzündungen im Gehirn, welches das Immunsystem ständig zur Abwehr von Krankheiten stimulieren muss, können die kognitiven Kompetenzen beeinträchtigt werden. Patienten der Studie, die Cannabis verwendeten, hatten bei kognitiven Experimenten fast den gleichen Wert wie gesunde Menschen, die nicht mit HIV infiziert waren.

## Altersbeschwerden

Die meisten Menschen in Deutschland haben im Alter mehrere chronische Erkrankungen wie z.B. Rückenschmerzen, Schlafstörungen, Bluthochdruck, Rheuma und Arthrose. Oft wird jede einzelne Erkrankung isoliert behandelt, sodass Wechselwirkungen mit anderen Medikamenten auftreten können. Deshalb werden natürliche Behandlungsmöglichkeiten auch bei Senioren zunehmend in Betracht gezogen.

Hier könnte CBD mit seinen schmerzlindernden und entzündungshemmenden Eigenschaften eine wichtige ergänzende Rolle spielen. Weil die Substanz nicht als Arzneimittel zugelassen ist, sondern als Nahrungsergänzungsmittel angeboten wird, sind echte Heilungs- oder Wirkungsversprechen nicht angebracht. Es kommt auf den individuellen Versuch an, zumal bei CBD kaum Nebenwirkungen auftreten.

In verschiedenen Studien wurde nachgewiesenen, dass CBD die bei Senioren häufig auftretenden Schmerzen und Entzündungen dämpfen kann. Die altersbedingten Änderungen der Schlafgewohnheiten (kürzerer, unruhigerer Schlaf, nächtliche Toilettengänge etc.) können genauso Schlafstörungen auslösen wie verschreibungspflichtige Medikamente. Viele Senioren leiden unter diffusen Ängsten, welche die notwendige erholsame Nachtruhe beeinträchtigen. Um die Regeneration des Körpers im Schlaf zu fördern, kann CBD als beruhigende Substanz eingesetzt werden, die das zentrale Nervensystem beeinflusst.

Ein wachsender Anteil älterer Menschen ist von Suchterscheinungen z.B. durch Alkohol, Opioide und Tabak betroffen. Einige Studien deuten darauf hin, dass CBD die Entwöhnung unterstützen und Rückfälle vermeiden helfen könnte. Allerdings sind hier noch dauerhaftere und repräsentativere Untersuchungen nötig. Gleiches gilt für die mögliche Senkung des bei Senioren häufig erhöhten Blutdrucks durch CBD, der das Risiko von Schlaganfall und Herz-Kreislauf-Erkrankungen signifikant erhöht. Dagegen gibt es ermutigende Hinweise, dass die Verabreichung von CBD Stimmungsschwankungen und depressive Zustände bei Senioren

*Mit zunehmendem Alter nehmen die körperlichen Beschwerden zu, z.B. Gelenkschmerzen.*

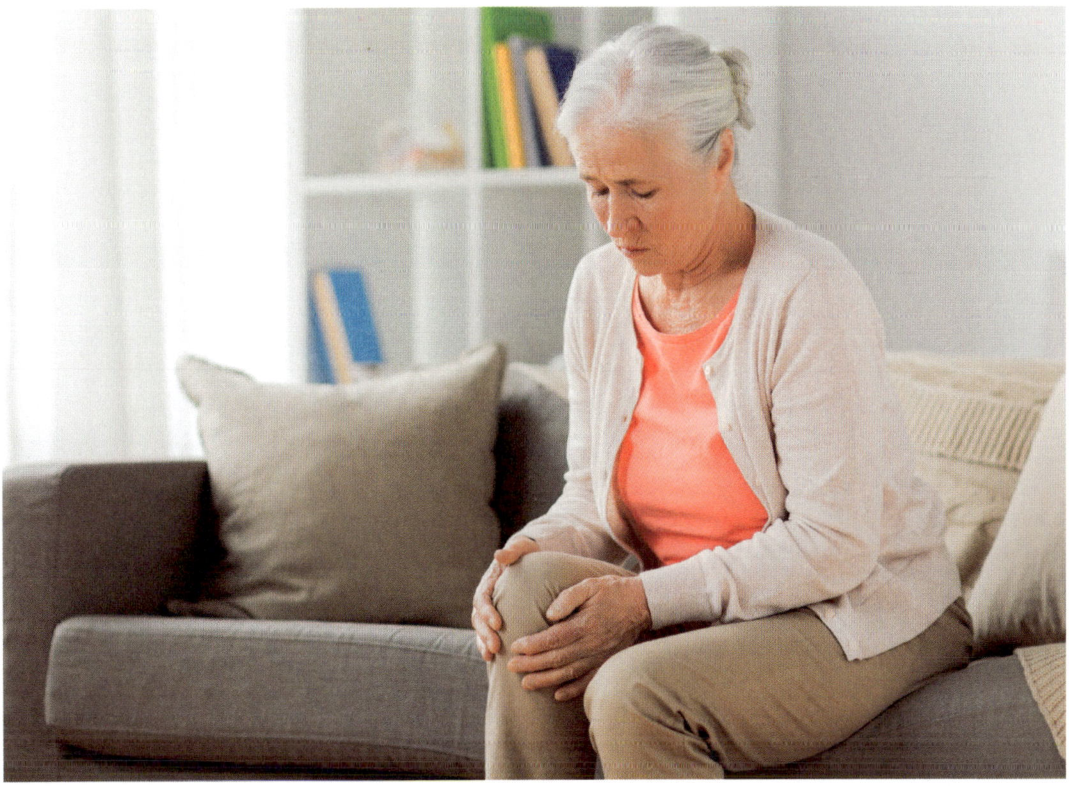

mildern könnte, die sich einsam und isoliert fühlen. Altersbedingt erhöht sich die Verbreitung von Demenz. Die dauerhafte, fortschreitende Beeinträchtigung des Gedächtnisses, Denkens und anderer Hirnleistungen ist nach gegenwärtigem Forschungsstand nicht heilbar. Daran kann auch die Verwendung von CBD nichts ändern.

Doch könnte der nicht psychoaktive Hanfextrakt positive Eigenschaften im Gehirn und im gesamten Körper eines Erkrankten entfalten., wie eine aktuelle Studie zeigt. Forscher der Universität La Sapienza in Rom fanden heraus, dass CBD das Wachstum von Nervengewebe anregen könnte. Ob damit jedoch die Alzheimererkrankung beeinflusst werden kann, bei der Nervenzellen kontinuierlich absterben, müssen weitere Studien erst noch zeigen.

Auch bei der Einnahme von Nahrungsergänzungsmitteln wie CBD können Wechselwirkungen auftreten. Dazu gehören die im Alter oft genutzten Säure- und Gerinnungshemmer, Schmerzmittel und neurologisch wirkende Arzneien. Komplikationen können auch auftreten, wenn CBD mit anderen Naturextrakten zusammen eingenommen wird. Deshalb sollten Betroffene vor der Einnahme Ärzte oder Apotheker konsultieren.

## Depressionen und Angstattacken

Die Forschungslage zur Behandlung von Depressionen mit medizinischem Cannabis ist noch dürftig. Manche Studien zeigen eine

*Depressionen kommen in jedem Alter vor.*

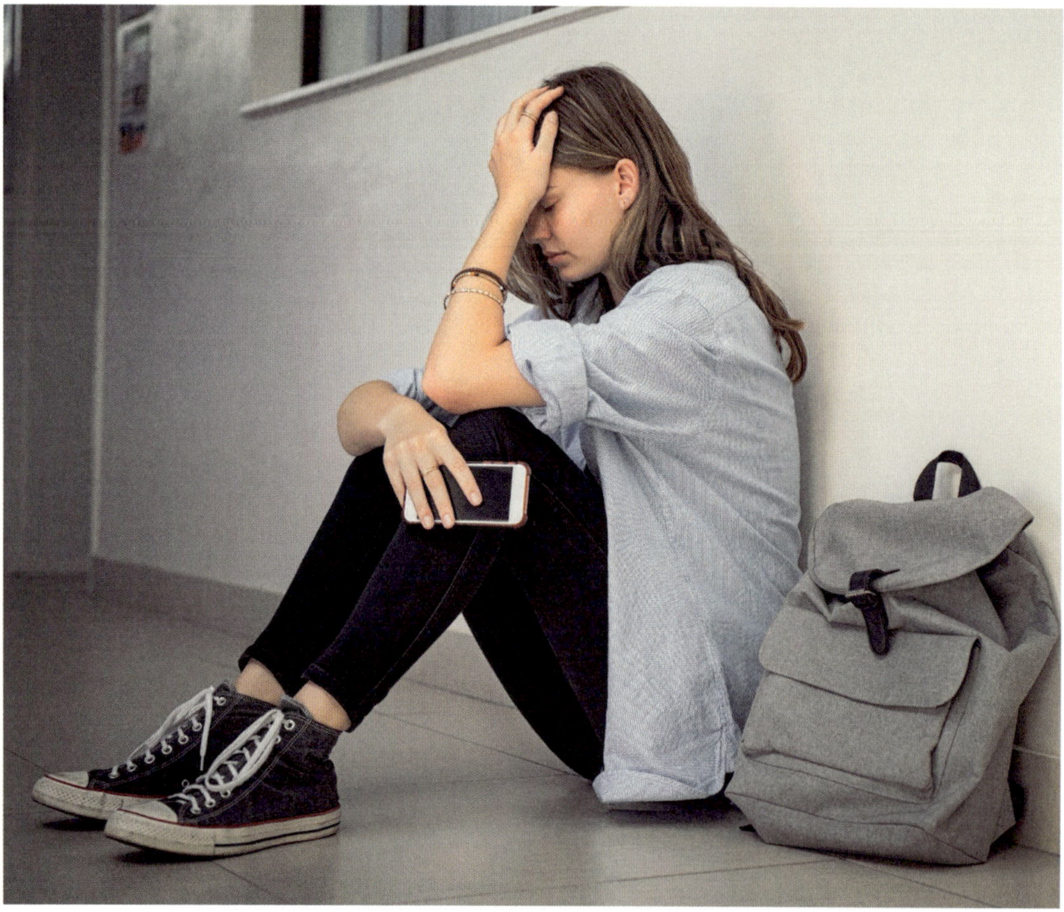

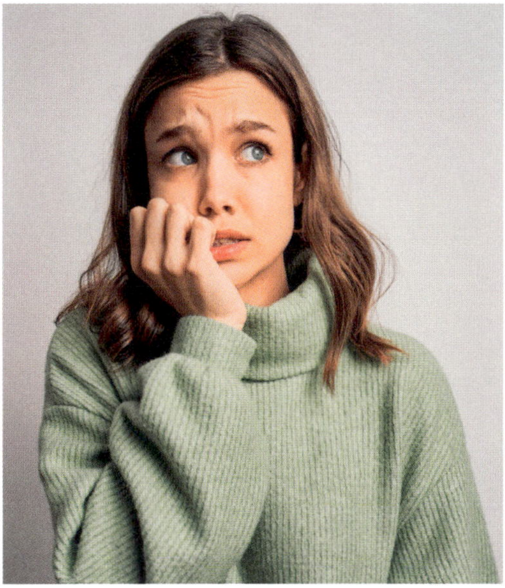

*Angstattacken kommen ohne Vorwarnung*

Überlegenheit von Cannabinoiden gegenüber Placebos, doch könnten die Ergebnisse auch verzerrt sein. Aber es gibt ermutigende Anzeichen. Um den Leidensdruck zu mindern, nehmen viele Menschen mit Depressionen Medikamente ein. Diese Antidepressiva können zahlreiche Nebenwirkungen wie Verdauungsbeschwerden, Gewichtszunahme, Schläfrigkeit oder sexuelle Probleme hervorrufen. CBD könnte durch die Interaktion mit dem körpereigenen Endocannabinoid-System Betroffene womöglich unterstützen, auch wenn eindeutige Heil- oder Wirkversprechen nicht gegeben werden können.

Bei Depressionen spielt der Botenstoff Serotonin eine entscheidende Rolle. Lange wurde vermutet, dass Serotoninmangel die schweren Symptome auslösen kann; es könnten aber auch genetische Faktoren die Entwicklung von Depressionen begünstigen. CBD kann eine Depression nicht heilen, Betroffene unter Umständen jedoch mit seiner ausgleichenden, beruhigenden Wirkung unterstützen. Einige Forscher nehmen an, dass Entzündungen mögliche Auslöser für eine Depression darstellen könnten. Hier könnte neben der angstlösenden, entspannenden Wirkung ebenfalls die entzündungshemmende Wirkung von CBD ansetzen.

Bisher gibt es nur einzelne Tierstudien zu dem Thema. In einer Übersichtsarbeit kamen Forscher 2014 zu dem Schluss, dass CBD durch Wirkung auf die Serotoninrezeptoren im Gehirn antidepressive und angstlösende Effekte zeigte. Eine andere Studie lieferte ähnliche Erkenntnisse. Eine wissenschaftliche Untersuchung von 2015 fand in Tierversuchen Hinweise, dass CBD den Spiegel der Botenstoffe Serotonin und Glutamat erhöhte. Der Körper recycelt überflüssiges Glutamat mithilfe von Astrozyten (Stern- oder Spinnenzellen) und stabilisiert dadurch das emotionale Gleichgewicht.

Bei Public Speaking Stress Studies in den USA mussten die Probanden vor Publikum eine kurze Rede zu einem Thema halten, das ihnen kurz vorher mitgeteilt worden war. In der Stresssituation führte die mittlere Dosis (300 mg CBD) im Experiment zu einer messbaren Senkung des Stresslevels. Geringere oder sehr hohe Dosierungen wirkten nicht entspannend oder führten zu mehr Stress.

*Weitverbreitet: Stress am Arbeitsplatz*

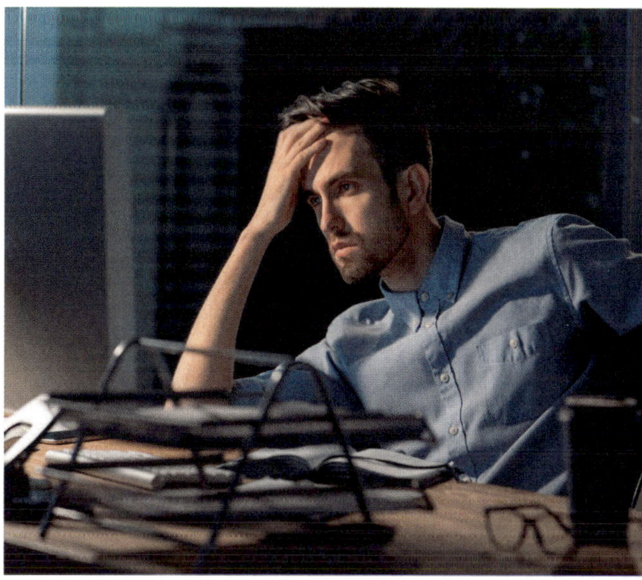

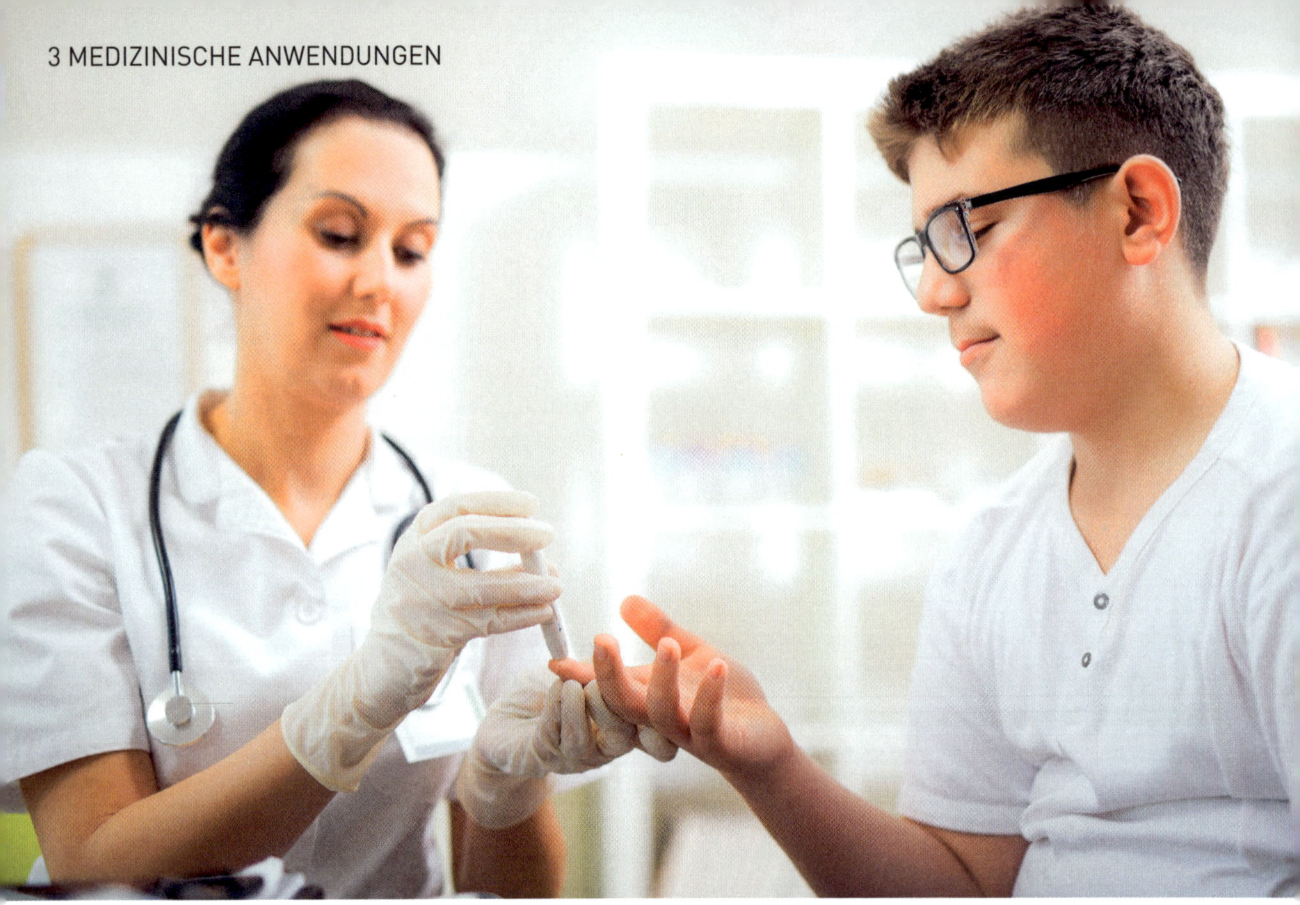

*Test des Blutzuckerspiegels bei einem Jugendlichen bei Verdacht auf einen juvenilen Diabetes*

Einige Mitglieder von Selbsthilfegruppen berichteten, dass sich ihre Beschwerden im Zusammenhang mit ihrer Depression durch regelmäßige Einnahme von CBD-Öl verbessert hätten und sie ihre Lebensqualität steigern konnten. Andere Anwender von CBD gaben an, dass damit ihre Angstsymptome gemildert worden seien. Einschränkend sollte erwähnt werden, dass es sich in allen Fällen um subjektive Erfahrungsberichte und keine wissenschaftlichen, verallgemeinerbaren Studien handelte.

## Diabetes mellitus

Es ist zwischen zwei Typen von Diabetes zu unterschieden. Die weniger häufigere Form ist die Zuckerkrankheit Diabetes mellitus-1, auch juveniler Diabetes genannt, weil er meist schon im Kindes- und Jugendalter oder im frühen Erwachsenenalter auftritt. Rund 90% der Betroffenen haben Typ-2-Diabetes, der trotz möglicher erblicher Vorbelastung vom Lebensstil entscheidend beeinflusst wird. Die Wirkung des Hormons Insulins, das in der Bauchspeicheldrüse produziert wird, ist in den Körperzellen insbesondere in der Leber und in den Muskeln herabgesetzt, gleichzeitig herrscht Insulinmangel. Das Hormon schleust den Zucker aus dem Blut in die Zellen, die daraus Energie gewinnen und ihn zum Teil speichern. Sprechen die Zellen nicht oder kaum auf Insulin an, kann das Hormon diese Aufgabe nicht mehr ausreichend erfüllen, deshalb muss Insulin dem Körper von außen zugeführt werden.

Inzwischen wurde in einer ganzen Reihe von Studien die Frage untersucht, wie sich Cannabis auf Diabetes mellitus auswirkt, die isolierte Substanz CBD wurde bislang aber weniger in die Untersuchungen einbezogen. Dennoch nehmen einige Forscher an, dass CBD durch sein entzündungshemmendes Potenzial bestimmte Symptome lindern kann, zumal chronische Entzündungen bei der Insulinresistenz eine wichtige Rolle spielen. Die Angaben einzelner Betroffener hinsichtlich der Senkung der Blutzuckerwerte durch begleitende Behandlung mit CBD sind wenig aussagekräftig, weil teils gegensätzlich. Interessanter sind die Aussagen, dass die Einnahme von CBD Ängste und Schlafstörungen gemildert habe. Da die meisten Studien zu CBD und Diabetes an Tieren durchgeführt wurden, müssen erst umfangreiche humane Untersuchungen durchgeführt werden, um mögliche positive Zusammenhänge ermitteln zu können.

## Epilepsie

Einige aktuelle Studien stützen die Hypothese von der Wirksamkeit der Cannabinoide bei kindlichen Epilepsieformen wie dem Dravet- und Lennox-Gastaut-Syndrom. Nach zahlreichen Anfragen von Eltern mit Kindern, die unter Epilepsie litten, ließ die US-Bundesregierung 2014 eine Studie zum verschreibungspflichtigen CBD-Medikament Epidiolex durchführen. Im Mai 2018 veröffentlichte die Fachzeitschrift New England Journal of Medicine ein Update zu der laufenden Studie, wonach Patienten, die nur 20 mg CBD pro Kilogramm Körpergewicht erhielten, durchschnittlich 42% weniger epileptische Anfälle hatten. Bei der Placebo-Gruppe verringerte sich die Anfallshäufigkeit nur um 17%. Wenige Monate später wurde das CBD-Medikament von den Bundesbehörden zugelassen. In den USA dürfen seitdem die beiden seltenen und schweren Epilepsieformen, die bereits im Kindesalter auftreten und mit schweren Krampfanfällen verbunden sind, mit dem CBD-haltigen Arzneimit-

*Erste Studien aus den USA geben Hinweise, dass CBD bei einigen Epilepsiearten helfen könnte.*

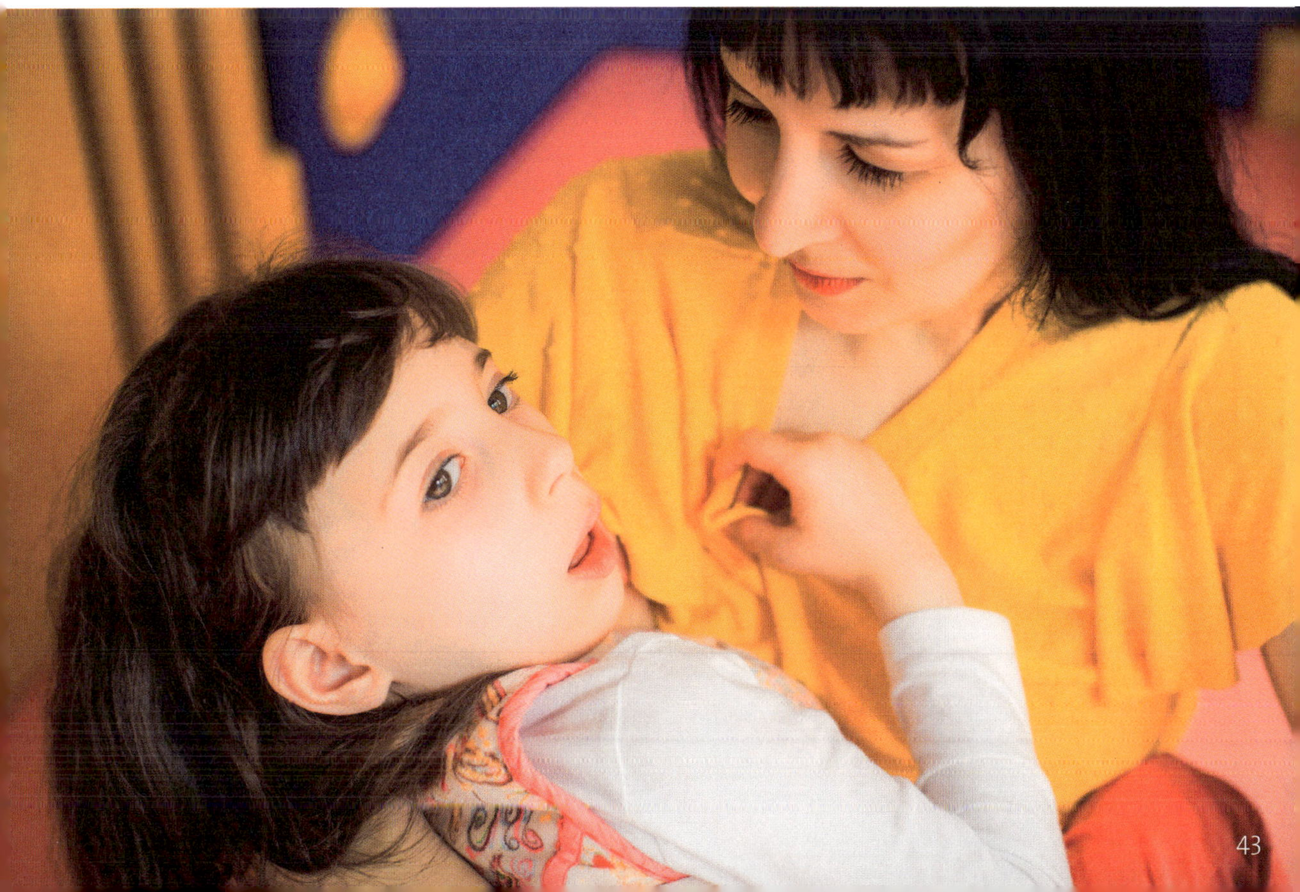

tel Epidiolex des Herstellers GW Pharmaceuticals behandelt werden.

Weitere Studien zu Cannabis bei fokalen Epilepsien sind noch in unterschiedlichen Forschungsphasen. Auf die Anfallshäufigkeit oder Intensität können THC und CBD günstige Effekte erzielen. Der Humanarzneimittelausschuss der Europäischen Arzneimittelagentur (EMA) empfahl im Sommer 2019, CBD beim Dravet-Syndrom und dem Lennox-Gastaut-Syndrom in Europa zuzulassen; dieser Empfehlung folgte die Europäische Kommission im September desselben Jahres.

Der exakte Wirkmechanismus von CBD bei diesen Epilepsieformen ist noch nicht vollständig geklärt. Epidiolex, das als Lösung eingenommen wird, reduziert jedoch die neuronale Hyperaktivität. Die Schweizerische Epidemie-Liga riet 2019 davon ab, dieses Mittel auf andere Epilepsieformen als die beiden kindlichen Syndrome anzuwenden, da die bisherige Forschungslage zu wenige Erkenntnisse geliefert habe.

## Hautgesundheit

Verschiedene Studien konnten zeigen, dass die Haut ein eigenes Endocannabinoid-System (ECS) besitzt, das einen wichtigen Beitrag zur Regulierung der Hautphysiologie leistet. Ist dieses Gleichgewicht gestört, können verschiedene Hautkrankheiten auftreten. Umgekehrt könnte die Beeinflussung des ECS durch Cannabis zur Behandlung von Hautkrankheiten beitragen. Die Anwendung von CBD als Salbe, ohne THC, wurde in einer Studie von 2019 als sichere und wirksame Methode zur Behandlung z.B. von Schuppenflechte (Psoriasis) sowie allgemein von

*Mit CBD-haltigen Salben kann die Regenerierung strapazierter Haut unterstützt werden.*

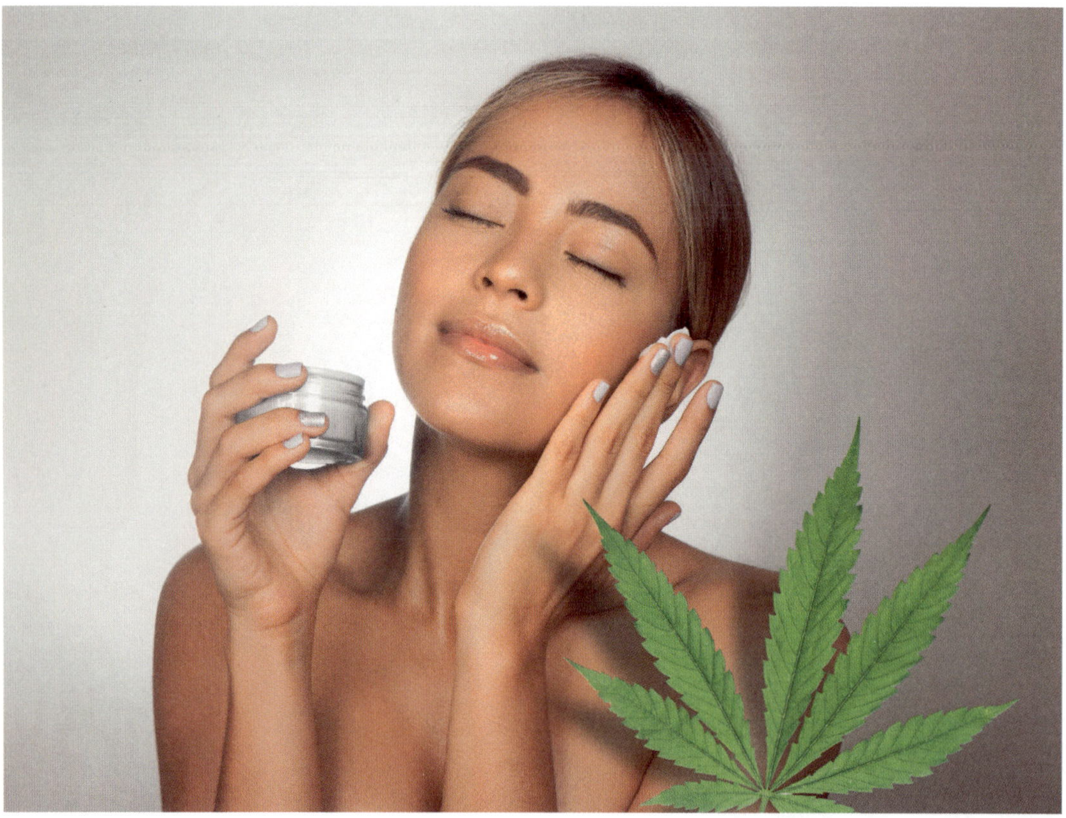

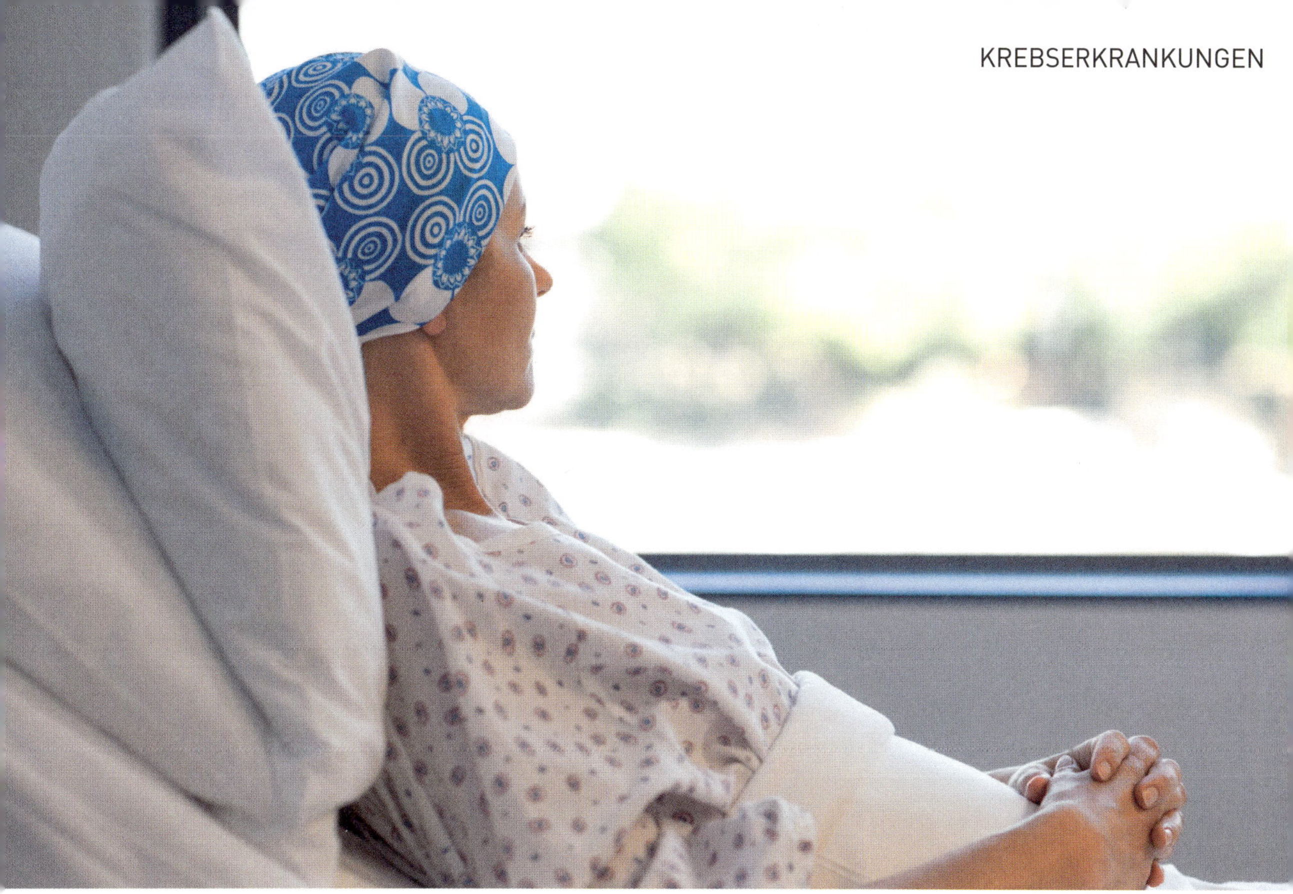

*Bei einigen Krebserkrankungen könnte CBD laut Studien begleitend eingesetzt werden.*

entzündlichen Reaktionen der Haut (Dermatitis) eingestuft. Allerdings war die Studie mit 20 Probanden sehr klein. Einige größer angelegte Untersuchungen haben den möglichen entzündungshemmenden Effekt von CBD allerdings bestätigt. Zur CBD-Kosmetik siehe Kapitel 5.

## Krebserkrankungen

Bei der Behandlung von Krebs werden meist aggressive Therapien eingesetzt, die Patienten stark belasten, allen voran Chemo- und Strahlentherapien. Die Einnahme von CBD bei Krebs ist in den letzten Jahren stärker in den Fokus gerückt, um Krankheitssymptome und Nebenwirkungen von Medikamenten zu lindern. Einige Forscher fanden Hinweise, dass CBD in diesen Fällen positive Wirkungen haben könnte. Neben der allgemeinen Abnahme von Angstzuständen und Schmerzen kann CBD jedoch nur begleitend zur Krebstherapie eingesetzt werden, um die Beschwerden zu lindern. Dazu gehören auch Übelkeit und Erbrechen bei einer Chemotherapie (siehe S. 57).

Krebspatienten mit Nervenschmerzen wird nicht selten das Medikament Sativex als Mundspray verabreicht. Es enthält die Hanfsubstanzen THC sowie CBD und kann heftige und dauerhafte Schmerzen mildern. Um Schlafstörungen infolge einer Krebserkrankung einzudämmen, wirkt CBD sanfter als herkömmliche Psychopharmaka. Im Rahmen einer 2018 veröffentlichten Studie wurden Krebspatienten im fortgeschrittenen Stadium mit isoliertem CBD behandelt. Bei einem Teil von ihnen gingen nach Angaben der Forscher die Metastasen und die Ausbreitung der Krebszellen zurück. CBD könne insbesondere bei Brustkrebs oder bestimmten Hirntumoren eine begleitende Behandlungsoption sein, obwohl es noch zu früh sei,

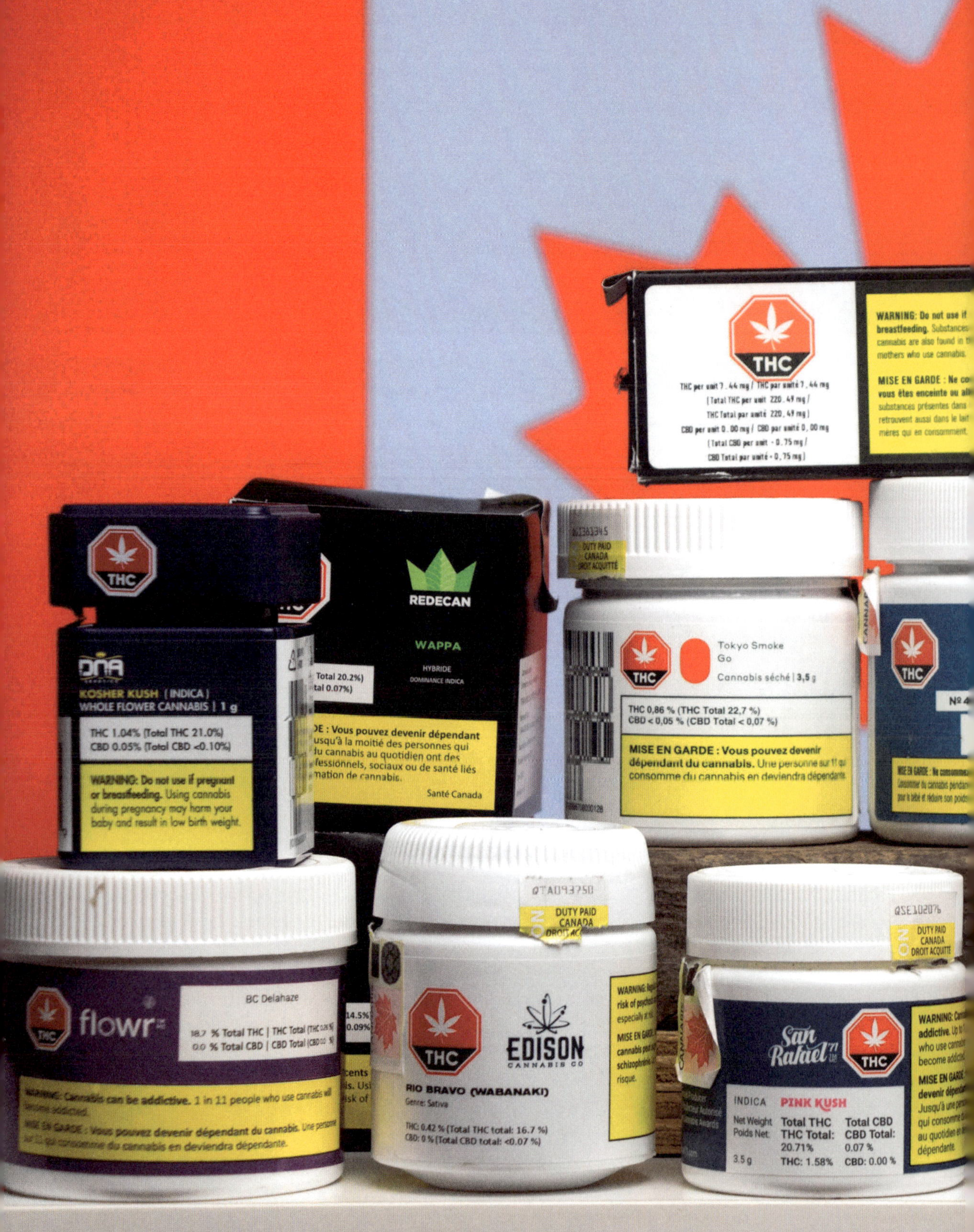


 *Cannabisprodukte aus Kanada, einem der Haupterzeugerländer*

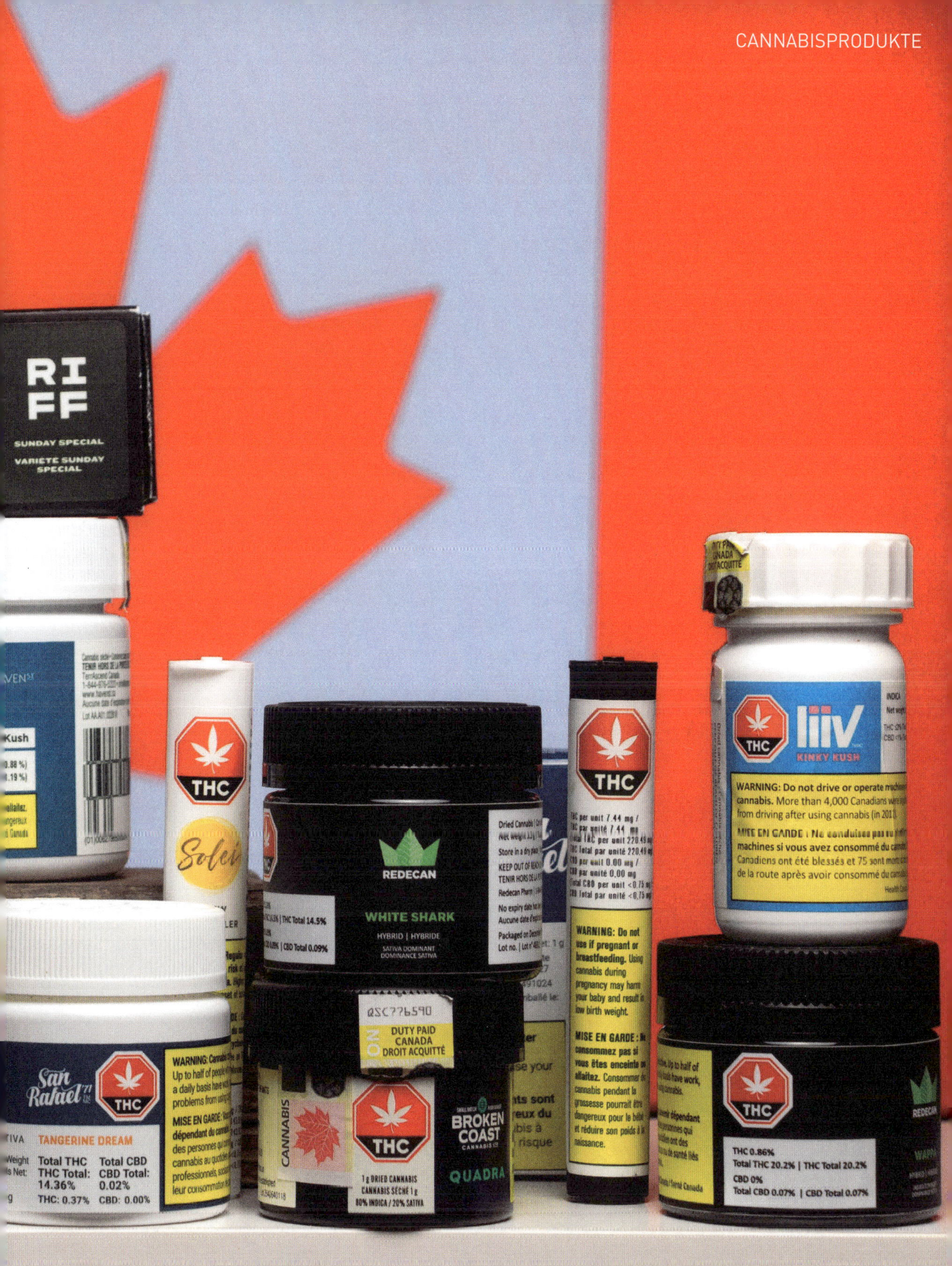
RIFF
SUNDAY SPECIAL
VARIÉTÉ SUNDAY SPECIAL
THC
Soleil
REDECAN
WHITE SHARK
HYBRID | HYBRIDE
SATIVA DOMINANT
DOMINANCE SATIVA
THC
WARNING: Do not use if pregnant or breastfeeding. Using cannabis during pregnancy may harm your baby and result in low birth weight.
liiv
KINKY KUSH
THC
DUTY PAID CANADA DROIT ACQUITTÉ
San Rafael '71
THC
TANGERINE DREAM
Total THC THC Total: 14.36%
Total CBD CBD Total: 0.02%
THC: 0.37%
CBD: 0.00%
CANNABIS
THC
1 g DRIED CANNABIS
CANNABIS SÉCHÉ 1 g
80% INDICA / 20% SATIVA
BROKEN COAST
QUADRA
THC
THC 0.86%
Total THC 20.2% | THC Total 20.2%
CBD 0%
Total CBD 0.07% | CBD Total 0.07%

um konkrete Handlungsempfehlungen zu geben. Wie bei allen Studien zum hochkomplexen Thema Krebs sind die Ergebnisse mit besonderer Vorsicht zu betrachten.

## Multiple Sklerose und Paraplegie

Multiple Sklerose (MS) ist eine chronisch-entzündliche neurologische Autoimmunerkrankung mit unterschiedlichen Verläufen und schwer behandelbar. Eine häufige Begleiterscheinung sind steife Beine. Bei der Paraplegie sind die Beine vollständig gelähmt. Eine Studie von 2012 hat ergeben, dass CBD bei Tieren die funktionelle Erholung des Bewegungsapparates verbessern und das Ausmaß der Verletzungen reduzieren kann. Es ist noch hochspekulativ, ob CBD bei der Behandlung von Rückenmarksverletzungen wie Paraplegie und Tetraplegie (Querschnittslähmung) nützlich sein könnte. Weitere, umfassende Studien zu einer Therapie sind nötig. Andere Studien haben nicht nur die schmerzstillenden Eigenschaften von CBD, sondern auch seine Fähigkeit in den Blickpunkt gerückt, die Spastik bei Patienten zu reduzieren.

Bei Multipler Sklerose kann CBD weder die Krankheit heilen noch den Krankheitsfortschritt und das Entstehen der Entzündungsherde aufhalten. Dennoch können Pflanzenextrakte die Lebensqualität von Betroffenen verbessern, wie Erfahrungsberichte zeigen. Ob und in welchem Ausmaß Cannabinoide Menschen mit MS helfen können, wird noch wissenschaftlich untersucht. Medizinern in Deutschland ist es heute erlaubt, cannabishaltige Fertigarzneimittel zu verordnen. Menschen mit Multipler Skle-

*Menschen mit Multipler Sklerose sind in ihren Bewegungsmöglichkeiten teils stark eingeschränkt.*

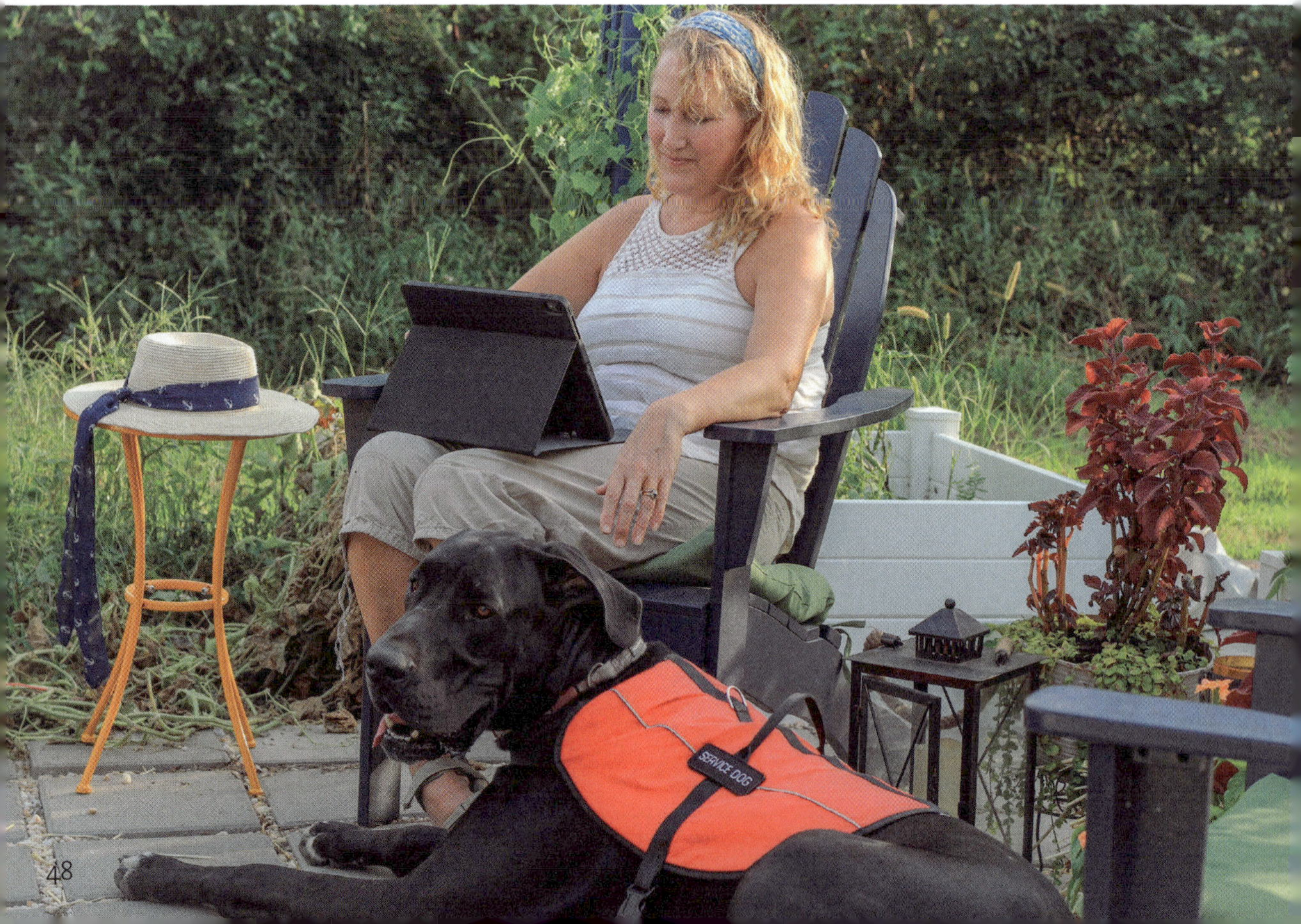

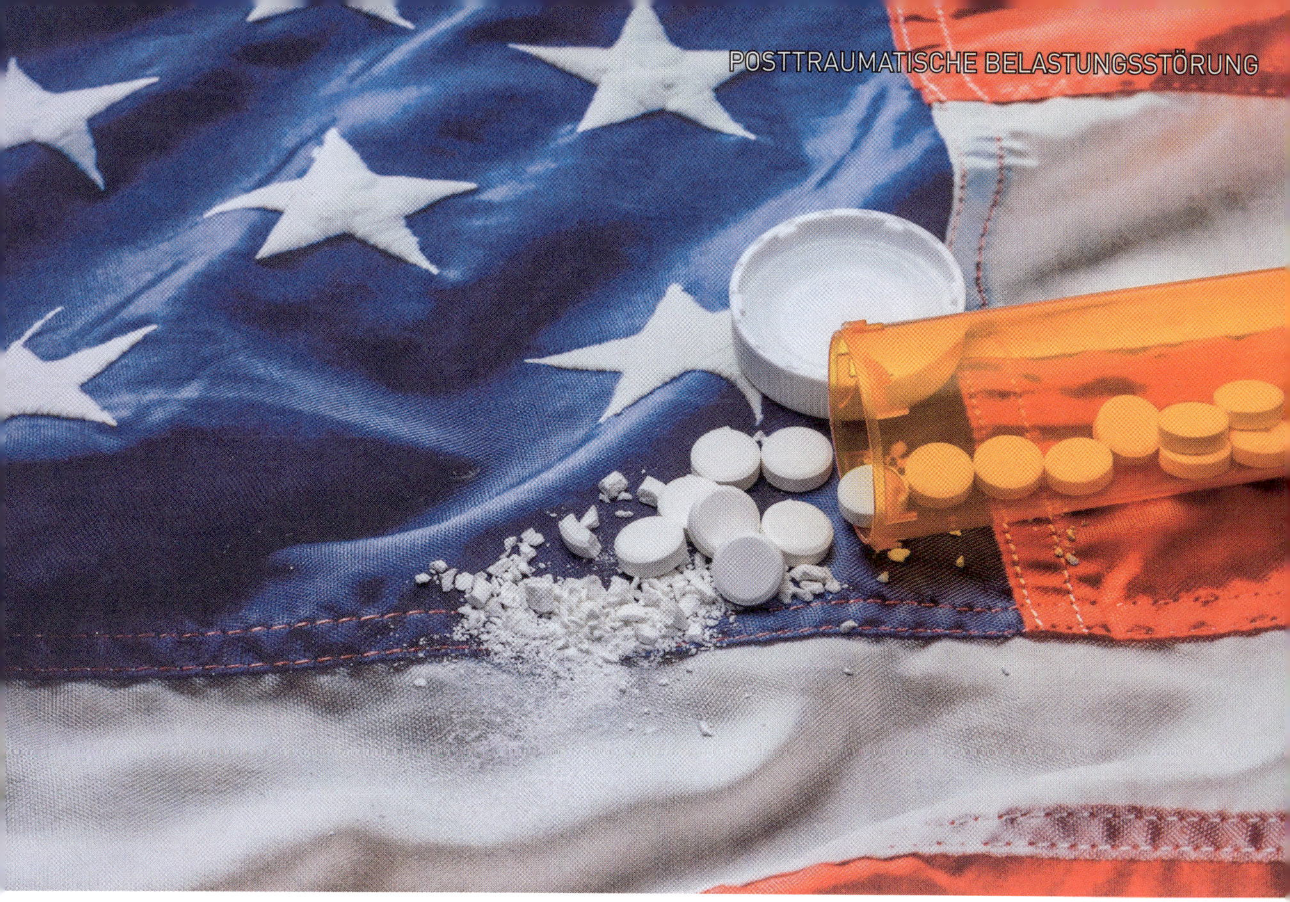

*In den USA sind nach Schätzungen rund 2,5 Millionen Menschen von legalen Opioiden abhängig.*

rose können u.a. Sativex-Spray zur Anwendung in der Mundhöhle als Zusatzbehandlung erhalten. Es soll gegen mittelschwere bis schwere Spasmen helfen, unter denen vier Fünftel der Patienten leiden. Die enthaltenen Nährstoffe THC und CBD sollen spastische Schmerzen, Blasenfunktionsstörungen und Schlafprobleme lindern.

## Opioidmissbrauch

Von Ende der 1990er-Jahre bis 2020 starben in den USA mehr als 450 000 Menschen, die von legalen Opioiden abhängig waren, die ihnen zuvor u.a. wegen chronischer Schmerzen verschrieben worden waren. Zwischen 1999 und 2010 verzeichneten US-Bundesstaaten, in denen Hanf zu medizinischen Zwecken eingesetzt wurde, rund ein Viertel weniger Todesfälle aufgrund von Opioidüberdosierungen. Cannabisstudien zeigten darüber hinaus, dass der Missbrauch von Opioiden dort, wo die Menschen Zugang zu legalem Cannabis hatten, erheblich abnahm. Eine von Donald Abrams von der Universität von San Francisco angeführte Cannabisstudie (2011) stellte fest, dass Cannabis die Opioidmedikamente effektiver macht, sodass schon geringere Dosen die gleiche schmerzlindernde Wirkung bei schwächeren Nebenwirkungen entfalteten. Die Studie wurde als Indiz gewertet, dass Cannabis Medikamentenmissbrauch verringern könnte.

## Posttraumatische Belastungsstörung

Die Cannabisforscherin Sue Sisley von der Universität von Arizona in Tucson erhielt 2014 die staatliche Genehmigung, an Kriegsveteranen die Cannabiswirkung bei einer Posttraumatischen Belastungsstörung (PTBS) zu untersuchen. Doch die Untersuchung wurde bald von der Hochschule gestoppt und die

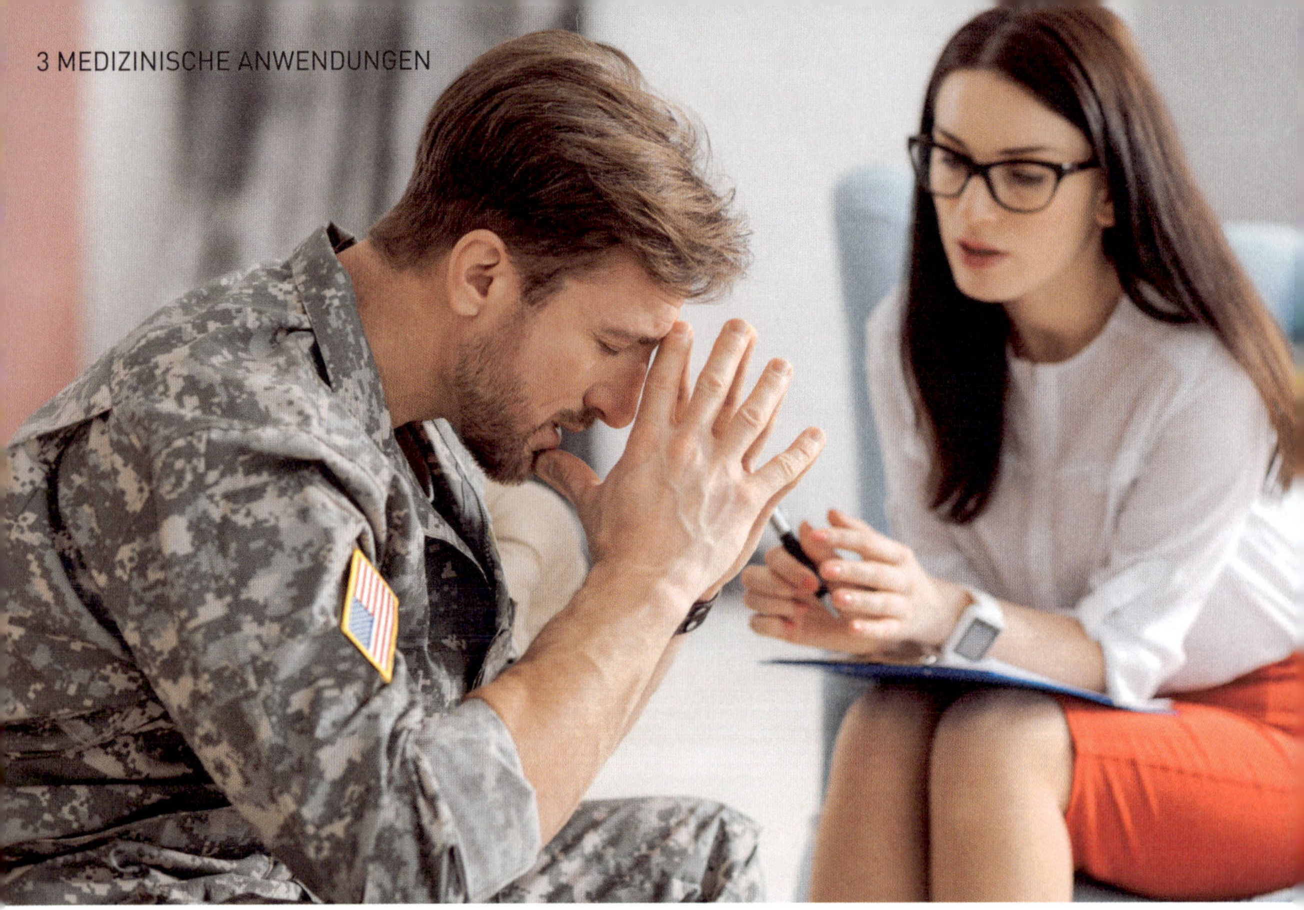

*Von der Posttraumatischen Belastungsstörung sind u.a. Kriegssoldaten betroffen.*

Forscherin entlassen; manche Beobachter vermuteten, dies sei auf politischen Druck geschehen, weil die Forschung unerwünscht sei. 2018 wurde angekündigt, dass Wissenschaftler des Scottsdale Research Institute in Phoenix (Arizona) die Studie fortsetzen wollten. Bislang werden solche Fälle meist mit Antidepressiva und Beruhigungsmitteln behandelt, bei denen jedoch die Gefahr einer Abhängigkeit besteht. In der Studie soll geprüft werden, ob CBD eine ähnliche Wirkung erzielt.

## Reizdarm

Nach Schätzungen sind in Deutschland bis zu 12 Millionen Menschen von der Verdauungsstörung des Reizdarmsyndroms (RDS) betroffen. Typische Symptome sind Bauchschmerzen über mindestens drei Monate, Unwohlsein, Völlegefühl, Blähungen und unregelmäßiger Stuhl. Die Ursachen sind noch weitgehend unbekannt. Bei manchen ging der Erkrankung eine Magen-Darm-Infektion voraus, bei anderen spielten starke psychische Belastungen offensichtlich eine Rolle, wiederum andere hatten vorher keine Beschwerden. Eine ungesunde Lebensweise (Alkohol-, Nikotinkonsum, ballaststoffarme Ernährung) konnte bislang ebenso wenig als Ursache herangezogen werden wie eine Pilzinfektion im Darm.

Für Menschen mit RDS könnten die dem Hanfextrakt CBD seit langem nachgesagten und in mehreren Studien bestätigten schmerzlindernden, beruhigenden, entzündungshemmenden und das Immunsystem stärkenden Wirkungen relevant sein. Indem CBD eine heftige Immunreaktion des Darms mildert, könnte es zur Vermeidung dauerhafter Darmschäden beitragen. Auch die mit RDS verbundenen Ängste, Stresssymptome und Schlafstörungen könnten vom Hanfextrakt positiv beeinflusst werden. Einige Studien wiesen darauf hin, dass CBD den Krämpfen in der Verdauungsmuskulatur entgegenwirken kann.

## Schizophrenie

Vorläufige Daten zur Wirksamkeit von Medizinalhanf bei Schizophrenie scheinen vielversprechend. Während der langfristige Konsum von Cannabis, insbesondere von THC-haltigen Extrakten, als Risikofaktor für Schizophrenie gilt, scheint CBD eine mildernde Wirkung zu besitzen. An einer klinischen deutschen Studie (2011) erhielt die eine Hälfte vier Wochen lang das antipsychotische Medikament Amisulprid und die andere Hälfte in steigender Dosierung CBD. Dabei konnte CBD die Symptome ebenso mildern wie das starke Psychopharmakon, bei deutlich weniger Nebenwirkungen. Im Blut der mit CBD behandelten Patienten war der Wert des Endocannabinoids Anandamid, einer ungesättigten Fettsäure, deutlich erhöht. Anandamid befindet sich im zentralen Nervensystem in einer Region, die Wahrnehmung, Gedankenverarbeitung und Bewegungsabläufe reguliert. CBD hemmt ein Enzym, das Anandamid abbaut.

Forscher der Universität von Wollongong im australischen Bundesstaat New South Wales behandelten 2017 an Schizophrenie erkrankte Laborratten, bei denen alle konventionellen Medikamente wirkungslos geblieben waren, mit CBD. Die Versuchstiere zeigten danach ein besseres Sozialverhalten sowie ein stabileres Wahrnehmungs- und Erinnerungsvermögen.

Das King's College London veröffentlichte 2018 die Ergebnisse einer Studie, bei der Probanden zusätzlich zu den antipsychotischen

*Der zerbrochene Spiegel als Symbol der vielschichtigen psychischen Erkrankung Schizophrenie*

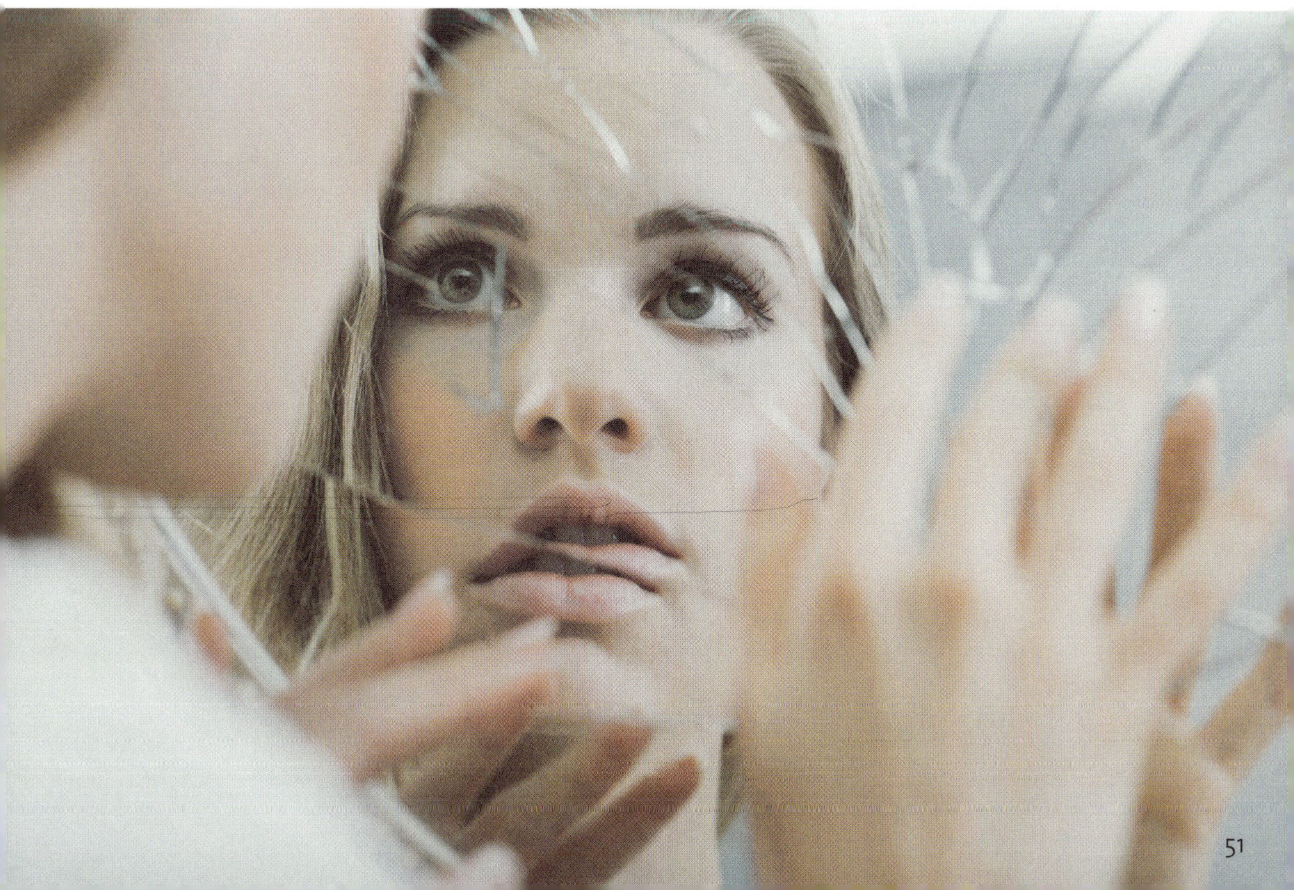

Medikamenten sechs Wochen lang CBD und die Vergleichsgruppe ein Placebo erhalten hatte. Bei der CBD-Gruppe gingen die psychotischen Symptome stark zurück und die kognitiven Leistungen verbesserten sich. Laut den Forschern erzielte CBD bei Patienten mit Schizophrenie eine positive Wirkung.

## Schlafstörungen

Millionen Menschen in Deutschland haben regelmäßig Schlafstörungen. Die meisten Medikamente sind mit Nebenwirkungen verbunden und verstärken die Symptome unter Umständen noch. CBD wird wegen seiner beruhigenden und angstlösenden Eigenschaften immer häufiger Menschen mit Schlafproblemen empfohlen, deren Ursache nicht selten Stress und Angst sind.

Eine schlaffördernde Wirkung von CBD konnte in einer Studie aus dem Jahr 2019 bestätigt werden. Im ersten Monat der Behandlung hatte sich die Schlafqualität bei zwei von drei Patienten deutlich verbessert. Im zweiten und dritten Monat nahm der Effekt allerdings wieder ab. Eine mögliche Erklärung könnte sein, dass die Dosierungen relativ gering waren (25–175 mg pro Tag) und nach dem ersten Monat ein Gewöhnungseffekt eintrat. Auch der Placeboeffekt könnte eine Rolle gespielt haben, weil die Patienten durch die Bekanntheit von Cannabis eine höhere Erwartung bezüglich des Effekts hatten als bei anderen Arzneien.

CBD kann den Schlaf von Angstpatienten verbessern, chronische Schmerzen lindern und so auch indirekt den Schlaf fördern. Es

*Laut DAK leidet jeder zehnte Arbeitnehmer in Deutschland unter schweren Schlafstörungen.*

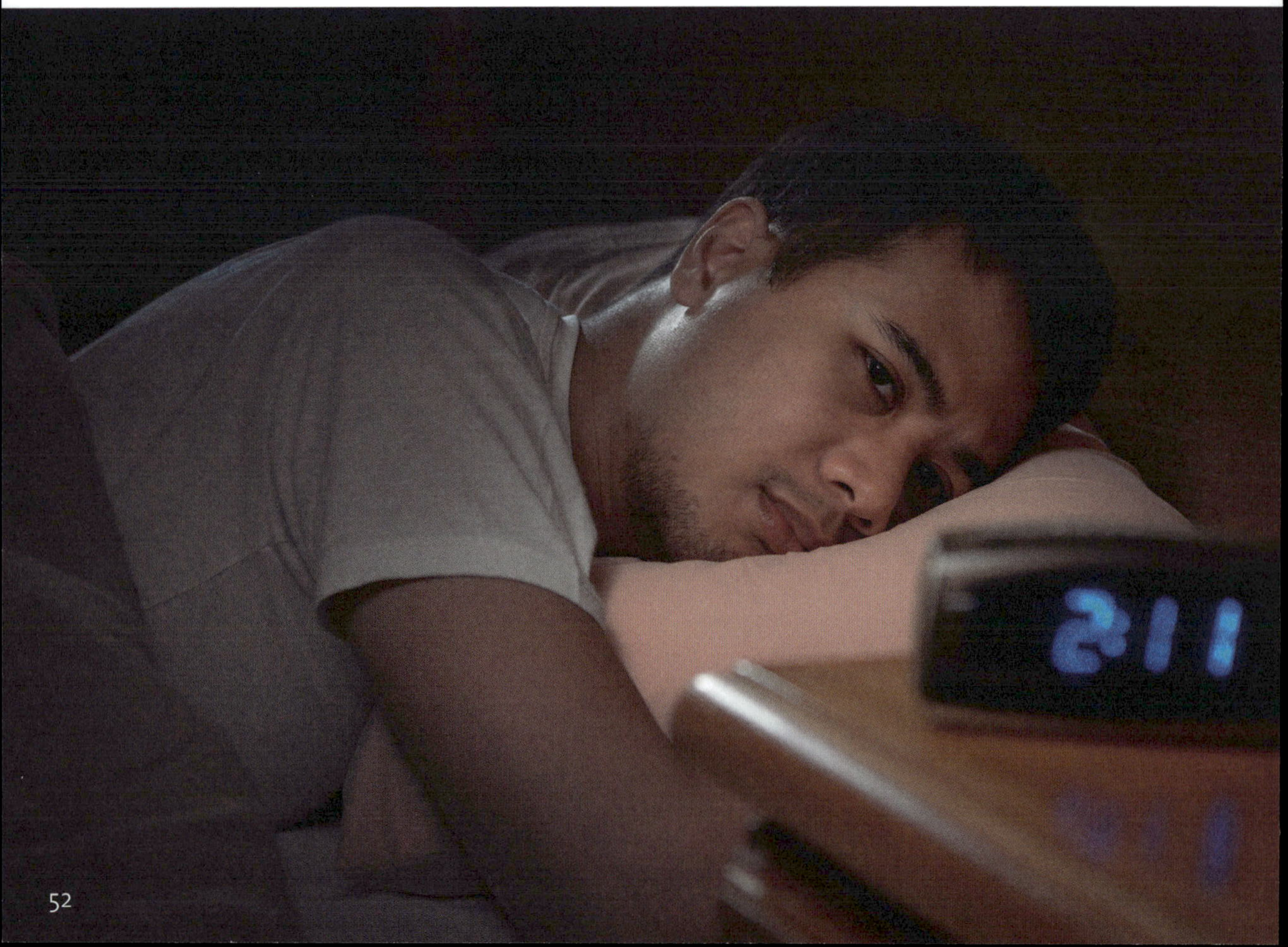

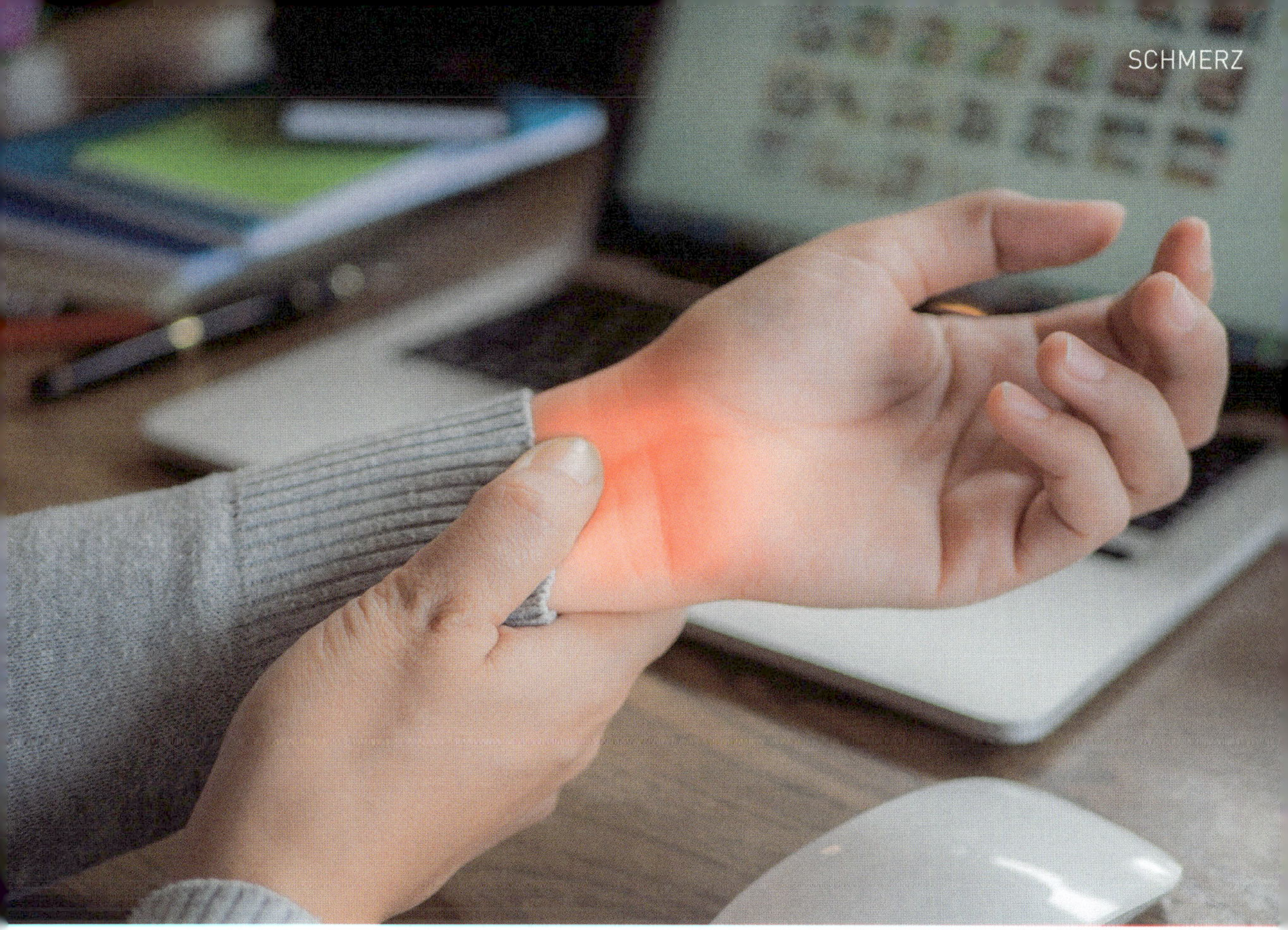

*Chronische Schmerzen entstehen oft aufgrund von dauerhaften Belastungen und Fehlstellungen.*

kann auch gegen übermäßige Tagesschläfrigkeit helfen, die dazu führt, dass man nachts kein Auge zubekommt. Durch die beruhigende Wirkung könnte CBD helfen, die Einschlafphase zu verkürzen und das nächtliche Aufwachen zu reduzieren. Doch sollte darauf hingewiesen werden, dass die Ursachen von Schlafstörungen beseitigt werden müssen, um wieder dauerhaft und gut schlafen zu können, und CBD meist nur eine begleitende Behandlung sein kann.

## Schmerz

Allein in Deutschland sind laut Schätzungen etwa 14 Millionen Personen von chronischen Schmerzen betroffen, fast 1 Million von ihnen haben ein schwer therapierbares Schmerzsyndrom. In diesen Fällen hat sich der Schmerz mit der Zeit zu einer eigenständigen Krankheit (Schmerzkrankheit) entwickelt. Die chronischen Schmerzen betreffen vor allem Rücken-, Kopf- und Nervenschmerzen. Die Analyse verschiedener systematischer Übersichtsarbeiten zu medizinischem Cannabis bei Schmerzen offenbaren noch beträchtliche Forschungslücken. Dennoch gibt es Bereiche, bei denen es signifikante Belege für die schmerzlindernde Wirkung von Cannabis gibt. Sie betreffen vor allem die neuropathischen Schmerzen (Nervenschmerzen) sowie Schmerzen im Zusammenhang mit Krebserkrankungen.

Eine Studie von 2019 zeigte, dass über die Haut verabreichtes CBD neuropathische Schmerzen signifikant reduzieren konnte und gut vertragen wurde. Nach den meisten Studien wirken Cannabinoide vor allem bei chronischen neuropathischen Schmerzen und Schmerzen z.B. bei Multipler Sklerose. Eher schlecht oder unwirksam waren sie

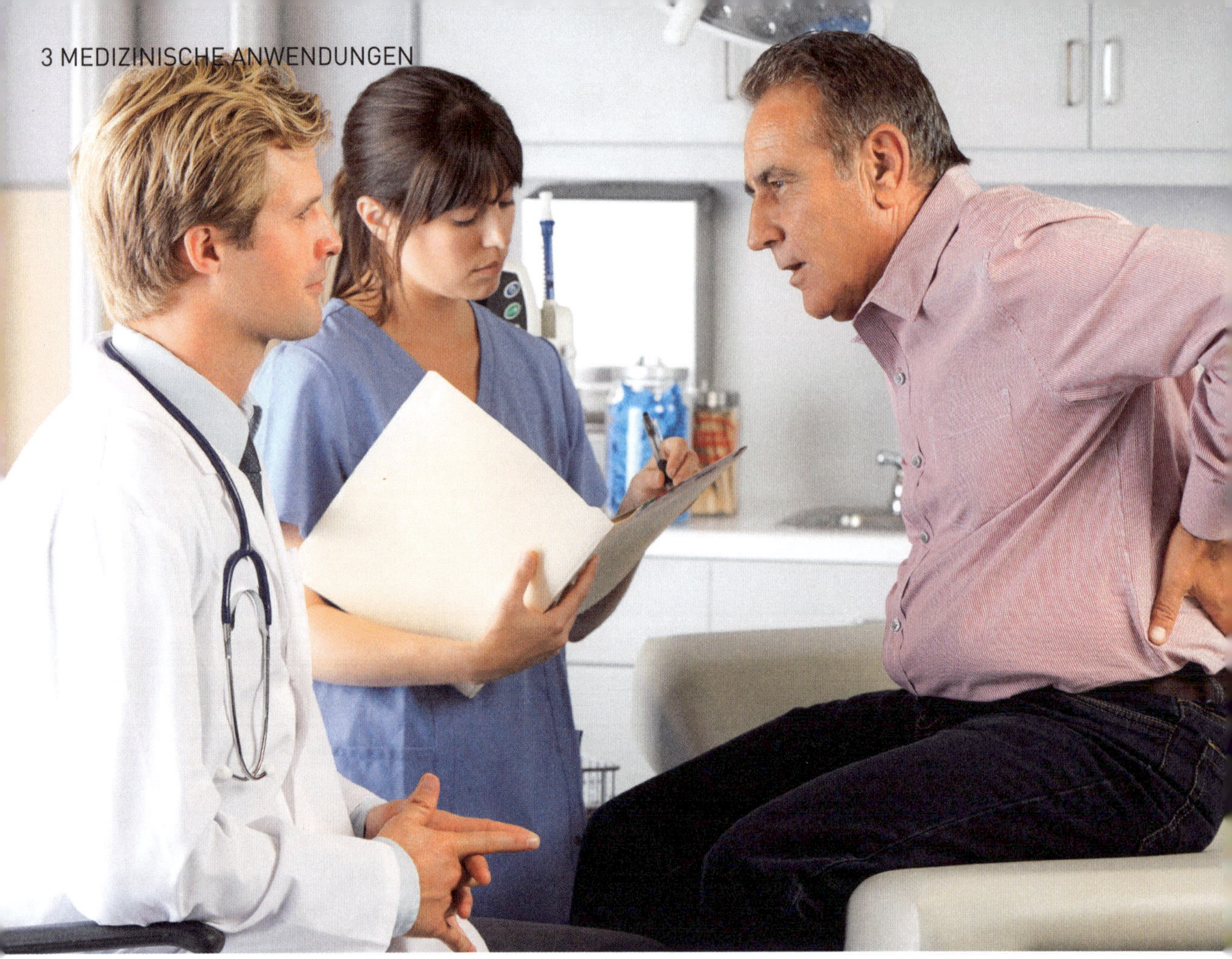

*Auch Rückenschmerzen sind in Deutschland eine Volkskrankheit mit Millionen Betroffenen.*

bei akuten Schmerzen. In einer Parallelgruppenstudie mit gerauchtem Cannabis bei 50 Patienten mit HIV-assoziierten neuropathischen Schmerzen reduzierte Cannabis die Schmerzen im Mittel um 34%. In der Cannabisgruppe trat bei 52% eine Schmerzreduzierung auf. Kleine kontrollierte Studien ergaben Hinweise, dass Cannabinoide ebenfalls bei chronischen Schmerzen anderer Ursachen (Tumorschmerz, Rheuma, Fibromyalgie) wirksam sein können.

Die meisten Mediziner raten zu einer multimodalen Therapie, bei der verschiedene Mittel und Methoden eingesetzt und mehrere Fachdisziplinen berücksichtigt werden. Bei diesem Ansatz kommt CBD als Begleitwirkstoff wachsende Bedeutung zu. Weil er am Endocannabinoid-System des Nervensystems ansetzt, kann er die Schmerzweiterleitung hemmen.

Wer keine Cannabisarznei auf Rezept bekommt, weil er oder sie die dafür geltenden engen Voraussetzungen nicht erfüllt, kann unter Umständen zum CBD-Öl greifen, bei dem sich die potenzielle Wirkung individuell äußert. Die meisten Nutzer bemerken die ersten Effekte nach zwei bis sechs Wochen. Bei CBD-Öl gegen Schmerzen werden die Tropfen direkt unter die Zunge gegeben und nach ein bis zwei Minuten heruntergeschluckt. Eine verwandte Art ist die CBD-Kapsel, in der sich das Öl befindet. Anwender sollten mit einer niedrigen Dosierung beginnen und erst die Verträglichkeit testen, bevor sie auf eine höhere Dosierung setzen. Ähnlich wie bei CBD-Öl werden Kapseln mit einem Anteil von etwa 5% des Wirkstoffs für Menschen oder Tiere mit leichten oder akuten Beschwerden empfohlen. CBD-Kapseln mit höherer Dosis (z.B. 10%) sollten nur von Anwendern eingesetzt werden, die schon Erfahrungen mit CBD haben oder unter chronischen Symptomen leiden.

## Sepsis

Mehr als eine Viertel Million Menschen erkranken in Deutschland jährlich an einer schweren Reaktion des Körpers auf eine Infektion, die von Bakterien, Viren, Pilzen oder Parasiten ausgelöst wird. Dabei schädigen die körpereigenen Abwehrreaktionen die eigenen Gewebe und Organe. In dramatischen Fällen kann eine Sepsis zu multiplem Organversagen und sogar zum Tod führen. Sie wird normalerweise u.a. mit einem Breitbandantibiotikum und kristalloiden Flüssigkeiten behandelt. Neuere Forschungen legen den Schluss nahe, dass CBD begleitend helfen kann, das Immunsystem zu stärken und das Entzündungspotenzial des Körpers zu senken. Der angenommene gefäßerweiternde Effekt von CBD kann die Durchblutung fördern und die Entzündung abbauen. Eventuell kann durch die beruhigenden Effekte von CBD die Regeneration der schwer Erkrankten unterstützt werden.

Unbedingt beachtet werden sollte, dass eine Sepsis ein lebensbedrohlicher Zustand ist, der in der kritischen Phase ausnahmslos von Fachmedizinern behandelt werden muss. Wenn die Krankheitserreger schnell und gründlich beseitigt sind, könnte CBD als ergänzende und die Heilung unterstützende Therapie eingesetzt werden.

*Blutentnahme im Krankenhaus; in Deutschland sterben jährlich 95 000 Menschen an einer Sepsis.*

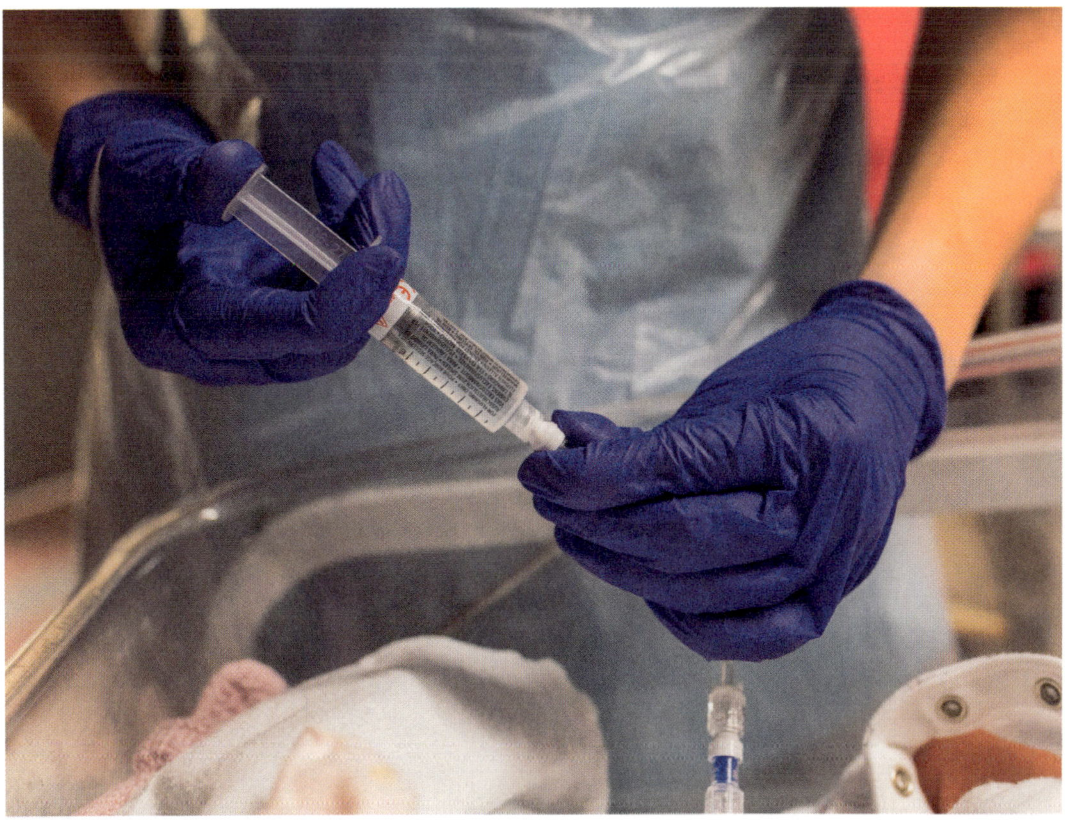

## Sprachstörungen

Verschiedene Untersuchungen haben gezeigt, dass CBD bei erworbenen Sprachstörungen von Erwachsenen hilfreich sein könnte. Sprachstörungen zählen zu den häufigsten Folgen eines Schlaganfalls, den in Deutschland jährlich etwa 200 000 Personen erleiden. CBD kann jedoch allenfalls vorbeugend oder nachsorgend auf Faktoren wirken, die das Schlaganfallrisiko erhöhen bzw. dessen Folgen verstärken, z.B. Suchtverhalten, Stress, Depressionen und Angstzustände. Das könnte sich auch positiv auf die Überwindung von Sprachstörungen auswirken. Auch hier können nur die Betroffenen herausfinden, ob Hanfextrakte ihnen bei diesen Symptomen helfen.

## Tourette-Syndrom

Etwa 800 000 Menschen in Deutschland haben diese neuropsychiatrische Krankheit, die sich durch unkontrollierbare Tics in Form von Lauten, Wortäußerungen oder plötzlichen Bewegungen bemerkbar macht. Patienten können die Tics nicht kontrollieren. Tourette tritt meist schon in der Kindheit auf und ist aufgrund der irritierten, ablehnenden Reaktion der Umwelt mit einem hohen Leidensdruck verbunden.

Es gibt Indizien, dass der natürliche Hanfextrakt CBD dazu beitragen könnte, die Tics zu vermindern. Er setzt an den CB1-Rezeptoren im Hirn zur Bewegungskontrolle an. Manche Forscher nehmen an, dass sich die Freisetzung von Dopamin ausbremsen lässt,

*Zu den häufigen Folgen eines Schlaganfalls neben Lähmungen gehören auch Sprachstörungen.*

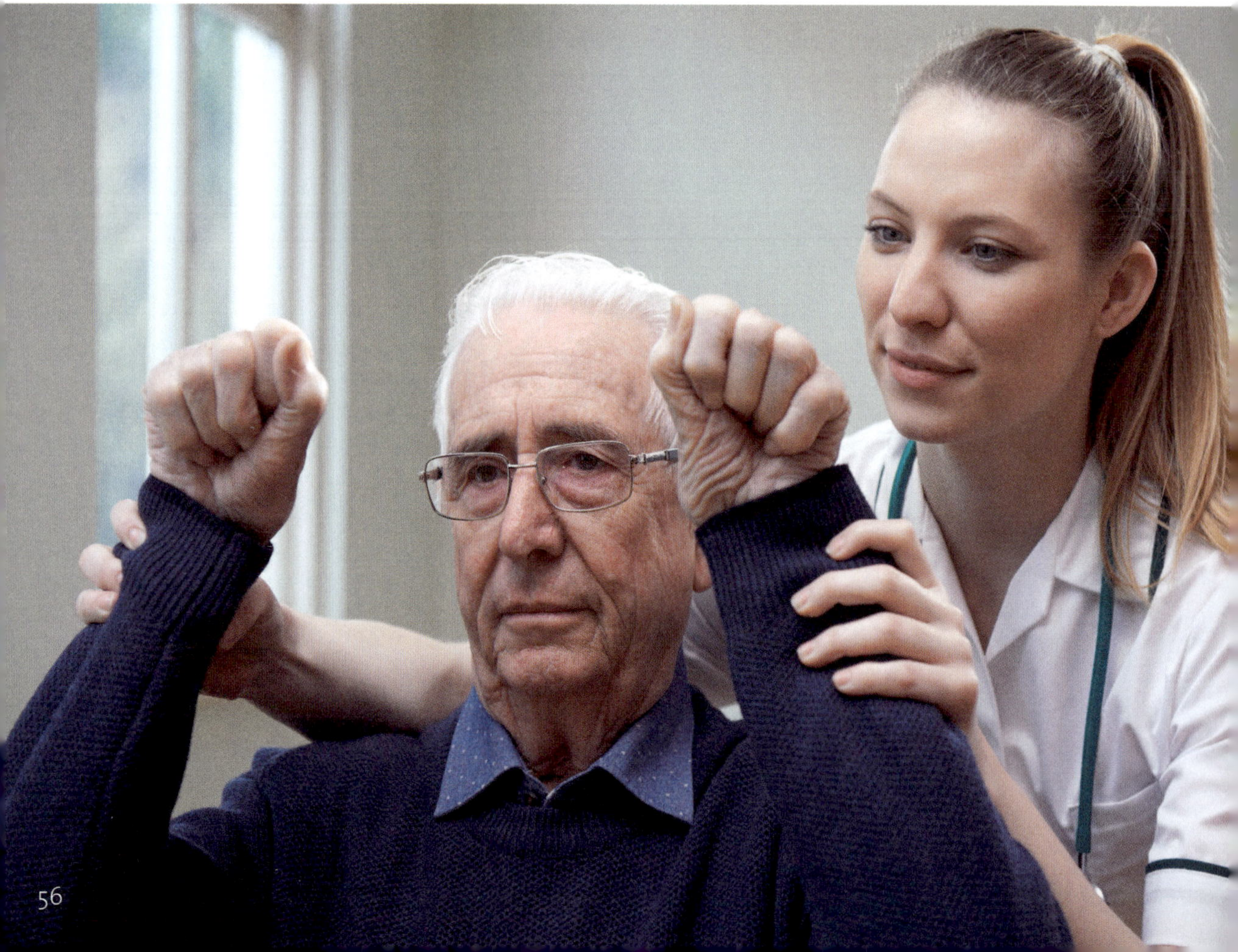

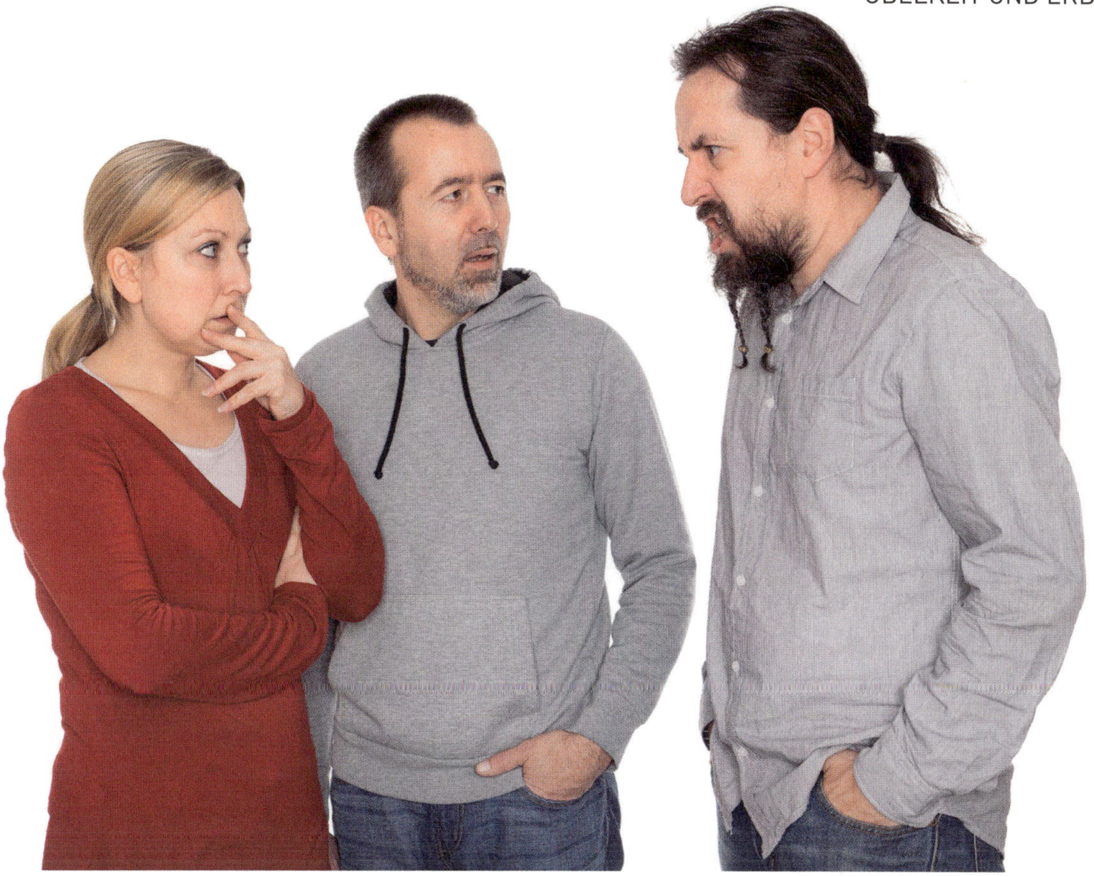

*Soziale Ausgrenzung ist eine der möglichen Folgen für Menschen mit Tourette-Syndrom.*

wenn die CB1-Rezeptoren angesprochen werden. Dadurch soll es gelingen, die unkontrollierten Bewegungsimpulse des Tourette-Syndroms zu reduzieren.

In einer jüngeren Studie erhielten Kinder und Jugendliche zwischen acht und 16 Jahren über zwei Monate ein Placebo oder ein hochkonzentriertes CBD-Öl verabreicht. Bei den Probanden mit CBD sank die Rate der Tics und die unkontrollierte Artikulation verbesserte sich signifikant.

Erfahrungsberichte von Patienten, die CBD eingenommen haben, sind jedoch rar. Dagegen bewirkte das auf Cannabis basierende Arzneimittel Dronabinol (THC) laut zweier Studien eine messbare Reduzierung der Tics. Einige Patienten wurden erfolgreich mit CBD- und THC-haltigen Cannabismedikamenten wie Sativex behandelt, ohne dass eine Abhängigkeit auftrat.

## Übelkeit und Erbrechen

Häufig belasten die Nebenwirkungen Übelkeit und Erbrechen die ohnehin geschwächten Krebspatienten während einer Chemotherapie. Bereits seit den 1970er-Jahren wird die Rolle von Cannabinoiden in diesem Zusammenhang wissenschaftlich beobachtet, da ihre Wirkmechanismen sich von konventionellen Medikamenten zur Unterdrückung von Übelkeit und Brechreiz unterschieden. Einige Autoren weisen medizinischem Cannabis eine wissenschaftlich belegte Wirkung gegen Übelkeit als Folge einer Chemotherapie gegen Krebs zu.

Verschiedene Forscher haben herausgefunden, dass einige Rezeptoren für die Kontrolle des Brechreizes entscheidend sind. Sie produzieren den Botenstoff Serotonin, und eine vermehrte Ausschüttung trägt dazu bei, dass ein Brechreiz entsteht.

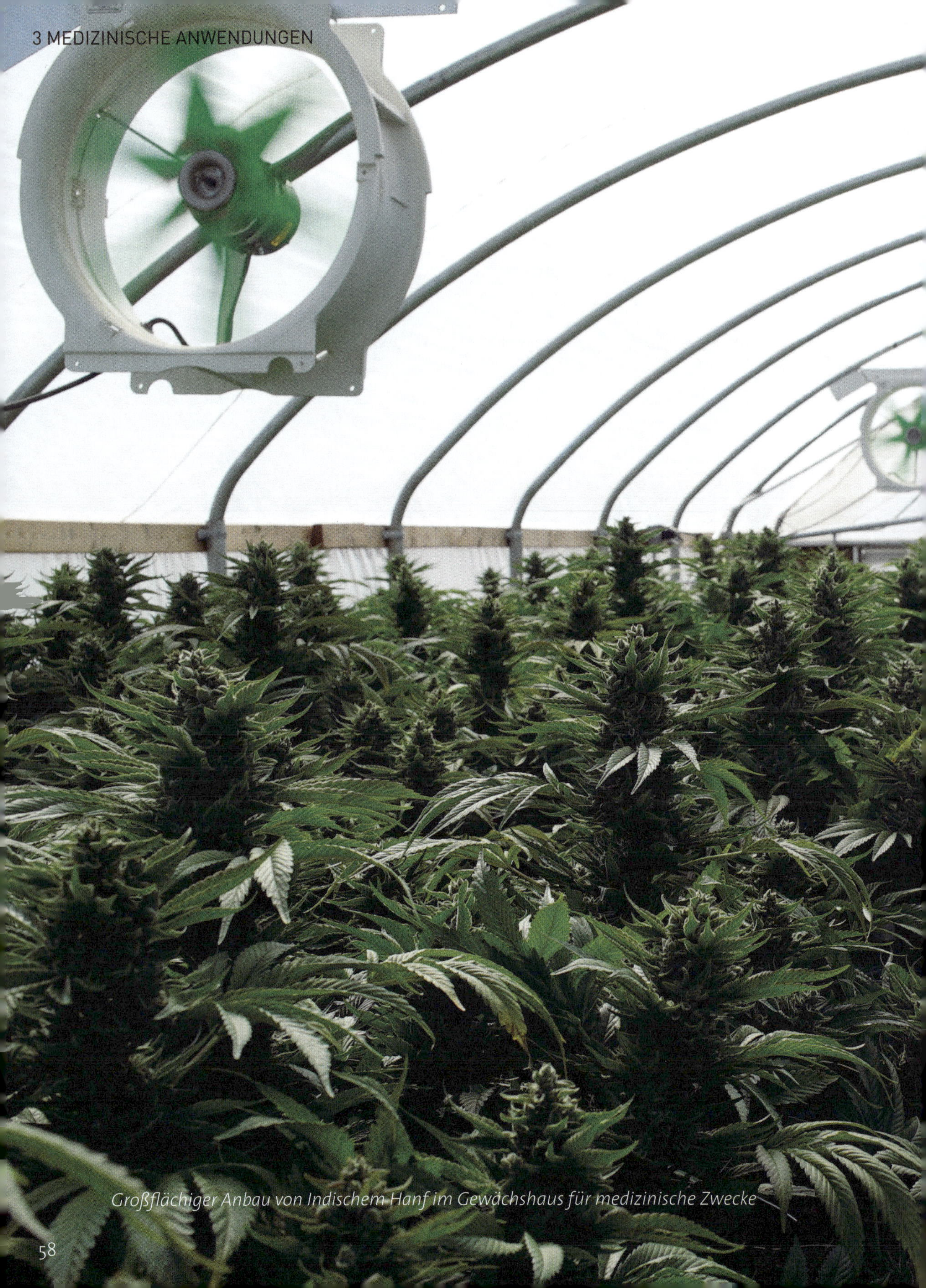

*Großflächiger Anbau von Indischem Hanf im Gewächshaus für medizinische Zwecke*

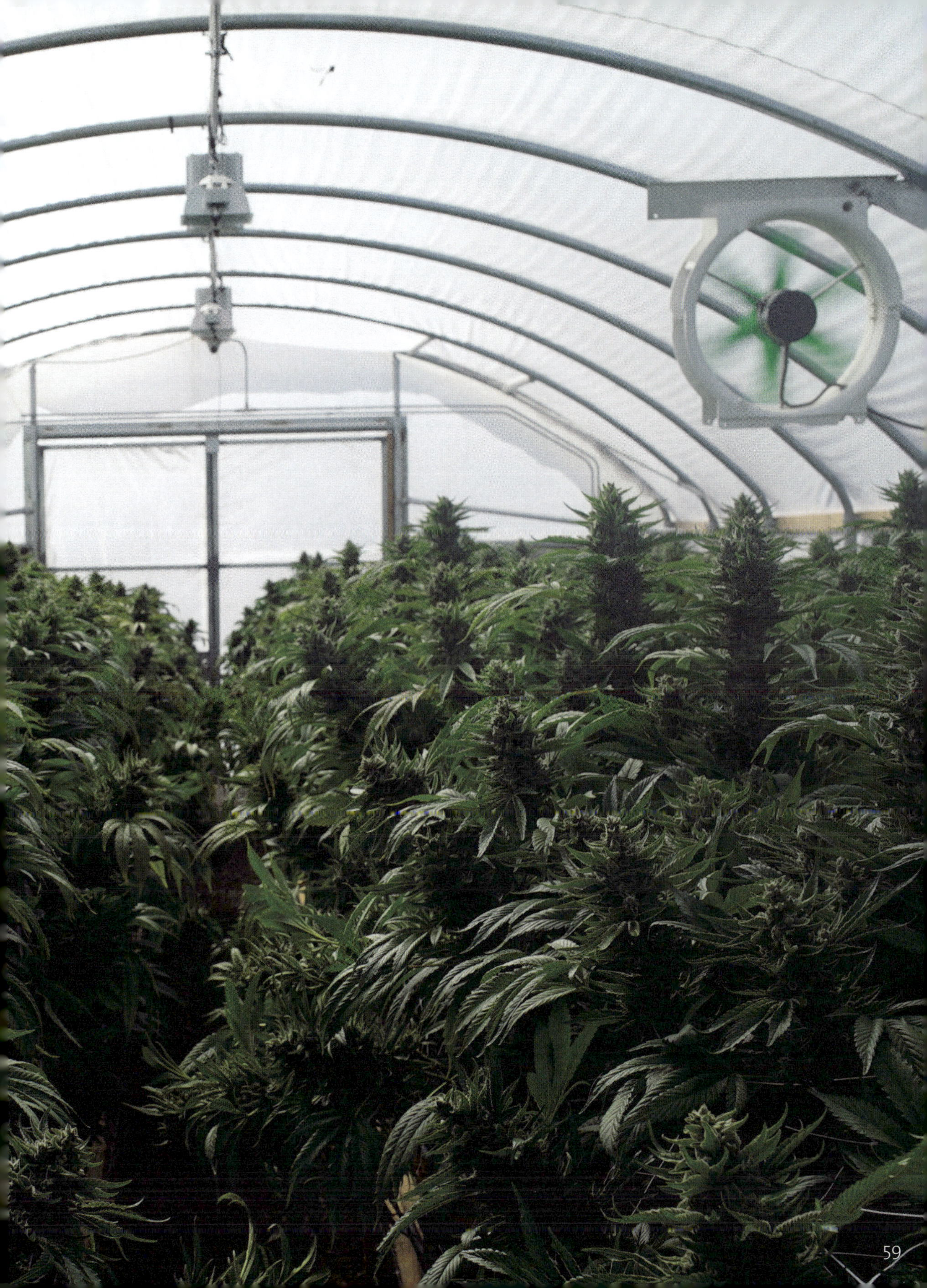

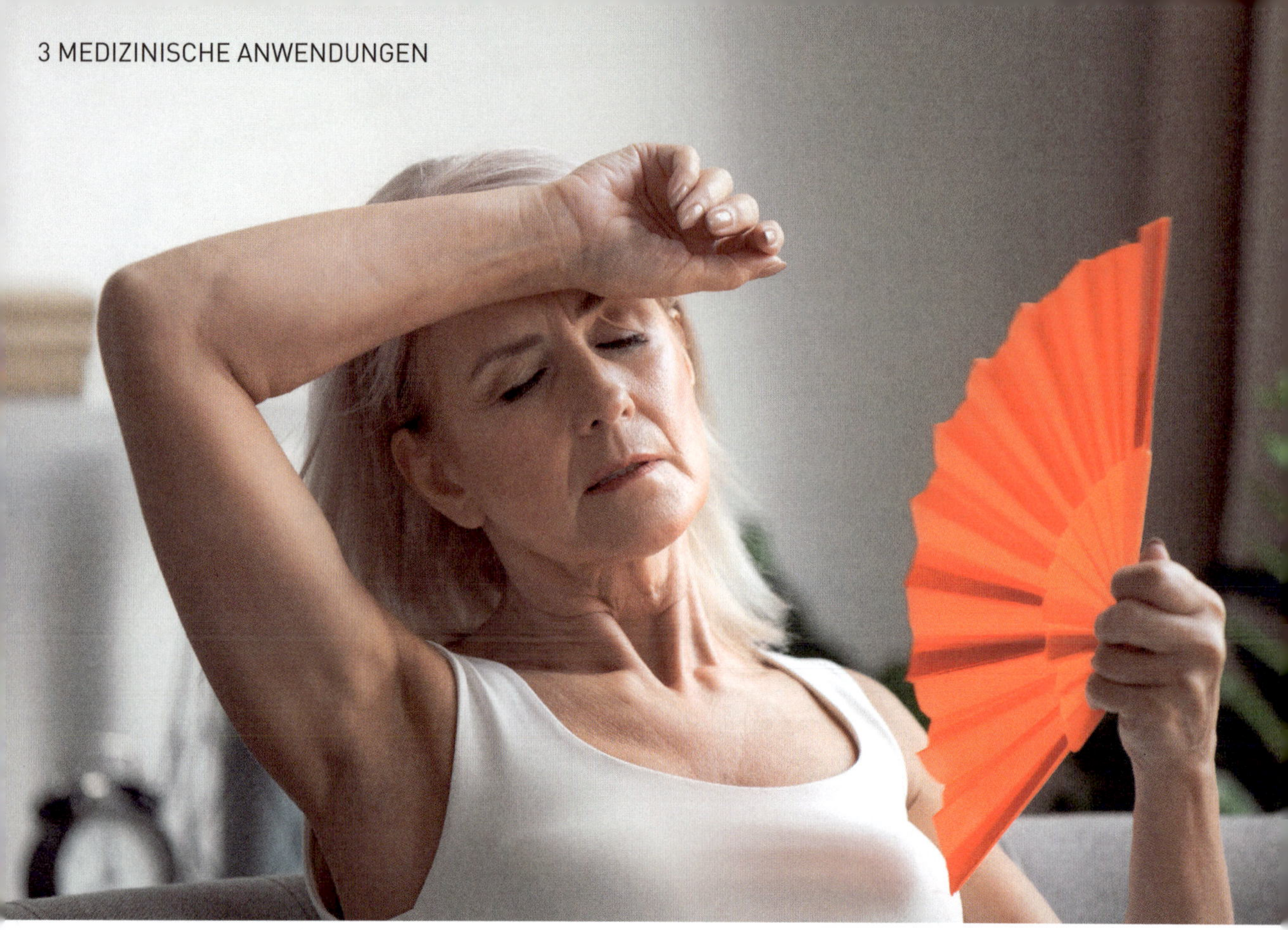

*Hitzewallungen sind ein Phänomen während der hormonellen Umstellung in der Menopause.*

CBD dockt an den Rezeptoren an und mindert die Serotoninausschüttung. Eine Studie von 2011 erbrachte den Nachweis, dass das Endocannabinoid-System das Unwohlsein im menschlichen Körper reguliert. In der Studie linderten Cannabinoide durch Unwohlsein induziertes Verhalten bei Ratten. Weitere Forschungen stützten die Wirksamkeit auch für den Menschen.

## Wechseljahre

Während der sog. Wechseljahre (Menopause) kommt es bei Frauen zum Abfall des Geschlechtshormons Östrogen und Schwankungen des Hormonspiegels. Hitzewallungen oder eine erhöhte Körpertemperatur sind die Folge. Östrogen ist mit dem Endocannabinoid-System des Gehirns eng verknüpft. Deshalb könnte CBD, das an den Rezeptoren andockt, zur Regulierung des Östrogenspiegels und Hormonhaushalts beitragen. Da CBD auch für Entspannung sorgt und das Nervensystem stärkt, indem es den Spiegel des Glückshormons Serotonin erhöht, entsteht ein zusätzlicher positiver Einfluss in den Wechseljahren.

Viele Betroffene leiden in der Menopause unter schlechtem, unregelmäßigem Schlaf. Hier kann CBD durch seine beruhigende Wirkung für Entspannung und bessere Nachtruhe sorgen. Die vielfach beobachtete Gewichtszunahme in den Wechseljahren könnte CBD ebenfalls abmildern. Die in einigen Studien festgestellte Regulierungswirkung auf den Blutzuckerspiegel könnte den Appetit insbesondere auf kohlenhydratreiche Süßigkeiten bändigen. CBD kann dazu beitragen, dass Stress und Angst vor der natürlichen körperlichen Veränderung in den Wechseljahren nicht überhand nehmen.

## Arten und Einsatz von Cannabis

Mit dem 2017 in Kraft getretenen Gesetz zur Änderung betäubungsmittelrechtlicher und anderer Vorschriften hat der deutsche Gesetzgeber die Möglichkeiten zur Verschreibung von Cannabisarzneimitteln erweitert

Das Gesetz sieht in Übereinstimmung mit den Vorgaben des Einheitsübereinkommens der Vereinten Nationen (1961) über Suchtstoffe die Einrichtung einer staatlichen Stelle (Cannabisagentur) vor, die den Anbau von Cannabis für medizinische Zwecke in Deutschland steuert. Insbesondere kontrolliert sie Anbau, Ernte, Verarbeitung, Qualitätsprüfung, Lagerung, Verpackung sowie die Abgabe an Großhändler und Apotheker oder Hersteller. Bis Cannabis für medizinische Zwecke aus deutschem Anbau zur Verfügung steht, wird der Bedarf vor allem aus Kanada und den Niederlanden gedeckt.

*Medizinischer Cannabis nur auf Rezept*

Zu den in Deutschland zugelassenen Cannabiswirkstoffen gehören Nabilon und Nabiximols, die als Fertigarzneimittel in Apotheken in Form von Kapseln oder Mundspray angeboten werden. Nabilon ist ein THC-Derivat und wurde 1975 von dem US-Pharmakonzern Eli Lilly als Beruhigungsmittel (Tranquilizer) sowie gegen Übelkeit und Brechreiz (Antiemetikum) patentiert. Als Betäubungsmittel ist es in Deutschland unter dem Namen Canemes zugelassen bei der Behandlung von Appetitlosigkeit und Abmagerung bei AIDS-Patienten sowie als Antibrechmittel bei der Strahlen- und Chemotherapie von Krebspatienten, wenn sie auf andere Behandlungsmöglichkeiten nicht ansprechen.

Gleiches gilt für das Medikament Dronabinol, das auf Rezept von Apothekern meist in Form öliger Tropfen individuell vorbereitet und oral eingenommen wird. Nabiximols des US-Konzerns GW Pharmaceuticals enthält Anteile von THC und CBD aus den Blättern

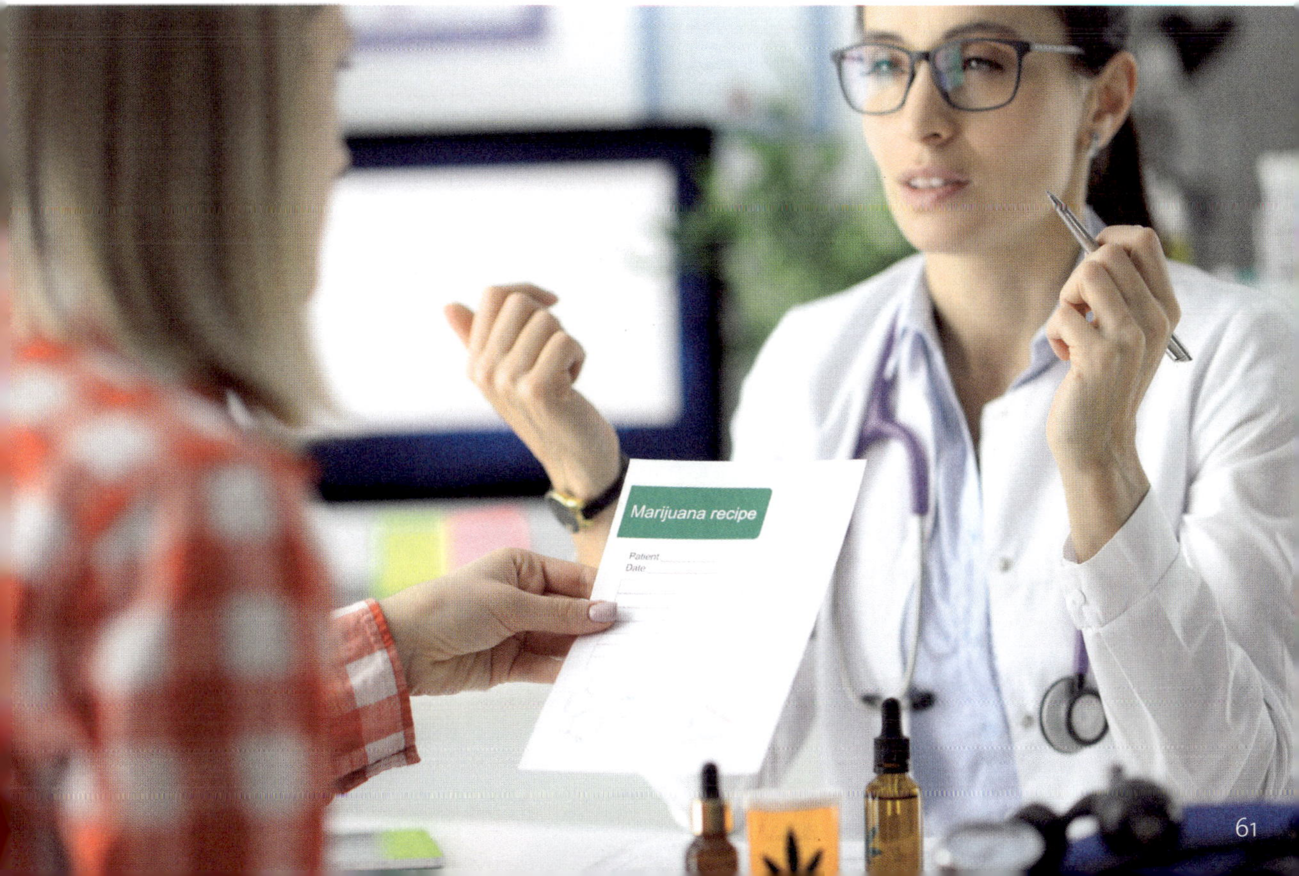

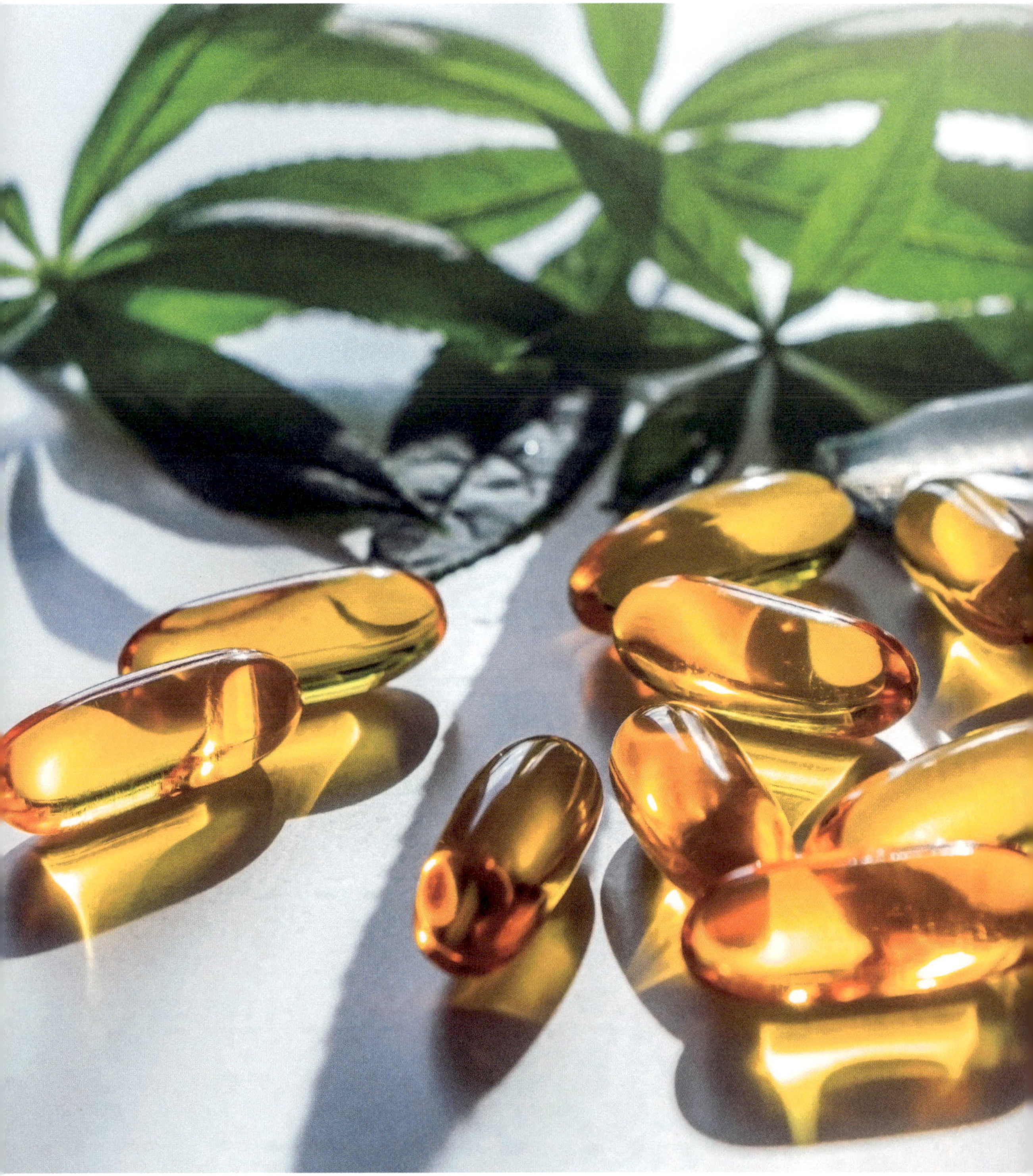

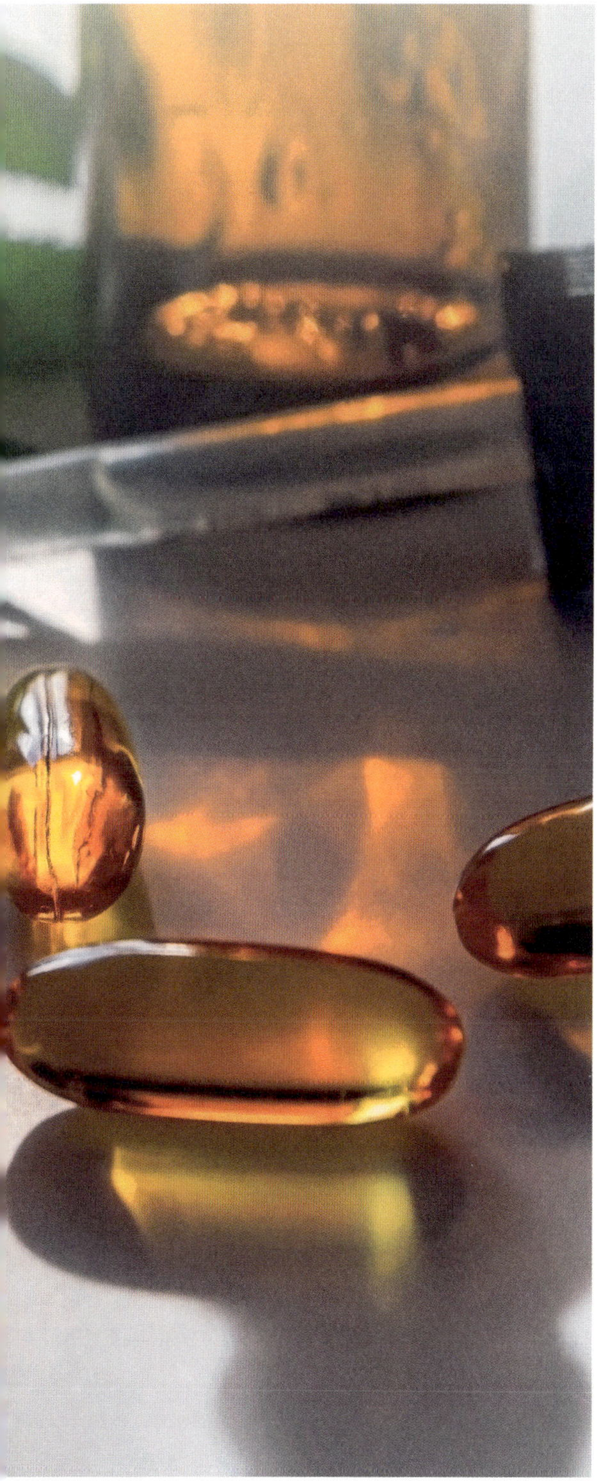

und Blüten der Hanfpflanze, das vor allem unter dem Handelsnamen Sativex bekannt wurde. Es ist in mehreren europäischen Ländern zugelassen (in Deutschland seit 2011), um bei Patienten mit Multipler Sklerose als zusätzliche Behandlung spastische Symptome zu verbessern.

## Dosierung und Wirkung

Je nach Höhe des THC- und CBD-Gehalts kann Medizinalhanf unterschiedlich wirken. Die sehr THC-reichen Blüten können eine stark bewusstseinsverändernde (psychoaktive) Wirkung auslösen, die CBD-reichen Sorten wirken dagegen beruhigend und sedierend. Da jeder Mensch anders auf Cannabinoide reagiert, müssen Ärzte und Patienten oft mit Sorten und Dosierungen experimentieren, um die jeweils passende Form gegen individuelle Beschwerden zu finden. Möglich ist auch eine Kombination aus verschiedenen Sorten.

Um keine Abhängigkeit zu entwickeln und einen Missbrauch zu vermeiden, wurden von gesetzlicher Seite Verschreibungshöchstmengen festgelegt. Bei getrockneten Cannabisblüten sind maximal 100 Gramm in 30 Tagen erlaubt, unabhängig vom Cannabinoidgehalt der Blütensorte. Bei THC (Dronabinol) sind es 500 mg in 30 Tagen, bei Cannabisextrakten wie in Nabiximols 1000 mg in 30 Tagen. In medizinisch begründeten Einzelfällen kann von der festgelegten Höchstgrenze abgewichen werden.

Fertig- oder Rezepturarzneimittel haben den Vorteil, dass sie anders als Blüten und Extrakte in ihrer Zusammensetzung und Wirksamkeit nicht schwanken. Wegen der schädlichen Wirkung raten Fachleute davon ab, Blüten als Joint zu rauchen oder Cannabistropfen in sog. Liquids zu mischen.

*Medizinische Cannabiskapseln*

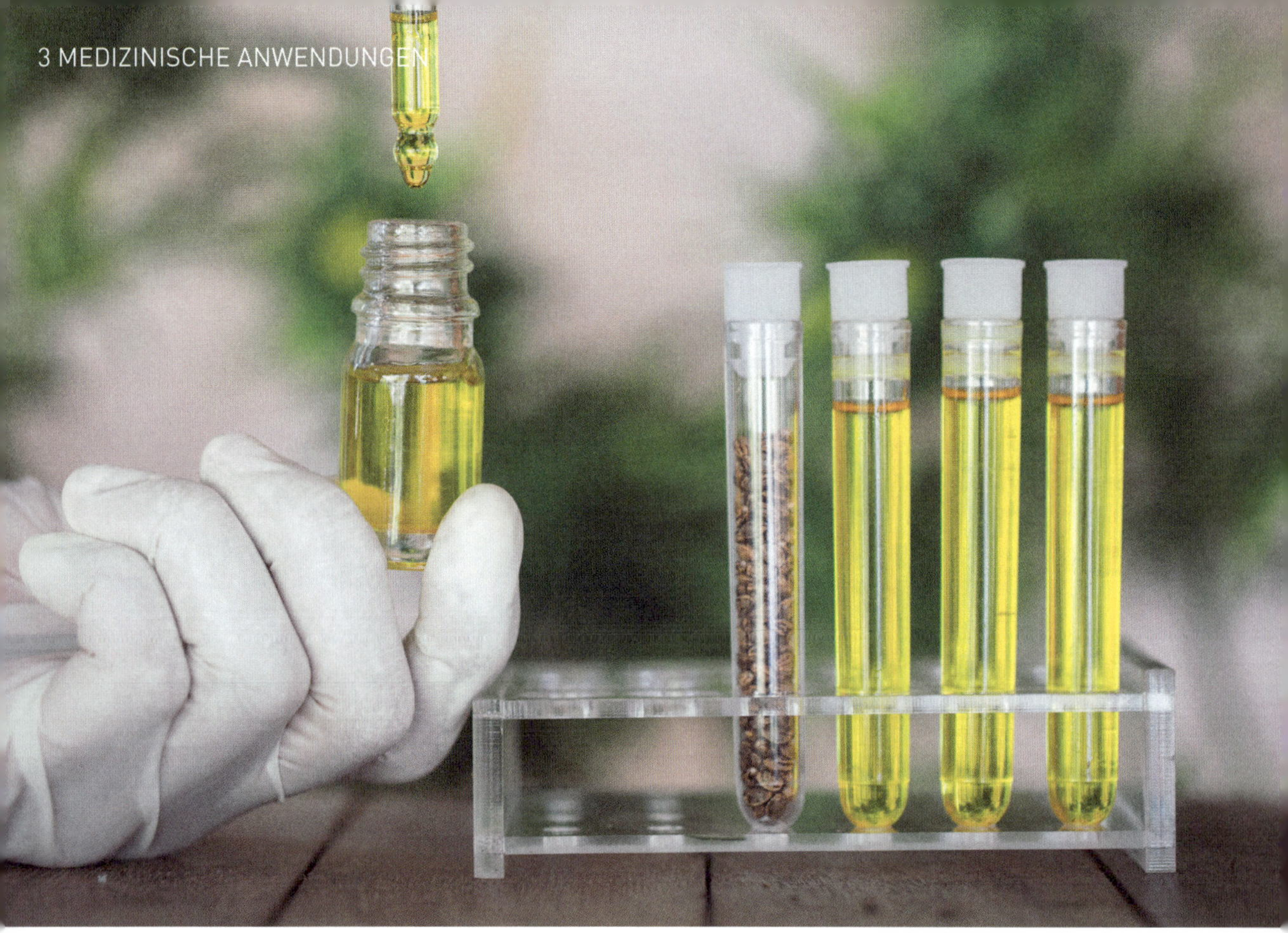

*Seit rund zwei Jahrzehnten werden Eigenschaften und Wirkung von Cannabis stärker erforscht.*

Am Anfang einer Behandlung oder wenn die Dosis neu eingestellt wird und die individuelle Wirkung noch nicht eingeschätzt werden kann, sollten Betroffene vorsichtshalber nicht aktiv am Straßenverkehr teilnehmen.

Seit der Änderung des Betäubungsmittelgesetzes 2017 übernehmen die gesetzlichen Krankenkassen in bestimmten Fällen die Kosten für Cannabisarzneimittel. Allerdings gelten strenge Voraussetzungen. So muss eine schwere Erkrankung vorliegen und eine anerkannte medizinische Behandlung nicht zur Verfügung stehen oder nach ärztlicher Einschätzung nicht möglich sein. Außerdem muss eine gewisse Aussicht bestehen, dass sich der Krankheitsverlauf oder starke Beschwerden spürbar bessern.

Das Gesetz führt keine Erkrankungen oder Diagnosen auf, die generell als schwerwiegend gelten. Ausschlaggebend ist, dass die Erkrankung lebensbedrohlich oder die Lebensqualität auf Dauer stark beeinträchtigt ist. Ob die Voraussetzungen gegeben sind, beurteilt allein eine Ärztin oder ein Arzt (außer Zahnärzten und Veterinären). Vor der ersten Verordnung müssen Patienten bei ihrer Krankenkasse eine Genehmigung einholen. In der Arztpraxis erhalten sie ein sog. Betäubungsmittelrezept. Nur in begründeten Ausnahmefällen darf die Krankenkasse die Cannabistherapie verweigern. Nach der Genehmigung ist kein erneuter Antrag bei der Krankenkasse notwendig, um die Dosierung anzupassen oder die Blütensorte zu wechseln.

## Sicherheit von Cannabis

Wie die Pharmazeutische Zeitung Anfang 2020 berichtete, gibt es bislang nur wenige Daten aus zufallsbasierten (randomisierten) und mit Placebogruppen kontrollierten wissenschaftlichen Studien zur Wirksamkeit von CBD bei bestimmten Indikationen. Bei zugelassenen Medikamenten gäben die bisher vorliegenden Untersuchungen jedoch zumindest ein gutes Sicherheitsprofil. CBD werde im Allgemeinen gut vertragen.

Typische Nebenwirkungen seien gastrointestinale Symptome wie Durchfall. In einigen Studien wurden u.a. erhöhte Leberwerte festgestellt, allerdings nahmen die Patienten auch Antiepileptika ein. Die amerikanische Suchtforscherin Yasmin Hurd vom Mount Sinai Hospital in New York betonte, dass es noch an systematischen Studien mangele, ob die generelle Sicherheit auch für andere Formen als die orale Einnahme gilt und wie CBD auf Medikamente reagieren könnte, die über die gleichen Enzyme im Stoffwechsel verarbeitet werden.

*Cannabisblüte mit Trichomen; die kleinen, haarähnlichen Wucherungen auf der Pflanze sind die Quelle der mehr als 100 Cannabinoide, von denen einige für medizinische und berauschende Zwecke verwendet werden.*

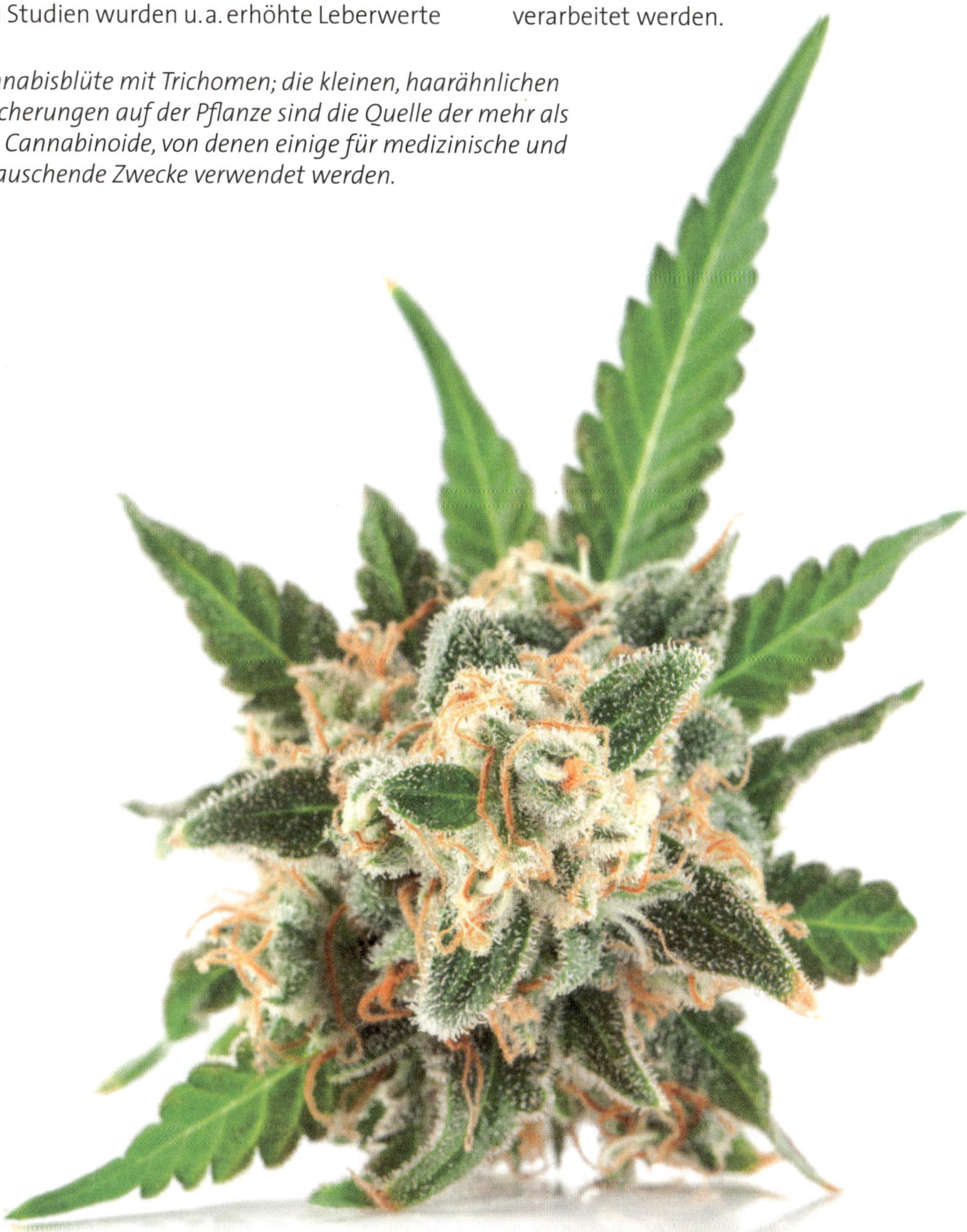

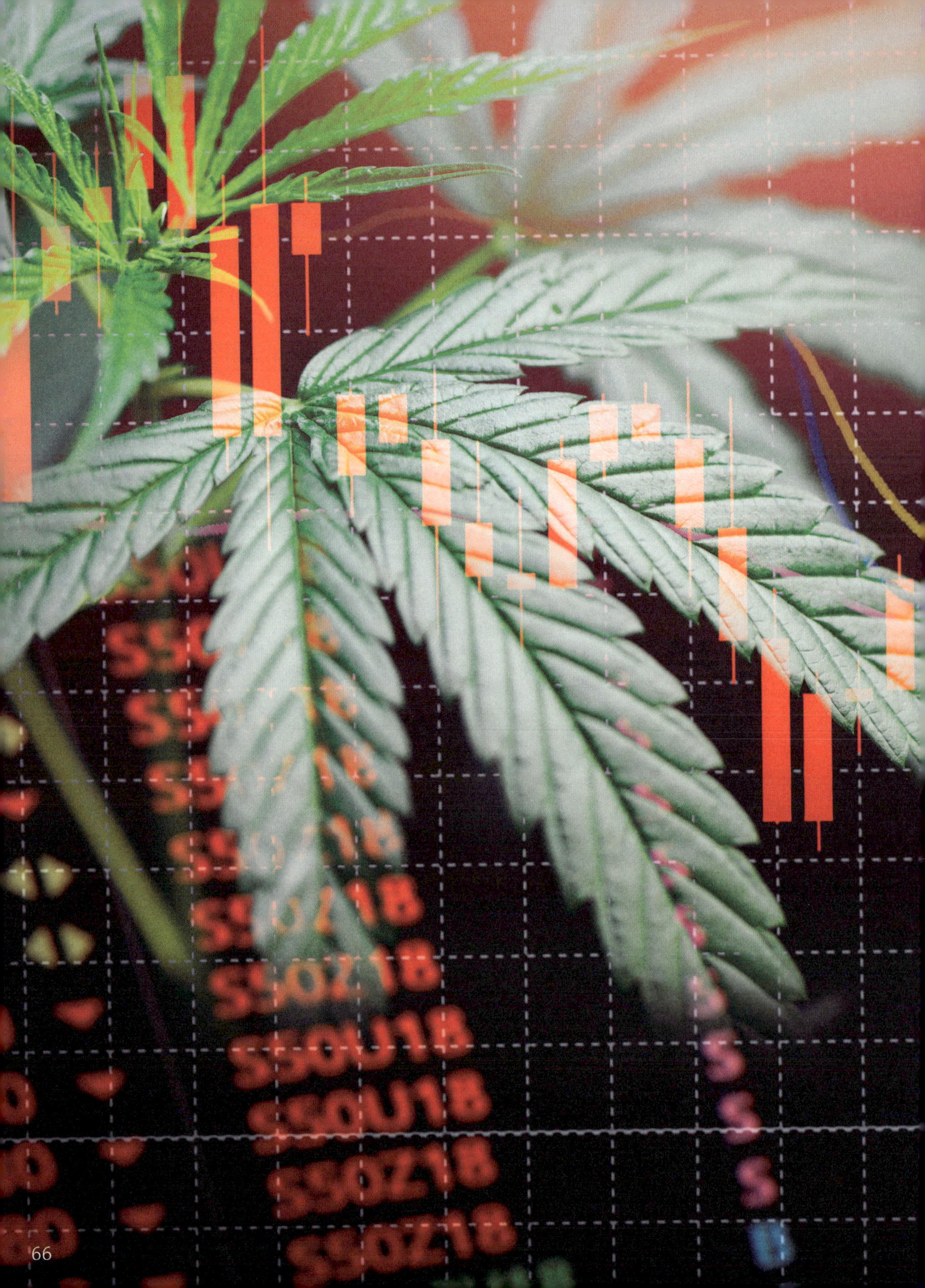
SSOZ18
SSOU18
SSOU18
SSOZ18
SSOZ18

# 4 RISIKEN UND NEBENWIRKUNGEN

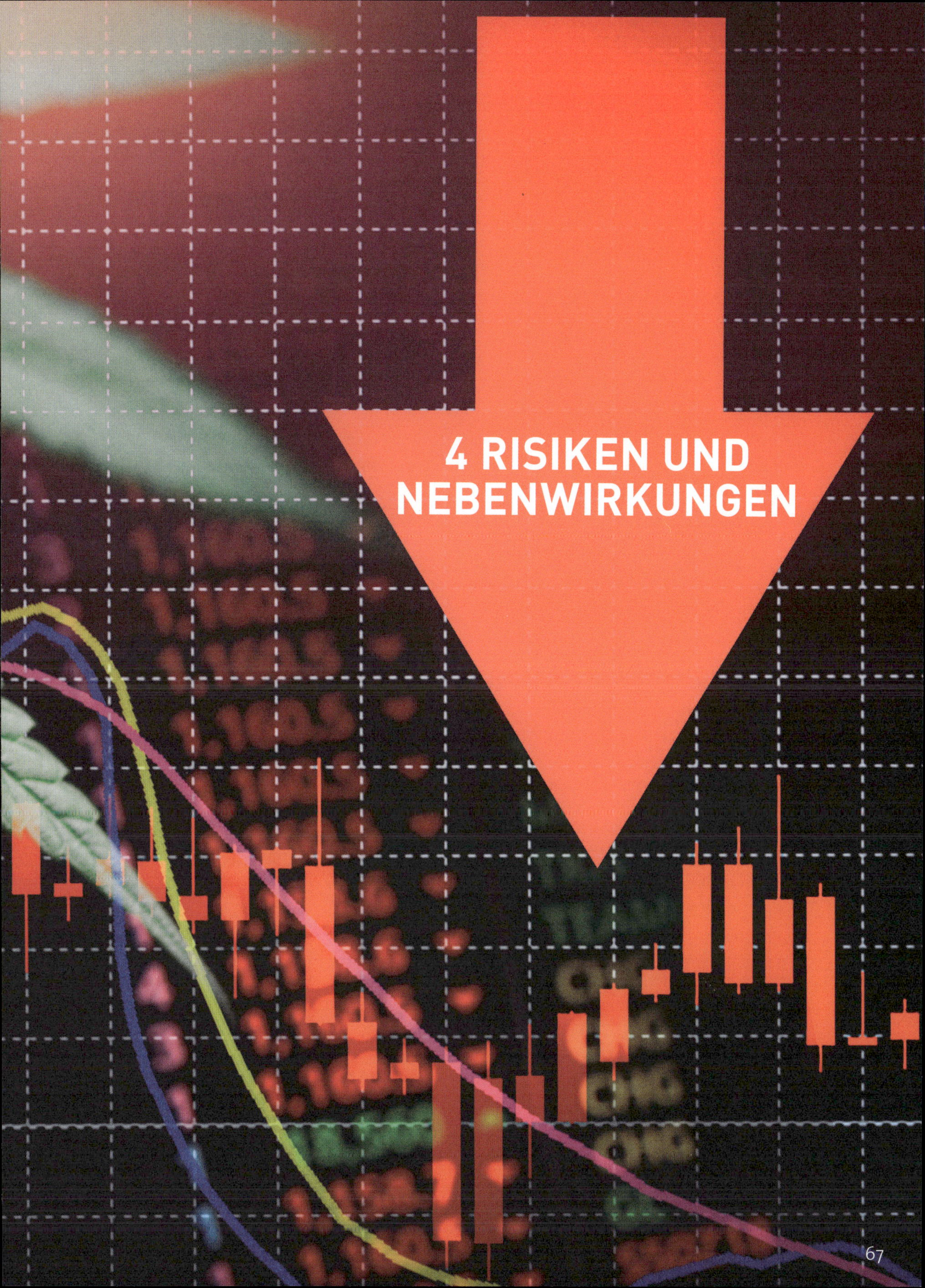

# 4 RISIKEN UND NEBENWIRKUNGEN

An dieser Stelle können nur allgemeine Hinweise gegeben werden, auch wenn die neuesten Ergebnisse der Forschung berücksichtigt sind. Wer CBD einnehmen möchte und Bedenken hinsichtlich der Risiken, Neben- und Wechselwirkungen hat, z.B. weil er oder sie dauerhaft Medikamente einnimmt, sollte in jedem Fall vorher mit dem behandelnden Arzt sprechen.

Im Jahr 2018 kam die Weltgesundheitsorganisation (WHO) nach der Prüfung der vorliegenden Studienergebnisse zur Verträglichkeit von CBD zu folgenden Schlüssen:

- CBD ist nicht bewusstseinsverändernd, es erzeugt also keine Rauschzustände.
- Es wird gut vertragen und gefährdet nicht die Volksgesundheit.
- Es wurde auch keine psychische oder körperliche Abhängigkeit festgestellt.
- Deshalb stufte die WHO den Hanfextrakt CBD offiziell als unbedenklich ein.

Dennoch können bei der Einnahme von CBD-Produkten, vor allem bei sehr hoher Dosierung oder in Wechselwirkung mit anderen Wirkstoffen, unerwünschte Effekte auftreten. Bisher gibt es erst wenige Langzeitstudien bezüglich der möglichen Neben- und Wechselwirkungen von CBD. Zu den Einschätzungen von THC siehe Kapitel 8.

## KURZFRISTIGE UND VORÜBERGEHENDE NEBENWIRKUNGEN

Bei der Einnahme von CBD können einige grundlegende, aber in der Regel kurzfristige Nebenwirkungen auftreten. Dazu gehören u.a. allergische Reaktionen, Appetitlosigkeit, Durchfall, Müdigkeit, niedriger Blutdruck, trockener Mund, Übelkeit und Erbrechen. Sie halten nach bisherigen Erkenntnissen nur so lange an, wie CBD im Körper verbleibt. Wenn die Substanz im Organismus abgebaut wurde, verschwinden sie. Betroffene, die eine Nebenwirkung bei CBD spüren, sollten am besten eine ärztliche Fachperson konsultieren und es gegebenenfalls absetzen.

### Allergische Reaktionen

Einige Nebenwirkungen können durch Allergien gegen CBD, andere Cannabinoide oder Additive wie Öle, synthetische Aromastoffe oder Verdampfungsflüssigkeiten ausgelöst werden. Diese Reaktionen sind bei CBD eher selten, bei der Hanfpflanze selbst kommen sie häufiger vor. Manche Allergien sind nur schwach ausgeprägt, bei anderen Menschen können sie lebensbedrohlich sein und bis zum anaphylaktischen Schock führen. Bei Vorbelastungen empfiehlt sich ebenfalls ein fachärztlicher Rat.

Die Stärke der Reaktion hängt auch mit der Art zusammen, in der Cannabis aufgenommen wird. Typische Folgen sind eine laufende Nase, geschwollene Schleimhäute in Nase und Mund, Rötung der Haut, Asthma und asthmaähnliche Symptome wie Husten, Atemnot, Schwellungen der Augenlider. Sie treten vorwiegend beim Rauchen oder Vaporisieren von Cannabis auf oder durch das Einatmen bzw. den Kontakt zu Cannabispollen.

### Appetitlosigkeit

Während der psychoaktive Wirkstoff THC hemmungslose Appetitattacken auslösen kann, scheint das nicht bewusstseinsverändernde CBD den entgegengesetzten Effekt zu haben, wie eine im Jahr 2010 veröffentlichte Studie englischer Forscher ergab. Doch ist die Wirkung durchaus unterschiedlich. Über die allgemeine Verbesserung der Stimmung kann CBD, wie bei AIDS-Patienten beobachtet, auch das Gesundheitsgefühl stärken und die Lust auf Nahrung erhöhen.

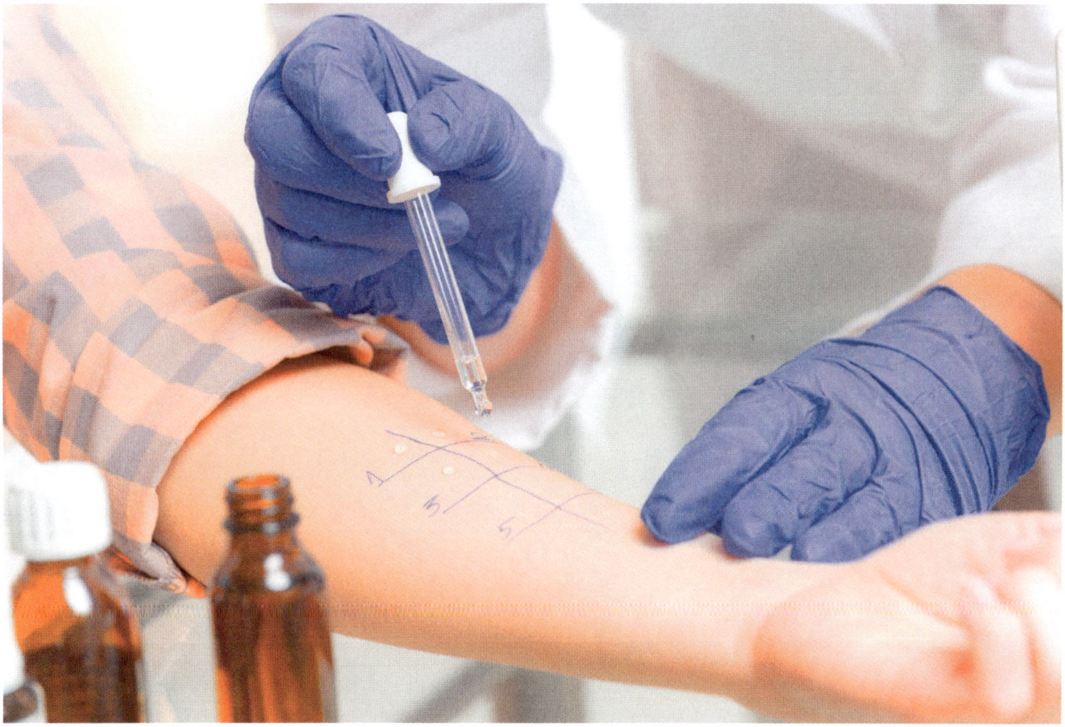

*Oben: Allergietest beim Arzt; unten: Junge Frau mit Appetitlosigkeit*

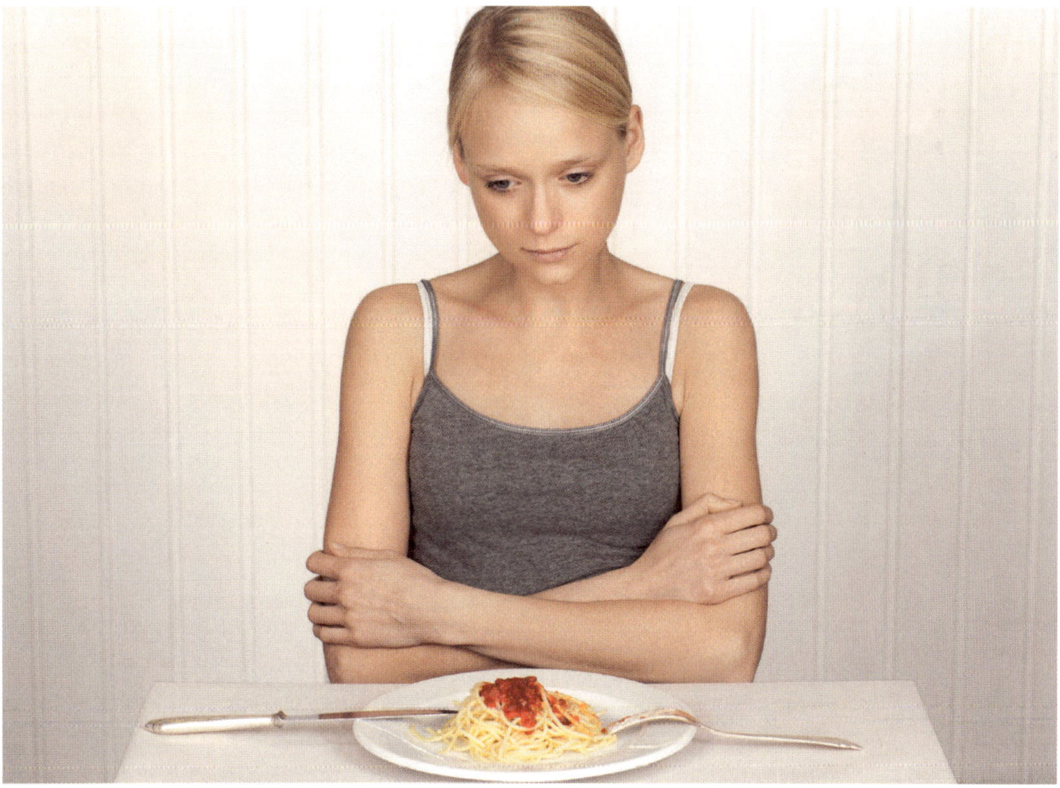

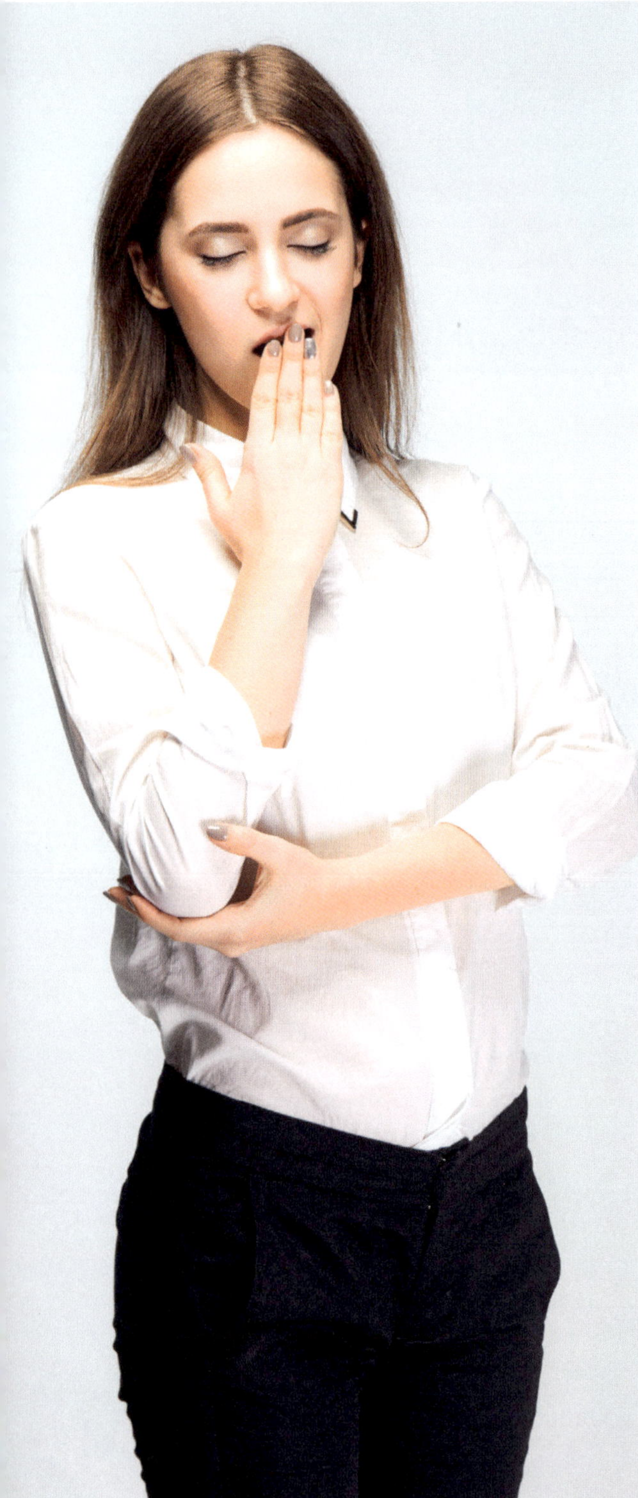

*Müdigkeit kann eine Nebenwirkung sein.*

## Durchfall und Bauchschmerzen

CBD wird häufig zur Linderung von Magen-Darm-Beschwerden empfohlen. Eher selten wird über Durchfall, Blähungen oder Bauchschmerzen nach der Einnahme des Extraktes berichtet. Laut Experten muss sich das Verdauungssystem erst an das natürliche Pflanzenmittel gewöhnen. Deshalb muss man bei milden Begleiterscheinungen die Einnahme nicht sofort stoppen, meistens klingen die Beschwerden nach kurzer Zeit ab.

Es bietet sich ebenfalls ein Medikament gegen Durchfall an oder man nimmt CBD gleichzeitig mit dem Essen ein, um die Möglichkeit des Auftretens von Durchfall zu minimieren. Nur wenn die Verdauungsbeschwerden länger andauern, sollte man die weitere Einnahme von CBD mit einem Arzt oder einer Ärztin besprechen.

## Grüner Star (Glaukom)

Hanf mit dem Wirkstoff THC verringert den Augeninnendruck, reines CBD könnte den entgegengesetzten Effekt haben. Britische Forscher fanden 2006 heraus, dass CBD den Innendruck der Augen vorübergehend erhöht. Deshalb sollten alle Patienten mit Glaukom (Grünem Star) vorsichtig sein. Bei ihnen schädigt chronisch überhöhter Druck in den Augen den Sehnerv. Allerdings handelte es sich in Großbritannien um eine Pilotstudie mit wenigen Teilnehmern. Erst eine groß angelegte Studie müsste die Ergebnisse bestätigen, um eine dauerhafte Korrelation zwischen CBD und Augeninnendruck feststellen zu können.

## Müdigkeit und Schwächegefühl

Hohe Mengen an CBD können zu einer Benommenheit bzw. zu einer lang anhaltenden Schläfrigkeit führen, wie einige Anwender berichten. Wer sich nach der Einnahme ungewöhnlich schläfrig fühlt, sollte am besten kein Auto fahren und auch keine Tätigkeiten durchführen, die eine hohe Konzentration erfordern. Außerdem bietet es sich an, die Anwendung in die Abendstunden zu verlegen oder CBD z.B. zusammen mit einem koffeinhaltigen Getränk einzunehmen, das jedoch auch nur kurzfristig anregt.

Trotz Müdigkeit kann CBD bei manchen sensiblen Menschen zu Einschlafschwierigkeiten und Schlafstörungen führen. Einige Anwender berichten von wilden Träumen, die darauf zurückzuführen sein könnten, dass CBD das Traumgedächtnis verbessert. Ein ausgeglichener Lebensstil mit regelmäßigen Schlafzeiten kann zu einer erholsamen Nachtruhe beitragen. Grundsätzlich sollte man die zugeführte CBD-Menge langsam steigern und die Reaktionen des Körpers auf das Naturmittel genau beobachten. Durch sukzessive Erhöhung lässt sich am besten die optimale individuelle Dosis bestimmen.

## Niedriger Blutdruck

Menschen mit niedrigem Blutdruck sollten vor der Einnahme von CBD mit ihrem Arzt oder ihrer Ärztin Rücksprache halten. In mehreren jüngeren Untersuchungen wurde festgestellt, dass der Hanfextrakt in bestimmten Fällen den Blutdruck senken kann, wenn der Stoff in den Blutkreislauf eindringt und Menschen ohnehin niedrigen Blutdruck haben.

So erhielten die Probanden im Rahmen einer Studie der Universität Nottingham (England) eine relativ hohe Menge CBD (600 mg). Im Anschluss wurden die Teilnehmer unter Stress und Belastung bei kälteren Temperaturen gesetzt. Nach der Verabreichung und der Gabe von CBD war der Blutdruck deutlich niedriger, sowohl während der Ruhephase als auch in den stressigen Phasen. Mit dem niedrigen Blutdruck kann auch ein Schwindelgefühl verbunden sein, vor allem nach dem Aufstehen.

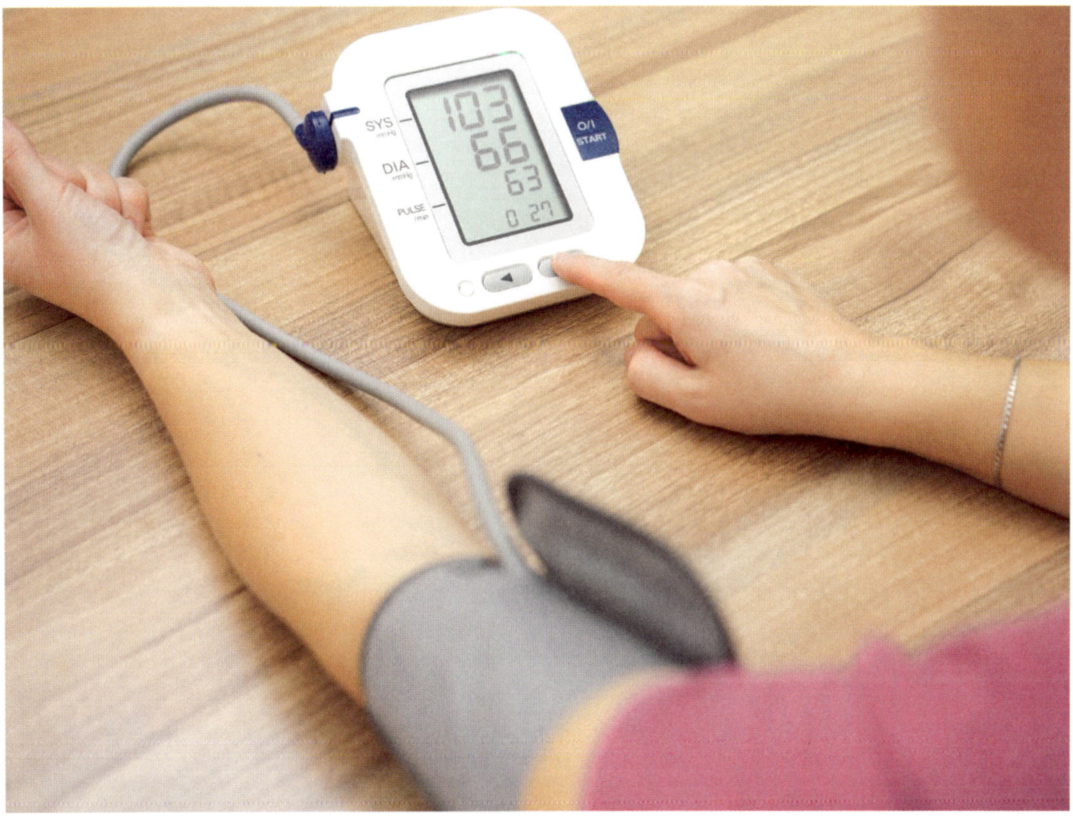


*Messung des Blutdrucks*

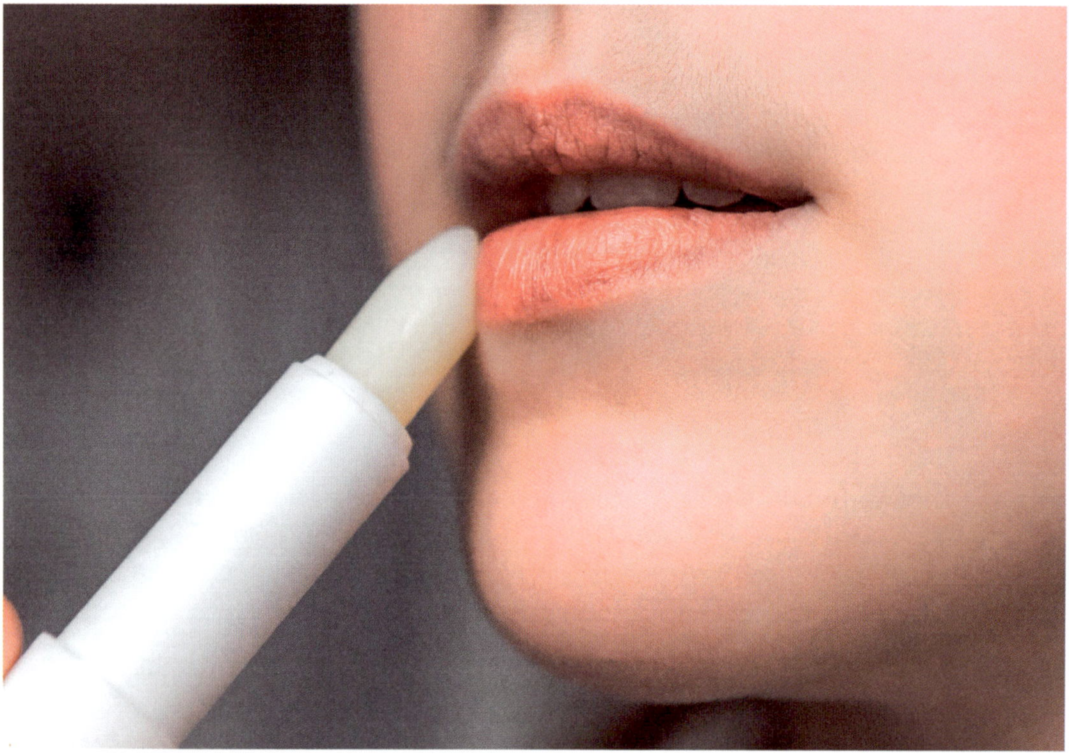

*Mögliche Nebenwirkung von CBD ist ein Trockenheitsgefühl im Mund und auf den Lippen.*

Es hilft, vor der CBD-Einnahme ein elektrolythaltiges Getränk zu sich zu nehmen, um den Blutdruck zu stabilisieren. Sicherheitshalber sollte man nach der Einnahme am besten die Blutdruckwerte kontrollieren. Im Zweifelsfall verzichtet man auf den Wirkstoff.

### Trockener Mund

Die Einnahme von CBD kann über das Endocannabinoid-System zu einer Reduktion des Speichelflusses und zu Mund- sowie Lippentrockenheit führen, denn die Substanz beeinflusst auch die Cannabinoid-Rezeptoren, die für die Speichelherstellung im menschlichen Organismus verantwortlich sind.

Eine gute Vermeidungsmöglichkeit ist das vorherige Trinken von Fruchtsaft oder Wasser oder das Kauen eines Kaugummis. Bei ausreichendem Flüssigkeitshaushalt vor der Einnahme von CBD ist die Wahrscheinlichkeit eines trockenen Mundes geringer.

### Übelkeit und Erbrechen

In der Regel wirkt CBD gegen Unwohlsein und Übelkeit. In seltenen Fällen kann das Gegenteil eintreten. Die Mehrheit der Probanden hatte in bisherigen Studien jedoch keine Probleme mit dieser Nebenwirkung.

## DAUERHAFTE NEBENWIRKUNGEN

Die langfristigen unerwünschten, aber sehr seltenen Wirkungen entwickeln sich erst im Lauf der Zeit zusammen mit der ständigen Einnahme von CBD. Oft haben die beobachteten langfristigen Wirkungen aber andere Ursachen, z.B. das Rauchen, Verdampfen oder Kombinieren von CBD mit pharmazeutischen Arzneimitteln. Zu den bisher bekannten Dauernebenwirkungen gehören Gewichtsänderungen, häufige Infektionen wegen Schwächung des Immunsystems, eingeschränkte Leberfunktionen und allgemeines Schwäche- oder Müdigkeitsgefühl.

## Gewichtsveränderungen

Mehrere Studien deuten darauf hin, dass CBD den Stoffwechsel indirekt beeinflussen kann. 2016 veröffentlichten Forscher der Universität von Daegu (Südkorea) eine Studie über die Auswirkungen von CBD auf die Wärmebildung (Thermogenese) durch sog. braunes Fett. Im Gegensatz zu weißem Fett unterstützt es den Verbrauch von Kalorien sowie Energie und damit eventuell den Gewichtsabbau. Danach regt CBD Gene und Proteine an, die den Fettabbau unterstützen. Es kann Anzahl und Aktivität der Mitochondrien erhöhen, wodurch die Fähigkeit des Körpers verbessert wird, Energie aufzunehmen. Auch reduziert CBD laut Studie die Bildung von Proteinen, die an der Produktion neuer Fettzellen beteiligt sind.

Die Fähigkeit von THC den Appetit anzuregen wird vor allem bei Patienten genutzt, die an längerer Appetitlosigkeit leiden oder viel Gewicht verloren haben. Durch Heißhungerattacken kann es zu einer Gewichtszunahme kommen, vor allem wenn kalorien- und kohlenhydrathaltige Nahrungsmittel regelmäßig und in hohen Mengen konsumiert werden. Dagegen scheint CBD laut Studien keine Heißhungerattacken auszulösen. Wenn es gegen Übelkeit und/oder Schmerzen eingesetzt wird, und sich die Beschwerden bessern, regt es indirekt den Appetit an, ohne dass es gleich zu einer Gewichtszunahme führt.

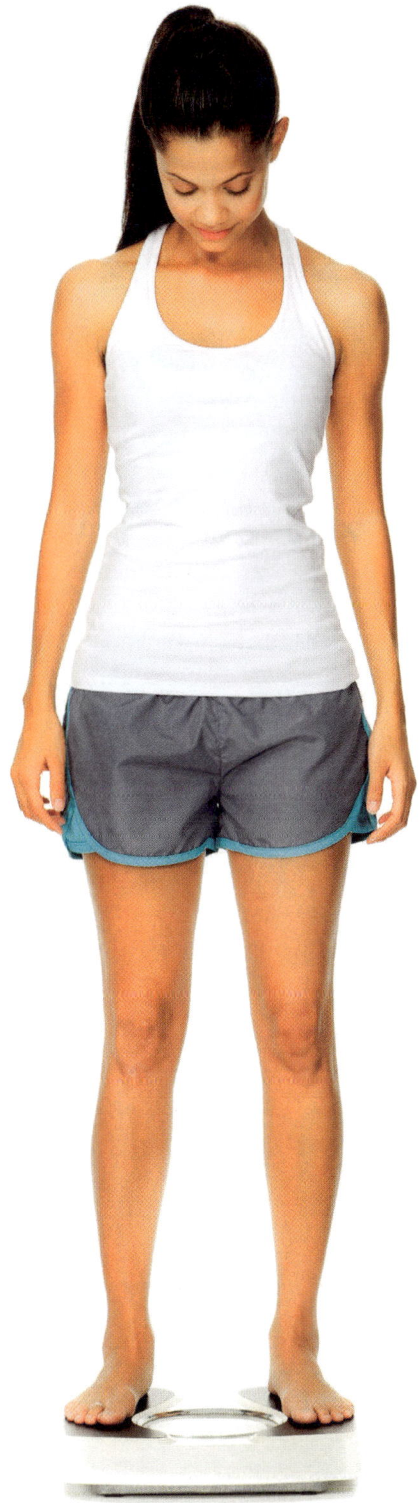

*CBD kann Gewichtsveränderungen bewirken.*

## Häufige Infektionen

Laut einigen Studien können Cannabinoide wie CBD das Immunsystem unterdrücken und Entzündungen hemmen. Abhängig vom Gesundheitszustand ist diese Funktion jedoch nicht immer erwünscht. Wenn das Immunsystem zu wenig stimuliert wird, können ungewollte Infektionen verstärkt auftreten, denn das System ist zu wenig im Training gegen Eindringlinge von außen. So infizieren sich Cannabiskonsumenten häufiger mit Herpes. Das deutet auf ein geschwächtes Immunsystem hin. Auch bei Autoimmunerkrankungen konnte in Untersuchungen keine gestärkte Immunabwehr festgestellt werden.

## Leberfunktionsstörungen

Laut einer 2019 veröffentlichten Studie der University of Arkansas for Medical Science kann CBD in hoher Dosis zu Beeinträchtigungen der Leberfunktionen führen. Die festgestellte schädliche Dosis lag im Schnitt um 10–20 mg höher, als Konsumenten durchschnittlich einnehmen. Allerdings seien laut Forschungsleiter Igor Koturbash weitere Untersuchungen nötig, um einen eindeutigen Zusammenhang nachweisen zu können. Dennoch könnte es geboten sein, dass zumindest Menschen, die andere leberschädigende Arzneien einnehmen oder bereits Leberschäden aufweisen, die Einnahme von CBD-haltigen Mitteln nur in geringen Dosen in Betracht ziehen oder ganz darauf verzichten. Solche Warnhinweise sind jedoch auf den Beipackzetteln zahlreicher Medikamente zu finden.

## Schwächegefühl

Die normalerweise nur kurz anhaltenden Benommenheits- und Müdigkeitsempfindungen nach der Einnahme von CBD dauern bei manchen Patienten länger an, ohne dass die Gründe genau bekannt sind. Vermutlich reagieren die Betroffenen auf die beruhigende Wirkung von CBD besonders sensibel, indem der Stoffwechsel dauerhaft heruntergefahren wird. Sichere Aussagen können auch hier erst gegeben werden, wenn Langzeitstudien vorliegen. Betroffene sollten die Dosierung überprüfen und notfalls herabsetzen, wenn sie nicht ganz auf den Hanfextrakt verzichten wollen.

*Bei einigen hält das Schwächegefühl länger an.*

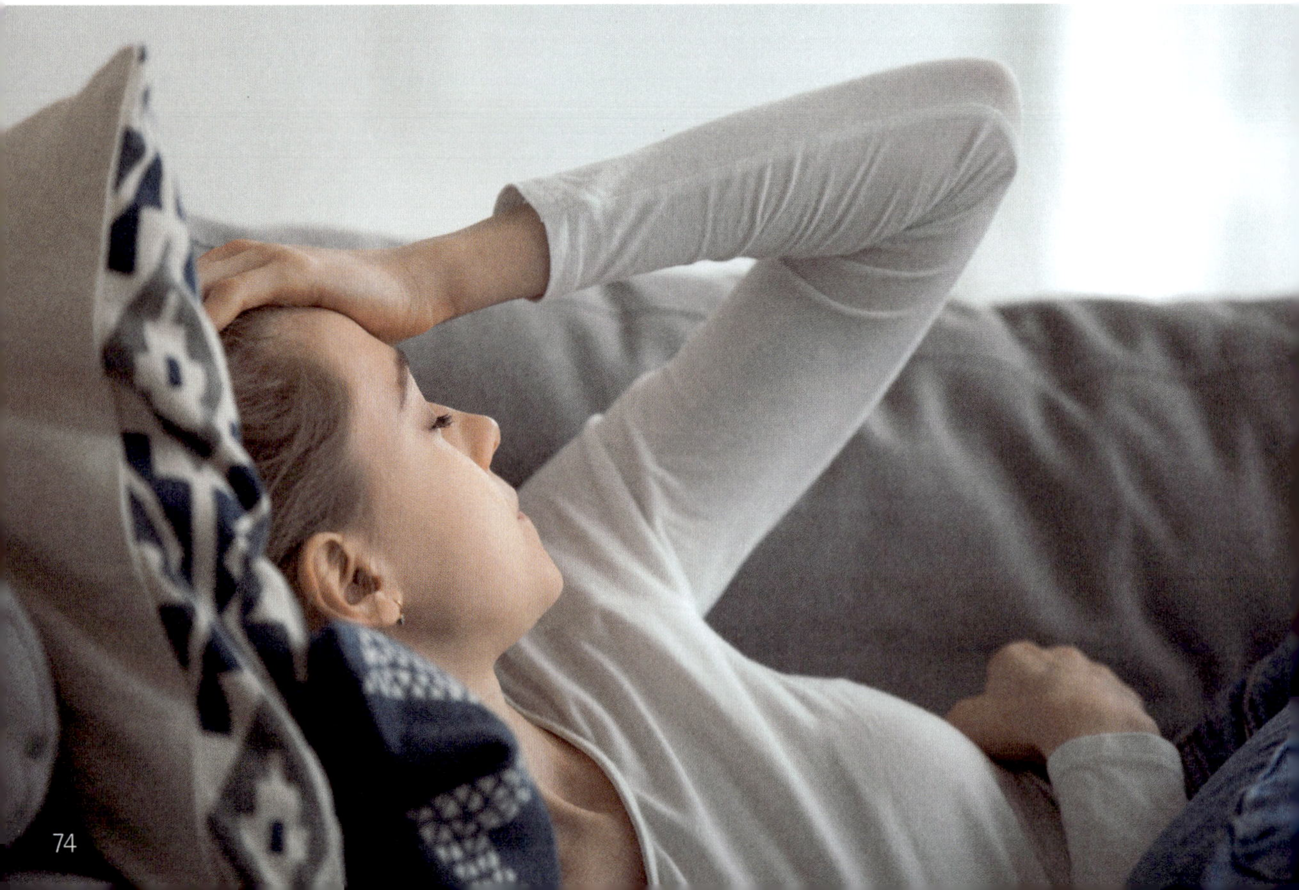

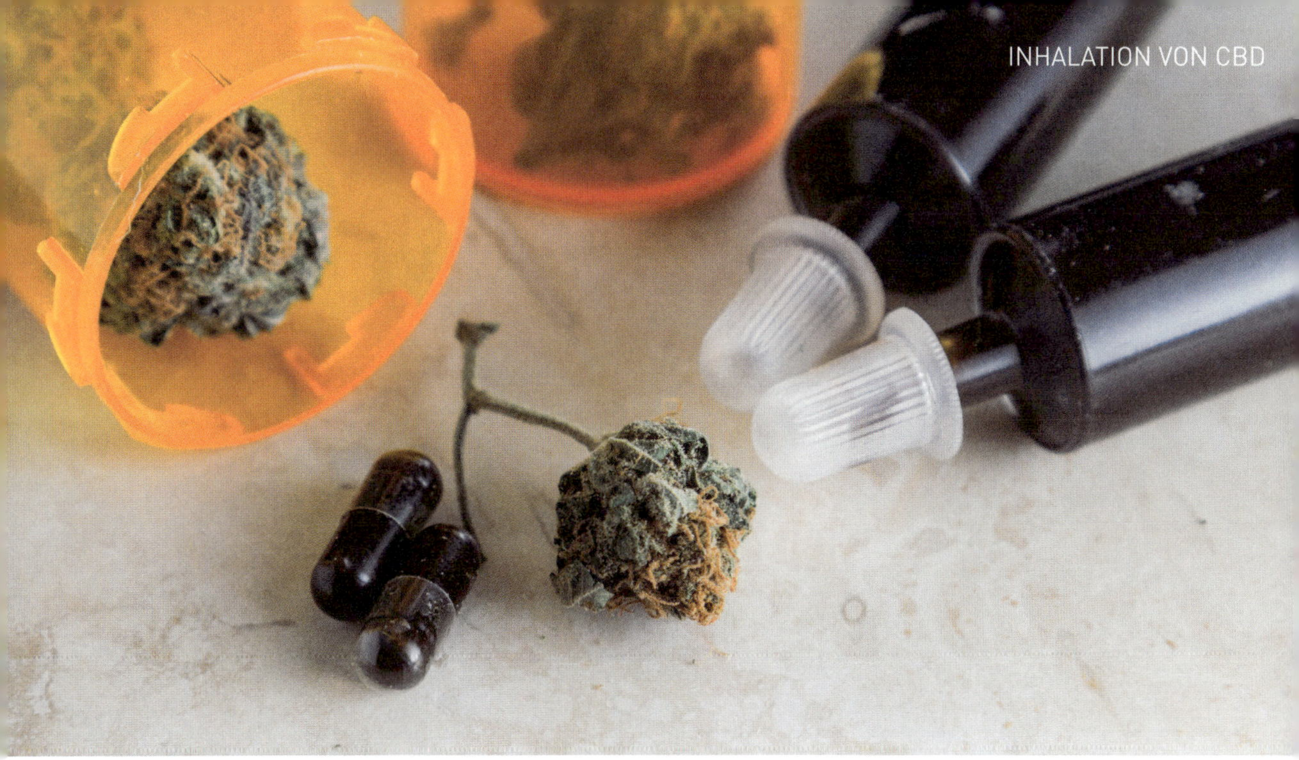

*Bei hoher Dosierung von CBD-haltigen Substanzen können Nebenwirkungen auftreten.*

## URSACHEN VON UNERWÜNSCHTEN NEBENWIRKUNGEN

Zu den wichtigsten Gründen für das Auftreten unerwünschter Nebenwirkungen gehören die Art der Einnahme, die Dosierung, die Kombination mit weiteren Medikamenten, allgemeine und grundlegende Gesundheitsprobleme sowie unreine CBD-Extrakte.

### Hohe Dosierung

Je mehr CBD eingenommen wird, desto stärker sind die positiven, aber auch die negativen Wirkungen wie bei fast jedem Mittel. Einige der negativen Auswirkungen wurden in Studien erst bei hohen CBD-Dosen (z.B. 20 mg pro kg) festgestellt, was die übliche Dosis deutlich übertrifft. Gefährliche Nebenwirkungen wurden bei den gängigen Dosierungen bislang nicht ermittelt. Jeder Nutzer muss stets die für sich passende CBD-Menge herausfinden. Die meisten Menschen beginnen mit einer geringen Dosis und erhöhen sie nach und nach. Sobald die gewünschte Wirkung erzielt wird, haben sie die richtige Dosis gefunden.

### Inhalation von CBD

Die Arten des CBD-Konsums können je nach individueller Konstitution unterschiedliche Nebenwirkungen erzeugen. Durch Rauchen, Dabben oder Verdampfen von CBD kann das Blut einen erhöhten Kohlendioxid- und Kohlenmonoxidgehalt aufweisen. Husten, Halsschmerzen, Müdigkeit und Übelkeit können die Folge sein. Durch das Einatmen von Fettstoffen in die Lunge z.B. mit Verdampfungsöl kann es zu einer Lipidpneumonie kommen, die durch Ablagerung von Lipiden (fetthaltigen Stoffen) in der Lunge und eine chronischen Entzündung gekennzeichnet ist. Eine Alternative wäre die orale Einnahme oder die äußerliche Anwendung von CBD.

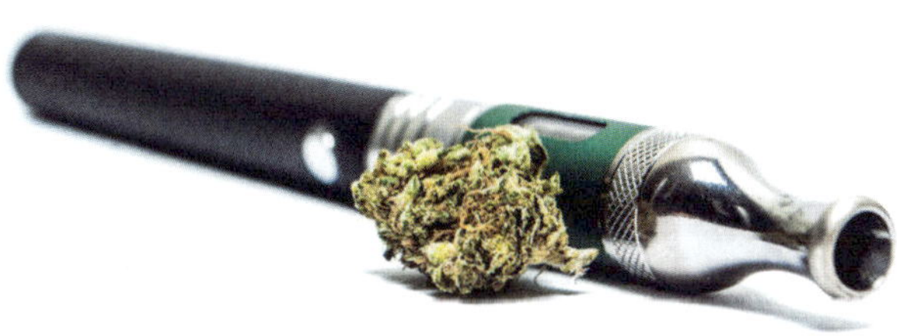

*Bei Inhalation kann Cannabis stärker wirken.*

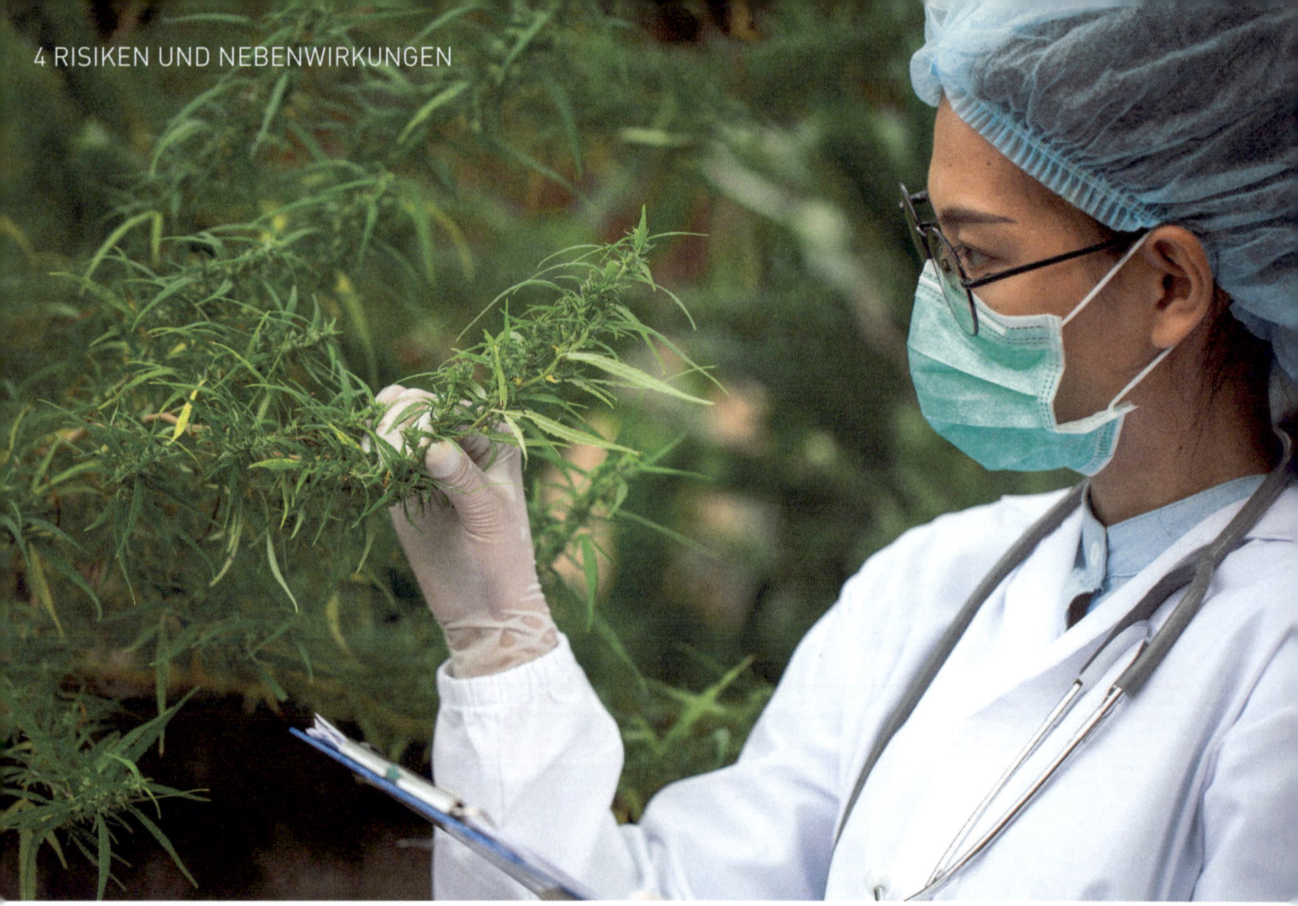

*Man sollte nur zu CBD-Produkten greifen, die regelmäßig kontrolliert worden sind.*

## Produkte geringer Qualität

Bei Anbau und Herstellung von CBD-Öl können Verunreinigungen entstehen, welche die Wirksamkeit beeinträchtigen und Nebenwirkungen auslösen können. Qualifizierte Hersteller lassen ihre CBD-Produkte von unabhängigen Laboren analysieren, bevor sie die Erzeugnisse für den Handel freigeben.

Dazu gehören mögliche Kontaminationen mit Schwermetallen, Pestiziden, organischen Lösungsmitteln, Bakterien, Schimmelpilzen oder psychoaktiven Cannabinoiden wie THC. Mögliche Nebenwirkungen können allergische Reaktionen, Hautausschlag, Gedächtnislücken, Kopfschmerzen, Sehverlust, Übelkeit bzw. Erbrechen und geistige Verwirrung sein. Das Risiko durch CBD geringerer Qualität lässt sich deutlich reduzieren, wenn man sich auf Produkte von Herstellern verlässt, die nachweisen können, dass ihre Erzeugnisse frei von Verunreinigungen sind.

## Vorerkrankungen, Dispositionen

Der Nutzen von CBD bei Krankheiten wie u.a. Arthritis, Epilepsie, Multipler Sklerose und bestimmten Formen von Krebs etc. steht bei einigen Vorerkrankungen einer Verschlechterung der Symptome gegenüber. Dazu können Appetitlosigkeit (Anorexie), niedriger Blutdruck (Hypotonie) oder die Parkinsonkrankheit gehören.

Auch gewisse Funktionsstörungen des bedeutsamen Ausscheidungs- und Entgiftungsorgans Leber können CBD-Nebenwirkungen auslösen. Wenn die Leber nicht voll einsatzfähig ist, können sich die Wirkstoffe des CBD in der Blutbahn ansammeln und unerwünschte Effekte bewirken.

Da CBD den Blutdruck senken kann, ist bei Menschen mit niedrigem Blutdruck Vorsicht geboten, weil der Effekt noch verstärkt werden könnte. Das Herz wäre dann nicht mehr in der Lage, genügend Blut ins Gehirn zu pumpen, was Benommenheit und Verwirrung bis zur Bewusstlosigkeit mit sich bringen kann. Auch hier gilt: Bei grundlegenden gesundheitlichen Beeinträchtigen ist vor der Einnahme von CBD ein Arzt zu konsultieren.

## Wechselwirkung mit Arzneien

Bei der Einnahme von Medikamenten oder Nahrungsergänzungsmitteln wie CBD ist stets zu beachten, wie die Wirkstoffe im Körper im Verdauungstrakt oder in der Blutbahn interagieren. Nach den bisherigen Erfahrungen führt CBD im Zusammenspiel mit anderen Arzneien nur selten zu unerwünschten Komplikationen.

Allerdings kann CBD die Wirkung anderer Arzneimittel schwächen oder verstärken und damit Nebenwirkungen auslösen. Im Zweifelsfall sollte man sich nicht nur auf den Beipackzettel verlassen, sondern fachlichen medizinischen Rat einholen, z.B. beim Arzt oder Apotheker. Sie können auch Hinweise geben, wie die Wahrscheinlichkeit von Nebenwirkungen verringert werden kann.

Nicht jeder Erwachsene sollte CBD verwenden. Menschen in besonderen Umständen oder mit Vorerkrankungen bzw. gesundheitlichen Einschränkungen sollten auf die Einnahme besser verzichten.

## Einnahme bestimmter Arzneien

Einige Medikamente können mit CBD interagieren. Der Hanfextrakt kann die Wirkungen der Arzneimittel verstärken oder beeinträchtigen sowie ihre Zersetzung und Ausscheidung verhindern. Mit Neuroleptika, Blutverdünnern, Blutdruckmedikamenten und Schmerzmitteln interagiert CBD nach bisherigen Kenntnissen stärker. Jeder, der verschreibungspflichtige Medikamente einnimmt, sollte sich vor der Einnahme von CBD mit seinem Arzt abstimmen.

*Cannabispflanze mit verschiedenen Tabletten*

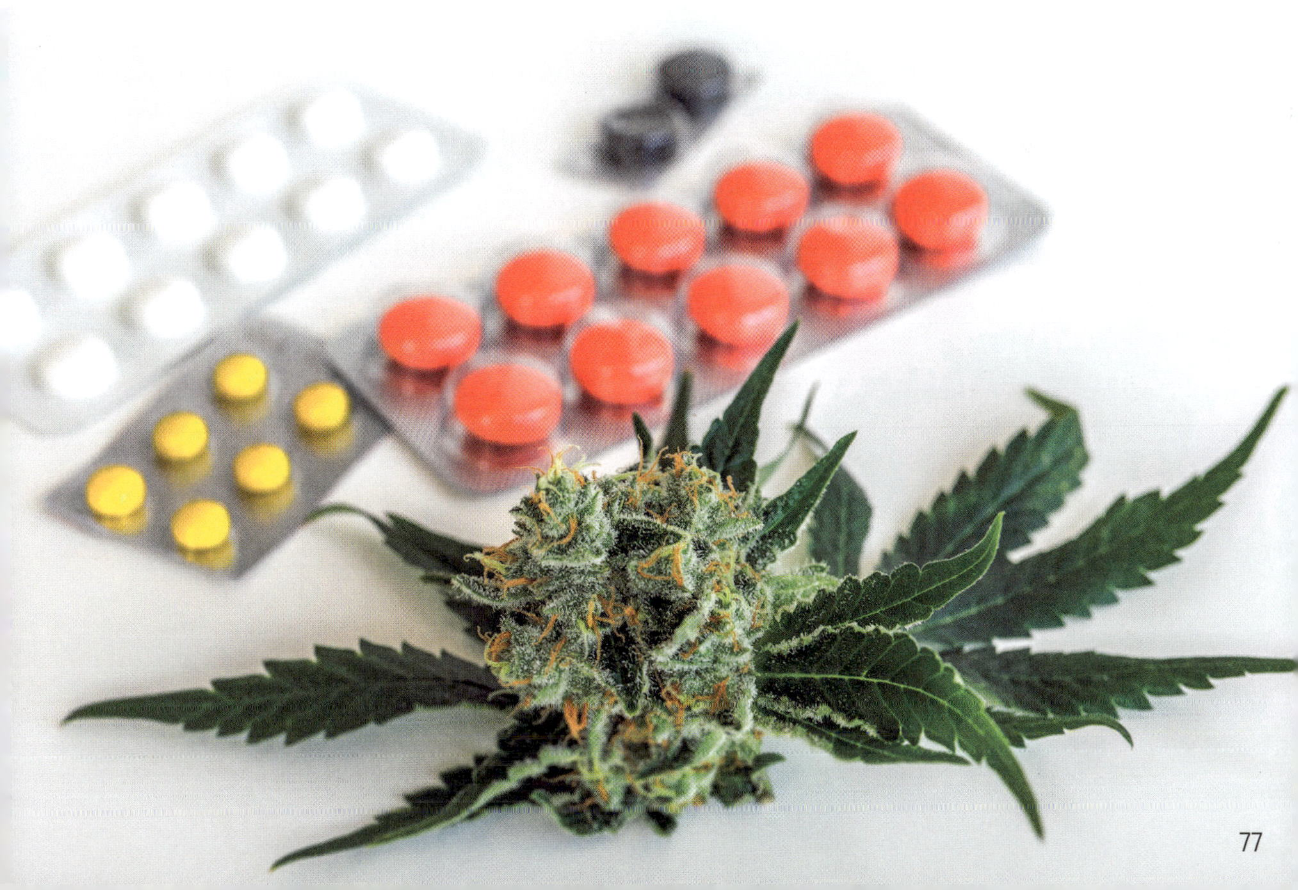

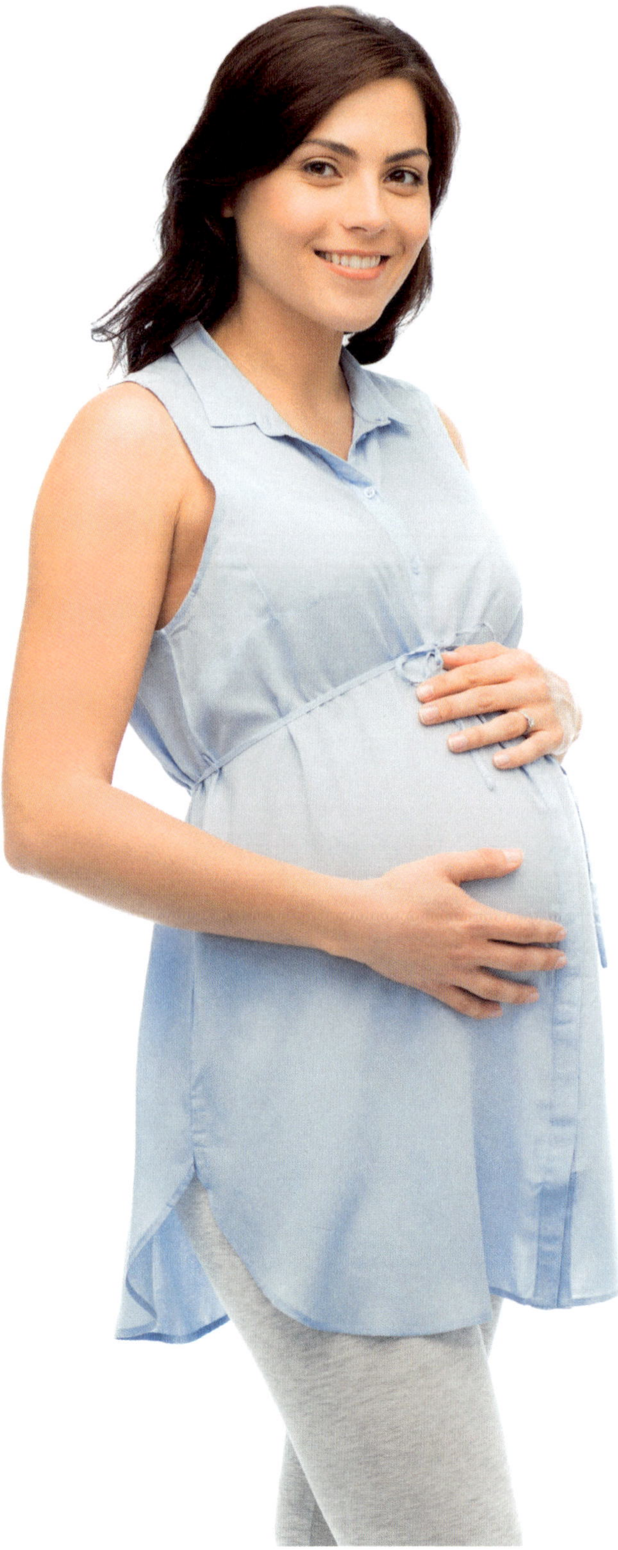

## Schwangere und Stillende

Da es aus Sicherheitsgründen keine Testergebnisse mit CBD an sich entwickelnden Embryos gibt, sollten Frauen, die schwanger werden wollen, auf Cannabinoide verzichten. Im Zusammenhang mit Nikotin und Alkohol sind Beeinträchtigungen der Hirnentwicklung von Embryos bekannt, und es ist nicht ausgeschlossen, dass auch Cannabinoide einen ähnlichen schädlichen Einfluss auf dessen Entwicklung haben könnten. Der Verzicht auf CBD gilt selbstredend auch für Schwangere oder stillende Mütter. Als fettlöslicher Stoff wird CBD mit der Muttermilch auf das Kind übertragen.

## Leberfunktionsstörungen

Das CBD wird wie fast jedes Medikament oder Nahrungsergänzungsmittel in der Leber verstoffwechselt. Menschen, deren Leberfunktionen bereits eingeschränkt sind, sollten CBD nicht einnehmen. Weil die Leber es nicht vollständig abbauen kann, bleibt es wie andere Mittel länger und in höherer Dosierung im Organismus. Der Verzicht auf CBD gilt auch für Menschen mit Hepatitis, Fettleber, Zirrhose oder einer anderen schweren Lebererkrankung.

## Personen mit Hanfallergien

Wie bereits erwähnt, sollten Personen mit niedrigem Blutdruck (Hypertonie) auf das blutdrucksenkende CBD besser verzichten oder nur unter Aufsicht von Medizinern einnehmen. Gleiches gilt für Menschen, die nachweislich schon allergisch auf Hanfprodukte reagiert haben. Manche allergenen Stoffe treten nur beim Rauchen der Pflanze oder durch synthetische Aromastoffe oder Konservierungsmittel auf, andere befinden sich direkt in der Hanfpflanze. Hier ist äußerste Vorsicht geboten, um Allergieschocks zu vermeiden.

*Schwangere sollten auf Cannabis verzichten.*

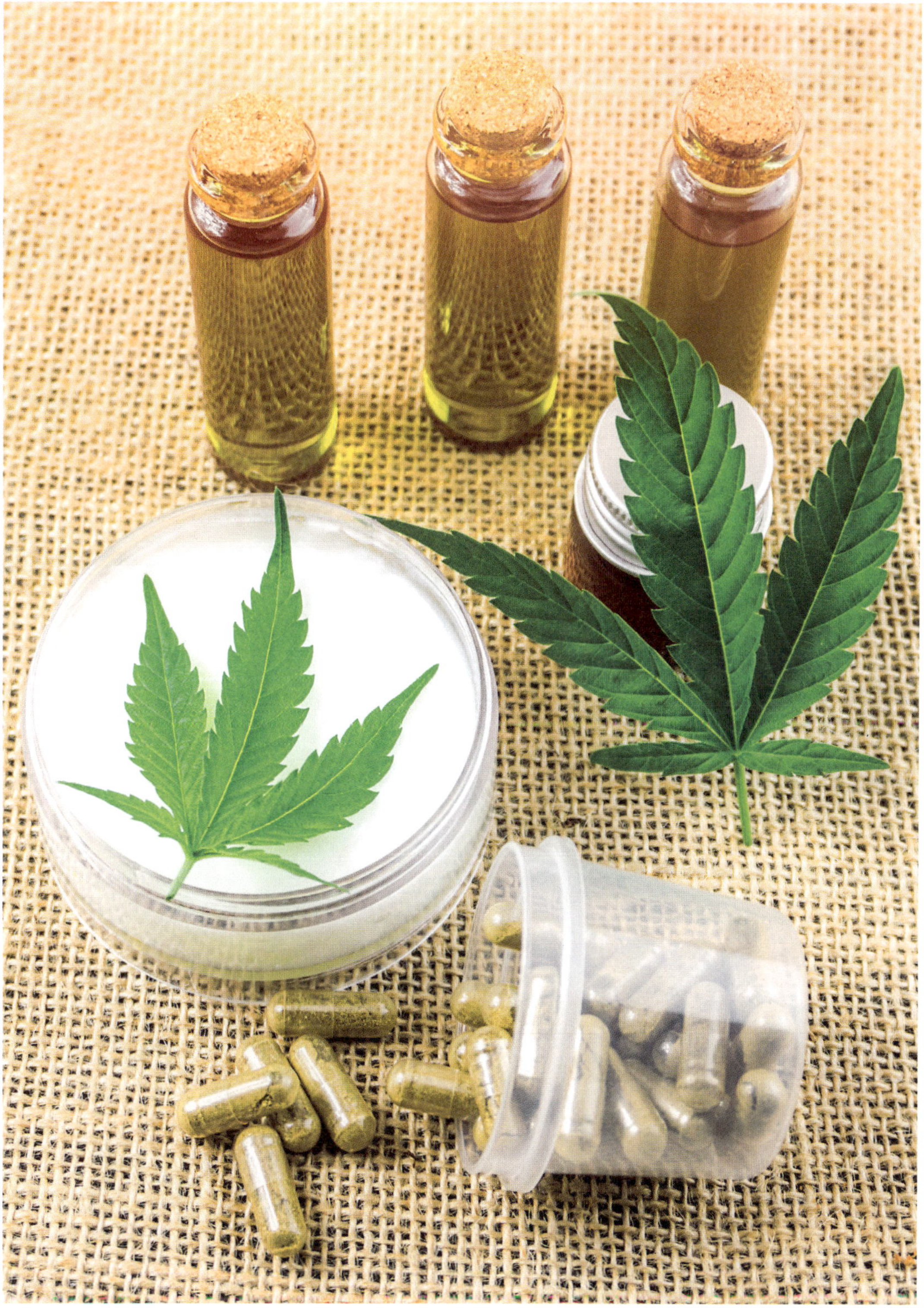

*Für Personen mit allergischer Vorbelastung gegen Hanf kommen CBD-Produkte nicht infrage.*

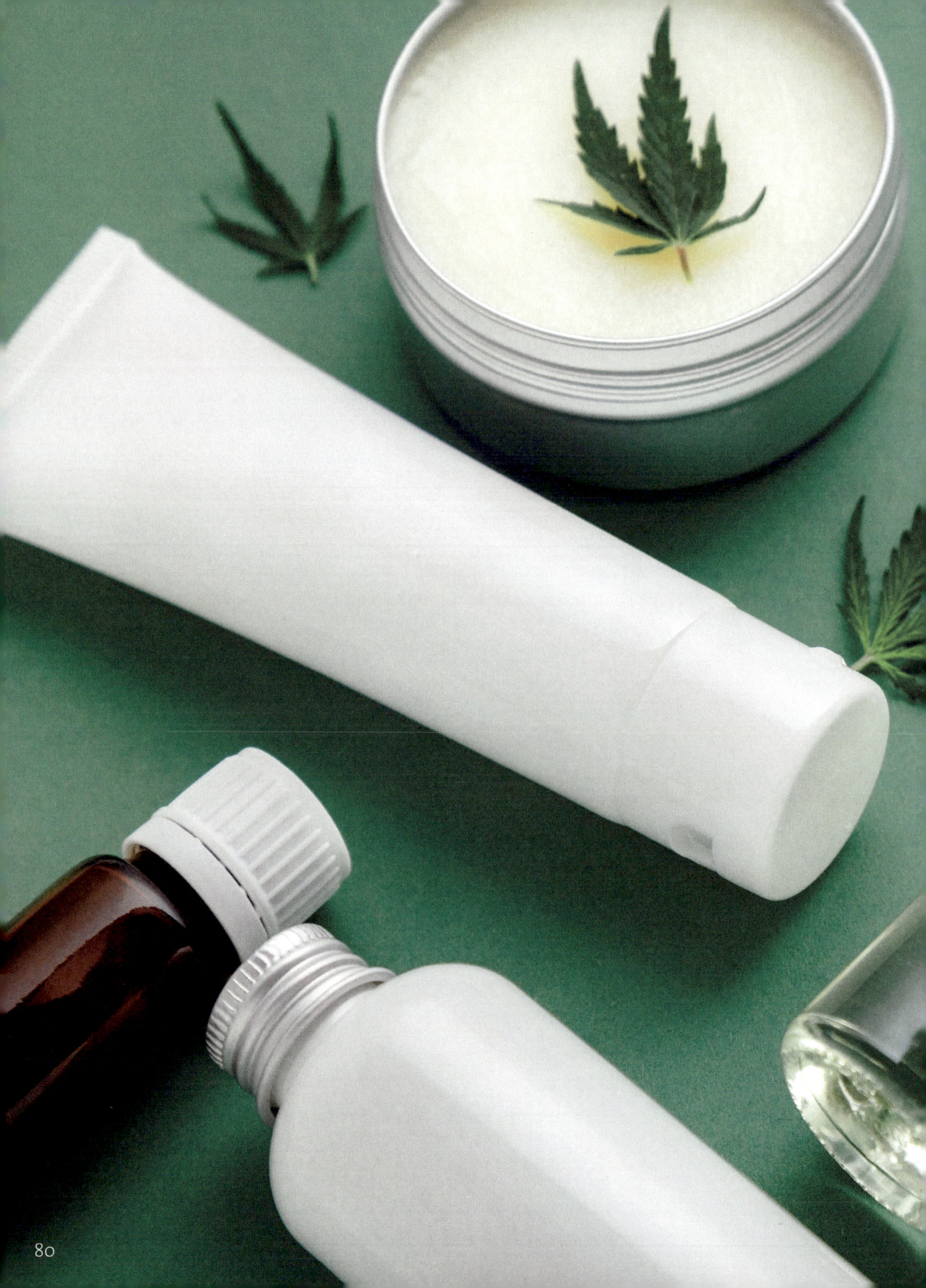

# 5 CBD IN DER KOSMETIK

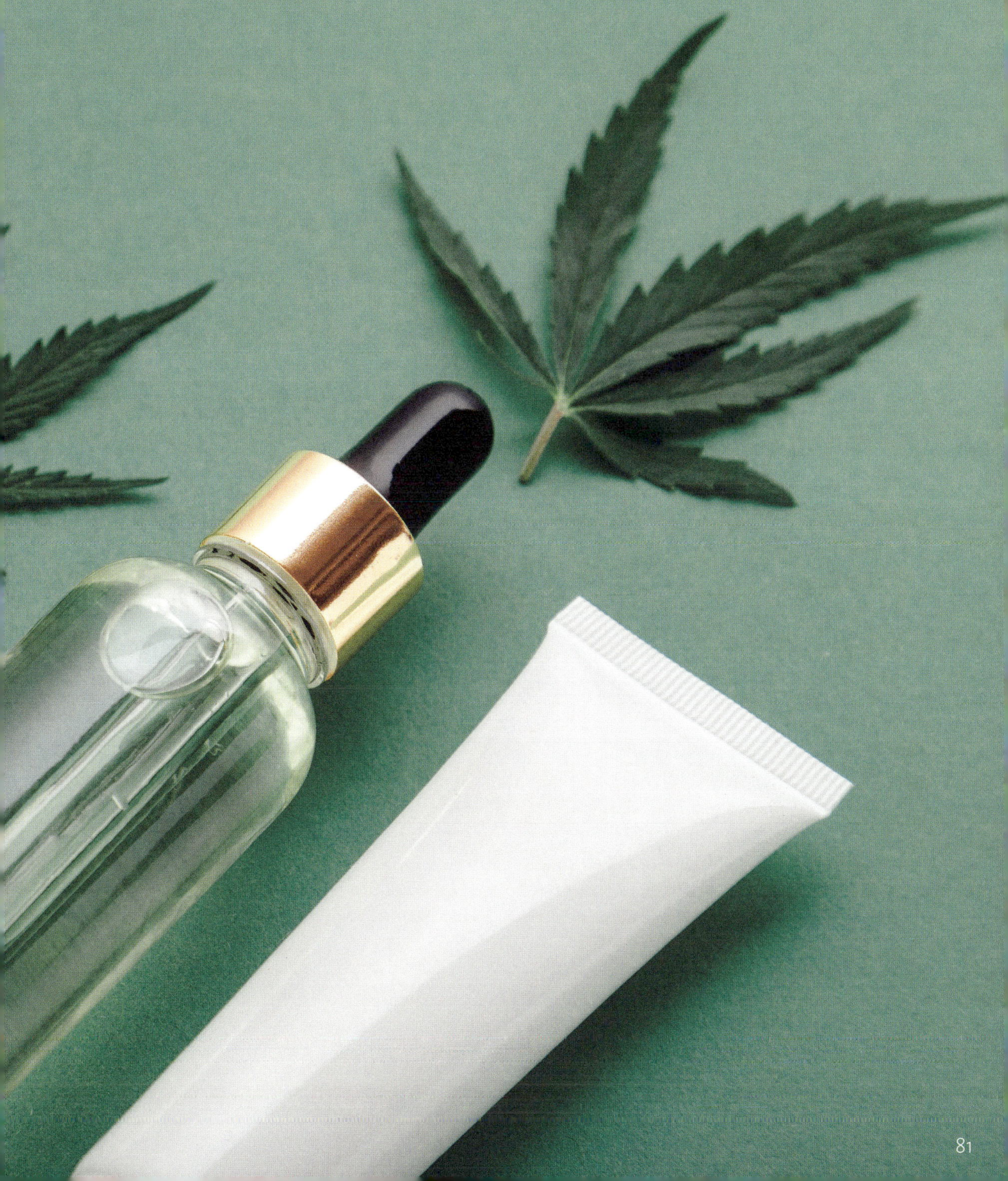

# 5 CBD IN DER KOSMETIK

CBD-Produkte werden auch für die Körperpflege immer beliebter. Die biologisch bedeutsamen Inhaltsstoffe des nicht psychoaktiven Hanfextraktes werden nicht nur innerlich aufgenommen, sondern zunehmend auch über die Haut. Deren Cannabinoid-Rezeptoren können mit CBD effektiv zusammenwirken.

Die dem Hanf zugewiesenen entzündungshemmenden Eigenschaften helfen laut Studien bei angespannter Haut ebenso wie bei typischen Hautkrankheiten bzw. unterstützen den Heilungsprozess. Die CBD-haltigen Erzeugnisse haben einen optimalen Säure-Basen-Wert (ph-Wert) und sind für verschiedene Hauttypen geeignet. Beim Kauf sollte man darauf achten, dass die Produkte nachweisbar wissenschaftlich geprüft sind und hohen Qualitätsstandards genügen.

## Verfahren und Inhaltsstoffe

Die meisten CBD-Erzeugnisse zur Kosmetik enthalten nützliche Naturstoffe aus der Hanfpflanze, die insgesamt aus mehr als 500 Inhaltsstoffen besteht. Kosmetika auf CBD-Basis werden in der Regel in großem Rahmen aus biologisch angebauten Industriepflanzen hergestellt und sind mit pflegenden Ölen sowie mit wohlriechenden und entspannenden Düften angereichert. Beim technischen Verfahren der Decarboxylierung wird von der Cannabidiolsäure unter Erhitzung der Blüten ein Kohlenstoffdioxidmolekül abgespalten und das im Hanf enthaltene CBD aktiviert.

Grundsätzlich basiert die CBD-Kosmetik auf pflanzlichen Zutaten. Allerdings muss es sich nicht um ein reines Naturprodukt handeln, denn vielfach werden auch synthetische Inhaltsstoffe wie Silikone oder Stoffe auf Erdölbasis verarbeitet. Weil CBD sehr gut fettlöslich ist, wird der Wirkstoff für die kosmetische Nutzung in Salben, Tinkturen und Cremes eingearbeitet. Je höher der Anteil CBD in einem Erzeugnis, desto stärker ist in der Regel seine Wirkung und desto höher ist wegen der aufwendigen Herstellung meist auch der Preis.

Zu den wertvollen Inhaltsstoffen des Hanfextraktes gehört Gamma-Linolensäure (GLA), eine dreifach ungesättigte Omega-6-Fettsäure mit gesundheitsfördernden Wir-

*Sanfte Kosmetikbehandlung*

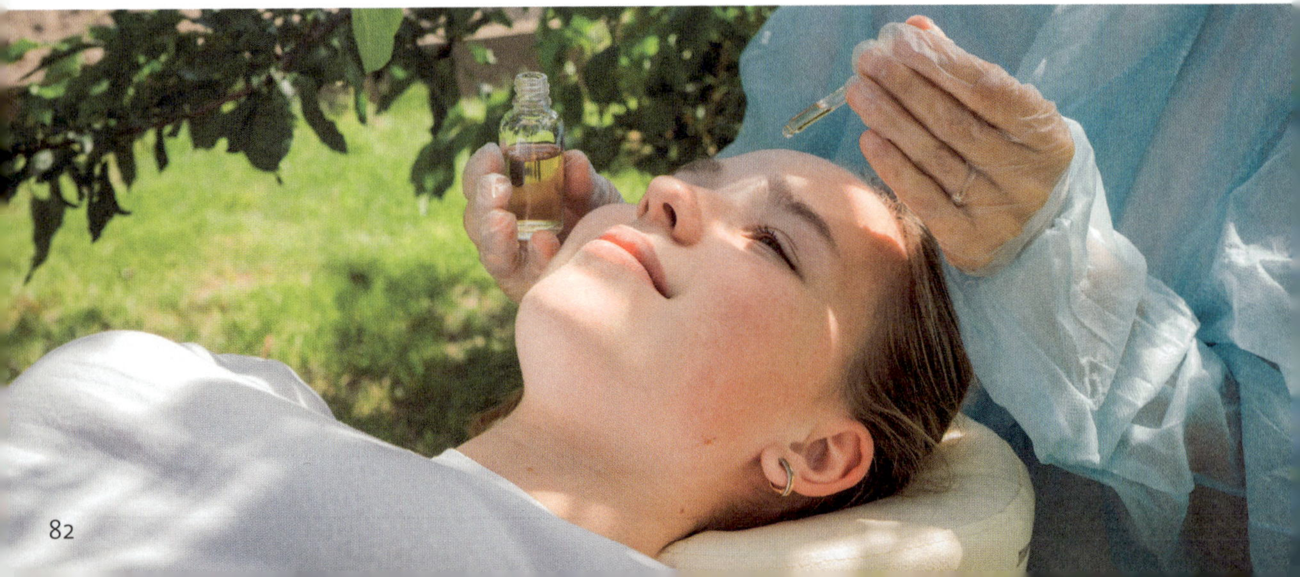

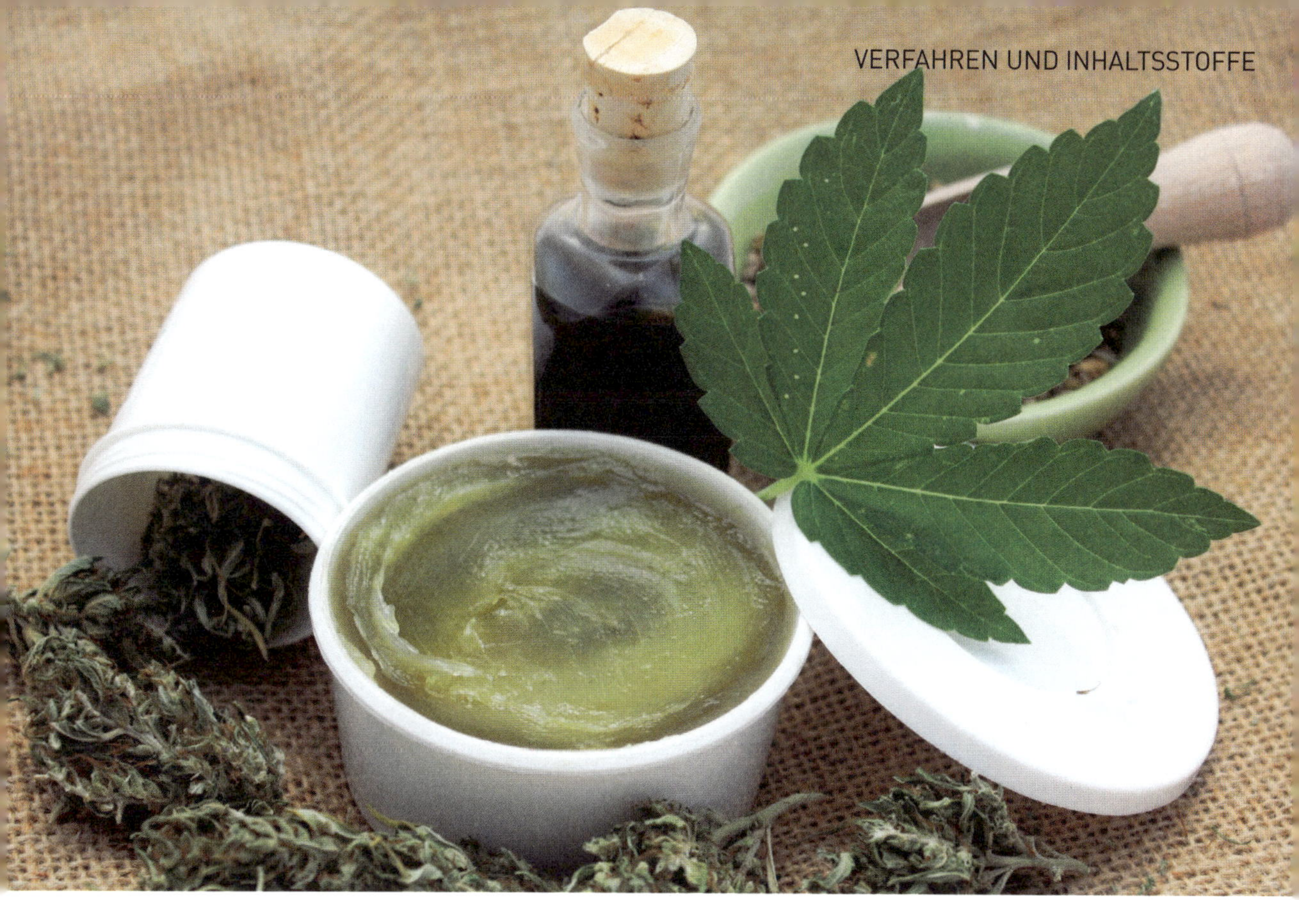

Oben: Salbe aus Hanfextrakten, unten: Fläschchen mit CBD-Öl für die Kosmetik

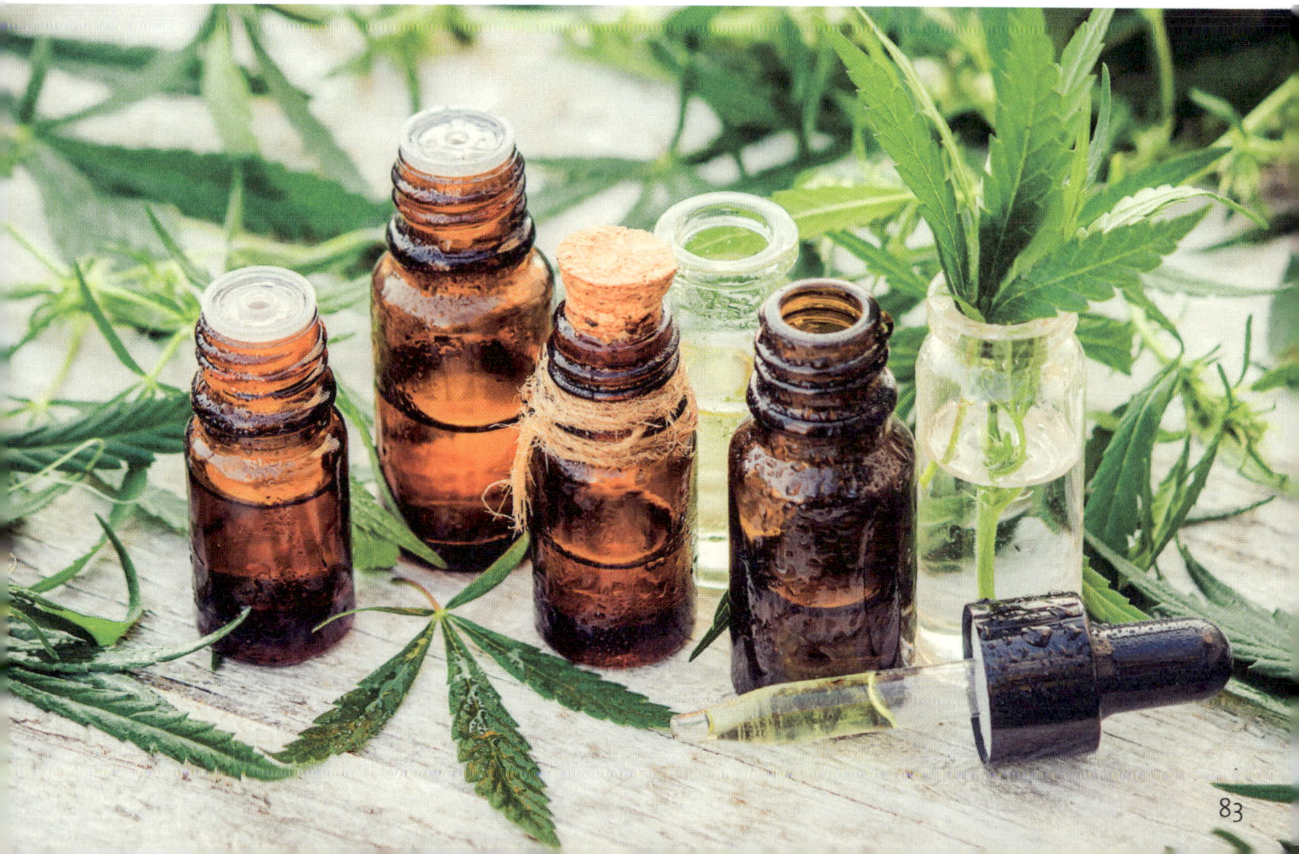

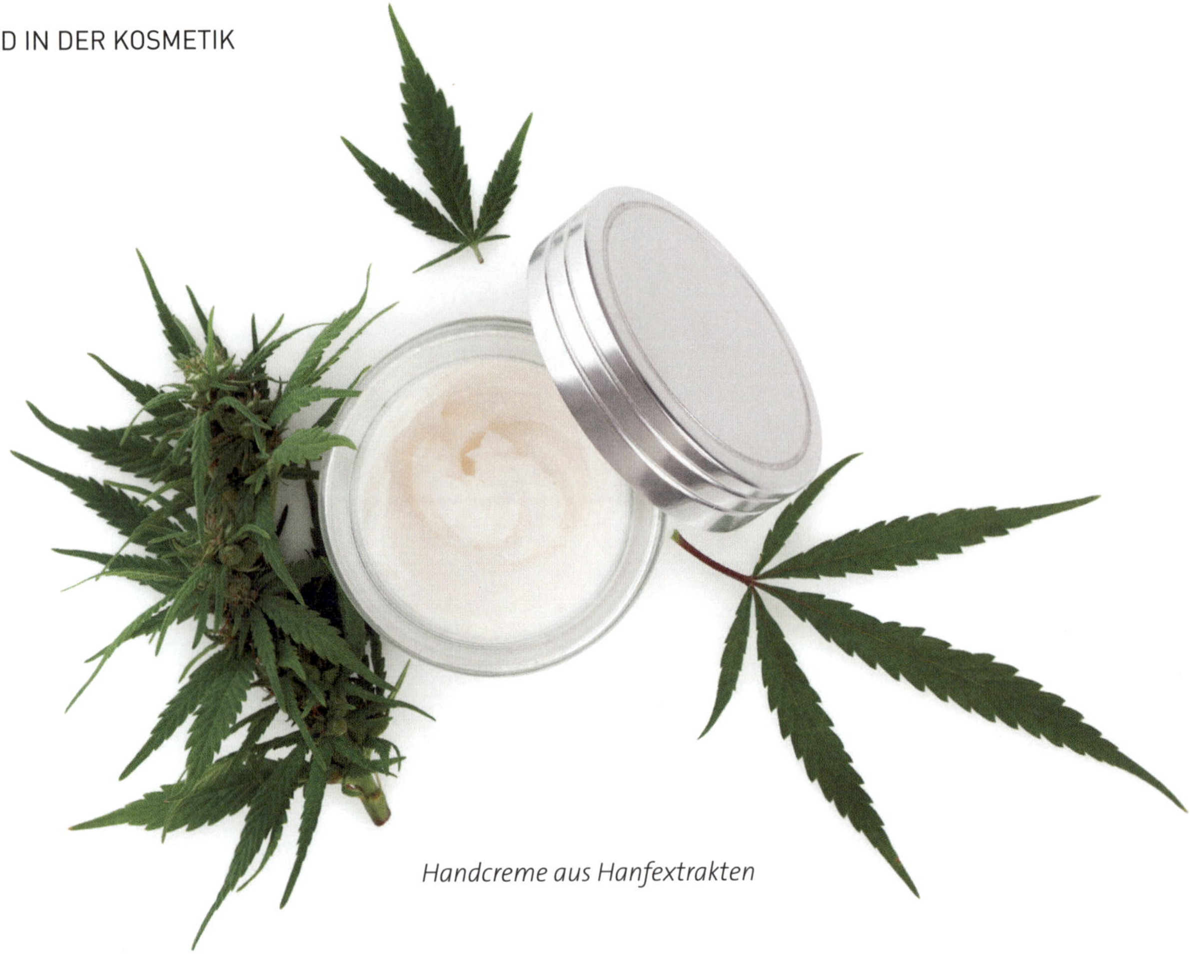

*Handcreme aus Hanfextrakten*

kungen auf den Organismus. Sie sorgt für ein gutes Feuchtigkeitsniveau der Haut und mildert auf sanfte Art u.a. Akne und Hyperpigmentierung. Zudem ist GLA bedeutsam für die Nervenreizleitung im Gehirn und die Senkung des Blutdrucks. Es ist ebenso in Nachtkerzenöl enthalten, das gegen Neurodermitis angewendet wird.

In Kosmetikprodukten wird oft eine Kombination aus Hanf- und CBD-Öl verwendet. Hanföl wird aus den Samen der Pflanze gepresst und enthält in geringer Dosierung CBD und THC. In Hanföl sind neben den wertvollen Fettsäuren und GLA noch Palmitinsäure, Stearinsäure, Vitamin B1 und B2, Vitamin E sowie Mineralstoffe wie Phosphor, Kalium, Calcium, Mangan, Natrium, Eisen, Magnesium, Zink und Kupfer enthalten. Die essenziellen Fettsäuren aus den Cannabissamen werden von der menschlichen Haut direkt aufgenommen und fast vollständig absorbiert. Hanföl trägt dazu bei, dass die natürliche Schutzbarriere der Haut gegen das Eindringen von Bakterien und Umweltgiften gestärkt wird. Die Haut bleibt gesund und wird ausreichend mit Feuchtigkeit versorgt. Das vermindert die Fältchenbildung, denn durch GLA wird Wasser an die Hautzellen gebunden.

Die kristallförmige Substanz des CBD braucht einen Träger wie z.B. Öl, um als Kosmetik wirksam werden zu können. Deshalb enthalten zahlreiche Pflegeprodukte Trägerstoffe wie Sheabutter, Hanfsamen- und Teebaumöl. Oft kommen weitere Pflanzenstoffe wie Rosmarin, Lavendel, Ringelblume oder Minze hinzu. Rosmarin in Kombination mit CBD steigert die Durchblutung, Lavendel entspannt und beruhigt die Haut.

In manchen Erzeugnissen der CBD-Kosmetik sind besondere, therapeutisch wirkende Zusatzstoffe enthalten. Dazu gehört z.B. Dexpanthenol, das auch Bestandteil vieler Wund- und Heilsalben ist. Der Wirkstoff unterstützt die Neubildung von Hautzellen und damit die Wundheilung. Die Verbindung Bisabolol stammt aus der Kamille und fördert ebenfalls die Heilung und Erholung der Haut, z.B. nach Verbrennungen oder einem Sonnenbrand. Gegen trockene Haut, eingerissene Mundwinkel, Akne, Herpes und Wundheilungsstörungen hilft das in vielen Kosmetikprodukten enthaltene Zink.

## Wirkung und Anwendungsbereiche

Die meisten Produkte mit CBD werden als Gesichtsöle angeboten. Sie können direkt nach der täglichen Pflege auf die gereinigte Haut aufgetragen bzw. mit einer Tages- oder Nachtcreme vermischt werden. Die pflegenden, wundheilenden, feuchtigkeitsspendenden, schmerzlindernden und antientzündlichen Eigenschaften von CBD-Kosmetika können bei Hautproblemen und -erkrankungen vorbeugend und unterstützend wirken. Bei ernsthaften Erkrankungen sind jedoch zuallererst Fachmediziner wie Dermatologen zu Rate zu ziehen. Sie können auch Hinweise geben, ob CBD-Produkte für den jeweiligen Hauttyp sinnvoll sind und in welcher Form sie angewendet werden sollten.

## Die tägliche Hautpflege

Die Angebotspalette an CBD-Kosmetik ist groß und wird ständig erweitert. Dazu gehören Cremes, Salben, Gels, Pflegeöle, Lippenpflege, Shampoo, Duschgel, Seife, Augenseren, Flüssigkeiten zur Gesichtsreinigung bis

*Kristalle, die in der Regel aus 99% CBD bestehen und vielfältige Anwendungsmöglichkeiten bieten*

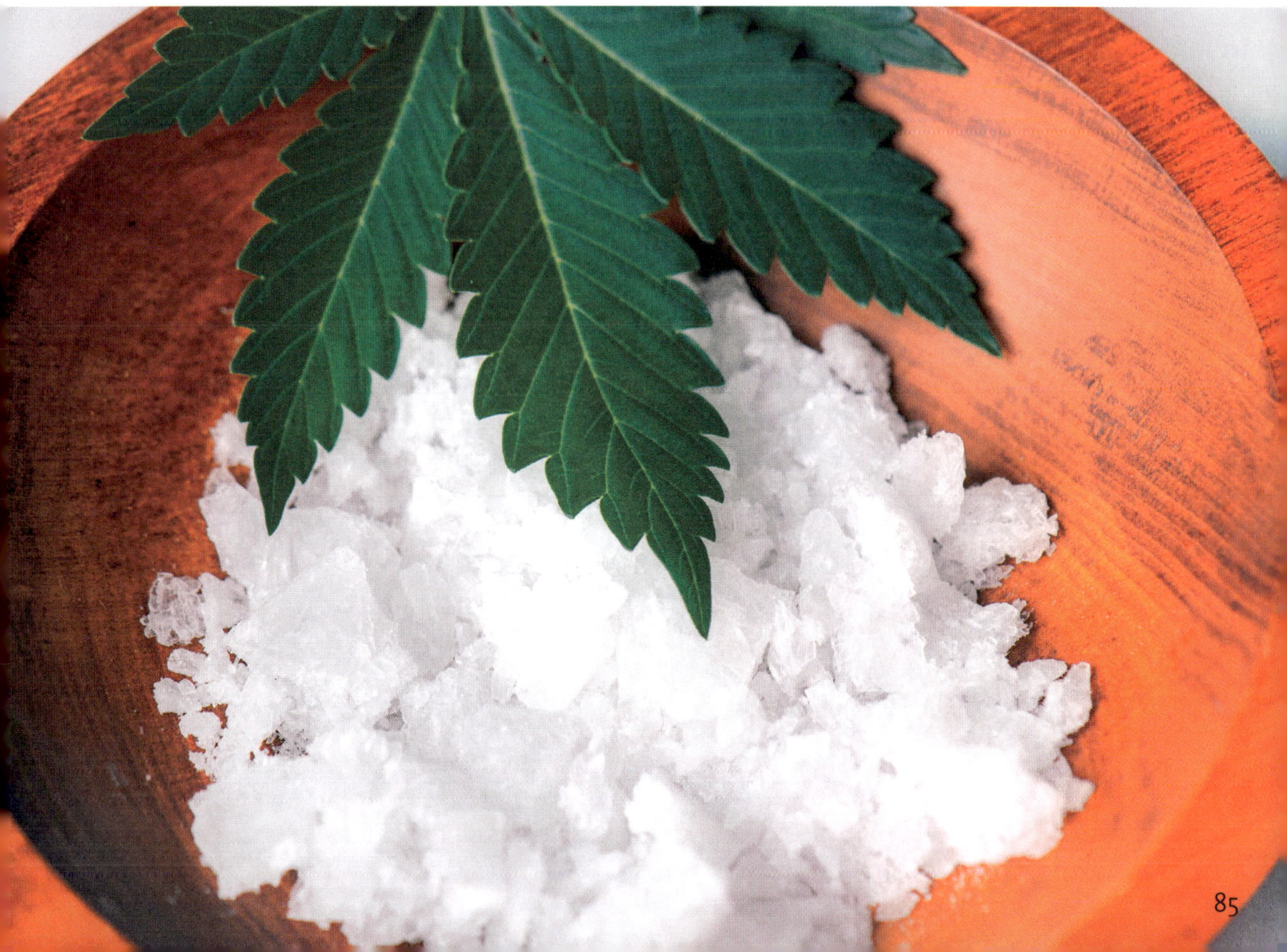

zu Lidschatten. Die meisten Nutzer wenden CBD-Erzeugnisse bei unreiner, unebener und trockener Haut an. Vor allem im grellen Sonnenlicht, bei starkem Wind und allgemein im Winter, bei kalter Luft draußen und heißer, trockener Luft drinnen, wird die Haut, die immerhin das größte menschliche Organ ist, stark beansprucht. Rissige Haut und spröde Lippen lassen sich mit CBD-haltigen Gesichtscremes, Lippenbalsam und Salben behandeln. Für fettiges und strapaziertes Haar bieten sich CBD-Shampoos an.

## Empfindliche Haut und Falten

Die dem CBD zugeschriebenen beruhigenden und regulierenden Eigenschaften helfen bei sensibler Haut. Dadurch werden z.B. Rötungen und Irritationen verringert und die Elastizität der Haut verbessert.

Beim Auftragen helfen die Antioxidantien des CBD auch, sichtbare Zeichen der Hautalterung wie Falten, einen fahlen Teint und Rötungen zu reduzieren. Der sanft wirkende Hanfextrakt beugt einer Schädigung durch die sog. freien Radikale vor, welche die Hautalterung beschleunigen können, und lindert Entzündungen.

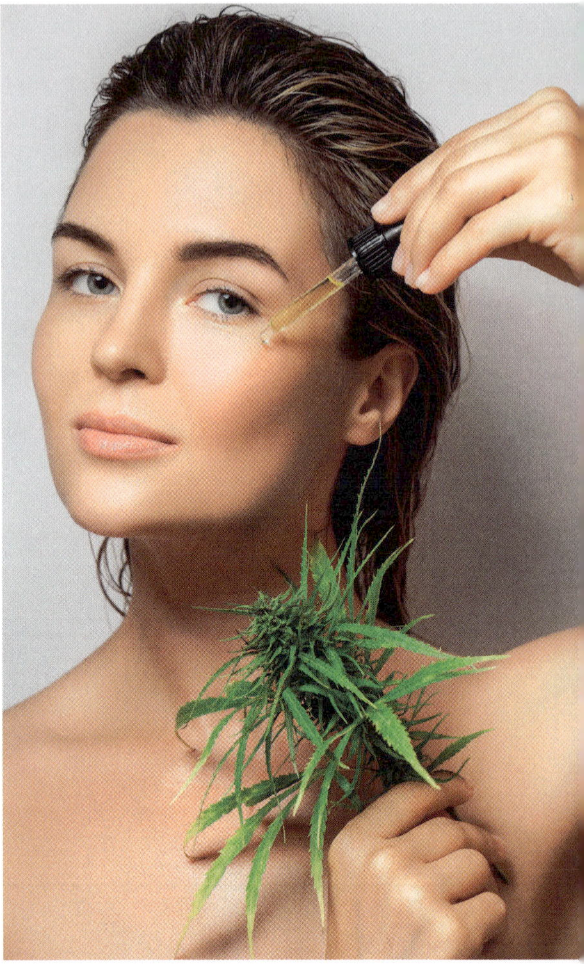

*Gesichtspflege mit CBD-haltigem Öl*

*Hanfcreme gegen empfindliche Haut*

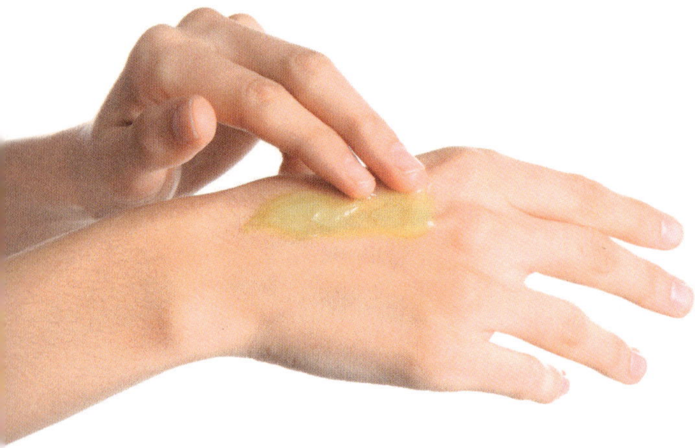

## Neurodermitis

Die chronisch entzündliche, meist mit starkem Juckreiz einhergehende Hauterkrankung ist grundsätzlich ein Fall für Hautärzte. Zu den auslösenden Faktoren gehören trockene Haut (z.B. durch zu häufiges Waschen), Allergene (Hausstaub, Pollen, Tierhaare), bestimmte Nahrungsmittel (Kuhmilch, Hühnerei, Weizen, Soja), Reinigungsmittel, Duft- oder Konservierungsstoffe, Mikroben auf der Haut, Umweltgifte wie Ozon, Dieselabgase oder Tabakrauch, klimatische Einflüsse wie extreme Kälte, Trockenheit oder Schwüle sowie psychische Belastungen (Ängste, Alltagssorgen, Stress etc.).

Zur Behandlung stehen besondere Cremes, Bestrahlung mit Lichttherapie und in schweren Fällen Medikamente zur Verfügung. Typisch für die Erkrankung sind symptomfreie Intervalle, in denen eine gute Basispflege der Haut notwendig ist. Hier können CBD-haltige Produkte nach Absprache mit dem Hautarzt unterstützend wirken.

Die antientzündliche Wirkung sorgt für eine Beruhigung der geschädigten Haut und eine Linderung des Juckreizes. Je nach Symptomen und Ausprägung der Neurodermitis werden die Behandlungsdauer und die Konzentration einer CBD-Salbe bestimmt. Zusatzstoffe wie Ringelblume, Lavendel, Sheabutter und Hanfsamenöl versorgen die gereizte, schuppige Haut mit Feuchtigkeit. Strapazierte Kopfhaut kann nicht nur bei einer Neurodermitis mit einem CBD-Shampoo beruhigt werden. Körperlotionen, Gesichtscremes, Duschgels und Handseifen können die verordneten dermatologischen Maßnahmen unterstützen.

## Schuppenflechte

Schuppenflechte (Psoriasis) kann als ernsthafte Erkrankung nicht nur die Haut betreffen, sondern auch Gelenke und andere Organe wie Herz und Leber. Die chronisch-entzündliche, erblich veranlagte Hauterkrankung wird durch innere und äußere Auslöser hervorgerufen und ist mit einem hohen Leidensdruck verbunden, da sie die Lebensqualität der Patienten stark beeinträchtigt. Schätzungen zufolge sind bis zu 3,5% der Menschen in Mittel- und Nordeuropa betroffen, in Deutschland gehen Fachleute von bis zu 2 Millionen Erkrankten aus.

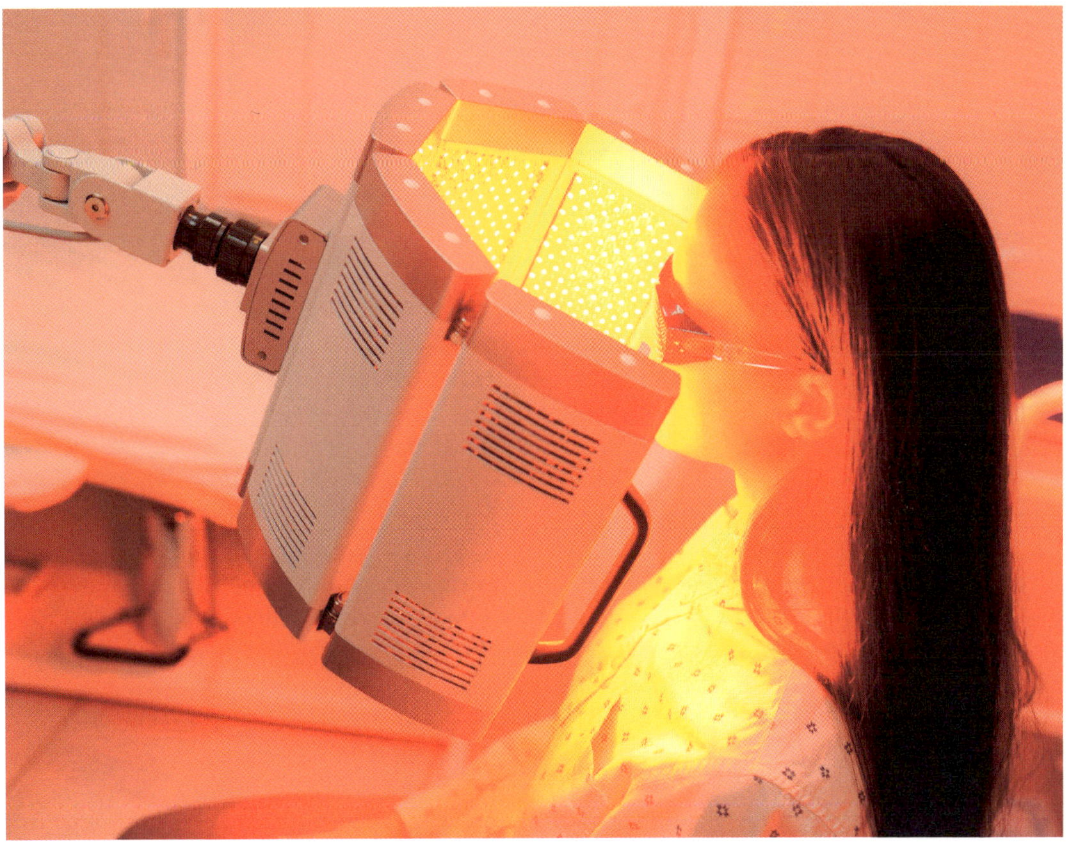

*Bei der Behandlung mit einer Lichttherapie kann CBD die Gesundung der Haut unterstützen.*

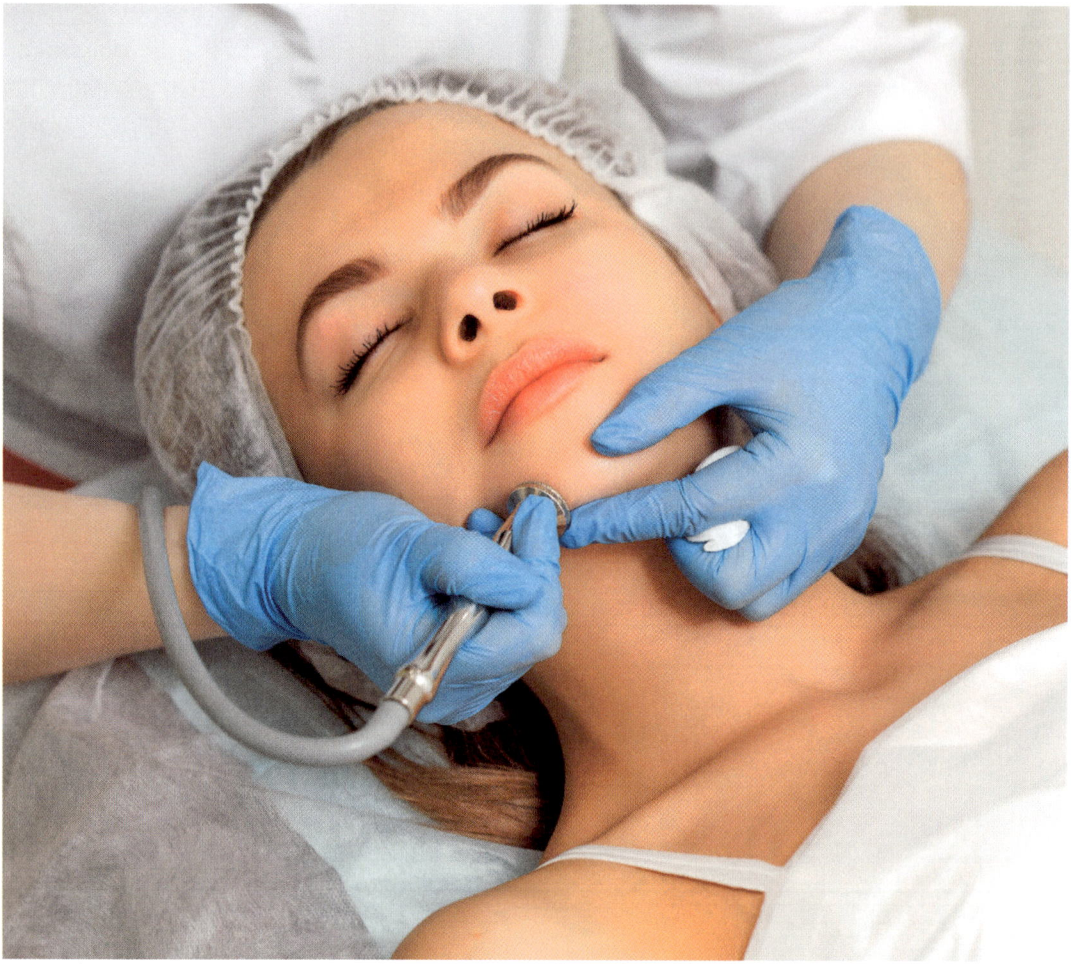

*CBD-Extrakte können die Regenerierung der Haut nach kosmetischer Behandlung fördern.*

Neben der erblichen Veranlagung gehören zu den Risikofaktoren vor allem Infektionen (Streptokokken), Hautverletzungen und Sonnenbrand, Stoffwechselstörungen und Hormonschwankungen, Allergene, Stress, Alkohol, Rauchen und Übergewicht.

Bei der Autoimmunerkrankung Schuppenflechte ist das überschießende Immunsystem aus dem Gleichgewicht. CBD-haltige Produkte können auf die Abwehrzellen des Organismus regulierend wirken. Die Entzündung kann sich abschwächen und die Schuppenbildung zurückgehen. CBD-Cremes bewirken, dass sich auf der Haut eine schützende Schicht bildet.

## Hautunreinheiten und Pickel

Vor allem in der Pubertät leiden viele Menschen wegen Hormonveränderungen unter Pickeln oder Akne. Die Talgdrüsen geraten aus dem Gleichgewicht und die Haut entzündet sich an verschiedenen Stellen. Ungarische Forscher der Universität Debrecen haben 2017/18 in Zusammenarbeit mit dem Semmelweis Ignác Hospital und dem Universitätslehrhospital in Miskolc einen zellkernbezogenen Hormonrezeptor (PPARgamma) untersucht, der bei der Regulierung des Fettstoffwechsels der Talgdrüsen und damit der Ausbildung der Akne eine Rolle spielt. CBD kann mithilfe der körpereigenen Anandamide über die CB-Rezeptoren des Nervensystems die Produktion von Talg bremsen und bei Akne auf das Hormonsystem des Körpers einwirken. Viele CBD-Cremes gegen Akne enthalten auch Inhaltstoffe wie Dexpanthenol oder Zink zur Regeneration der Haut.

## Sonnenbrand

Auch wenn sich die meisten Menschen, vor allem solche mit heller Haut, mit Lotionen dagegen schützen, hat wohl jeder schon einmal unter einem ausgeprägten Sonnenbrand gelitten. Übermäßige Sonneneinstrahlung bedeutet Stress für die Haut. Bei einem leichten Sonnenbrand ist die Haut gerötet, bei einem starken Sonnenbrand bilden sich Blasen, die sogar Narben hinterlassen können. Ein Sonnenbrand zeigt sechs bis acht Stunden nach der Sonneneinstrahlung die ersten Symptome. Nach 24 bis 36 Stunden erreichen die Beschwerden ihren Höhepunkt, nach ein bis zwei Wochen klingen sie ab. Häufiger Sonnenbrand steigert das Risiko für Hautkrebs und sollte deshalb vermieden werden.

Auch bei einem Sonnenbrand können CBD-Kosmetika ihre positive Wirkung entfalten. Die meisten Anwender berichten von dem kühlenden und beruhigenden Einfluss auf der gereizten Haut, die zu einer beschleunigten Heilung beitragen kann. Anders als viele industriell hergestellte Cremes und Lotionen enthält ein qualitätsvolles CBD-Öl keine Chemikalien, welche die Haut zusätzlich reizen könnten. Es lässt sich gut auf die betroffenen Stellen auftragen, regt die Bildung neuer Hautzellen und damit den Heilungsprozess an.

*Nach einem Sonnenbrand, der für die Haut Stress bedeutet, kann CBD die Beschwerden lindern.*

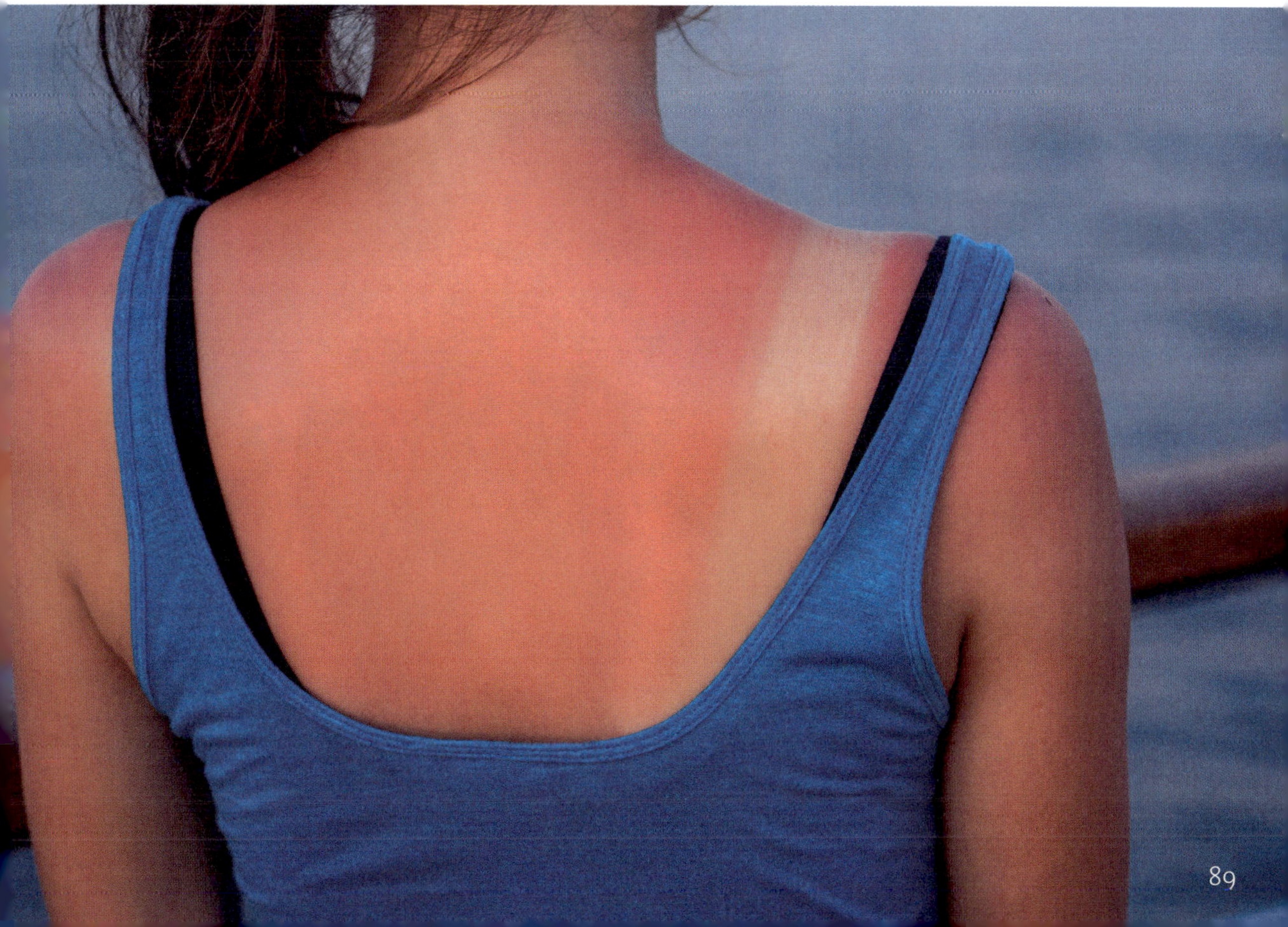

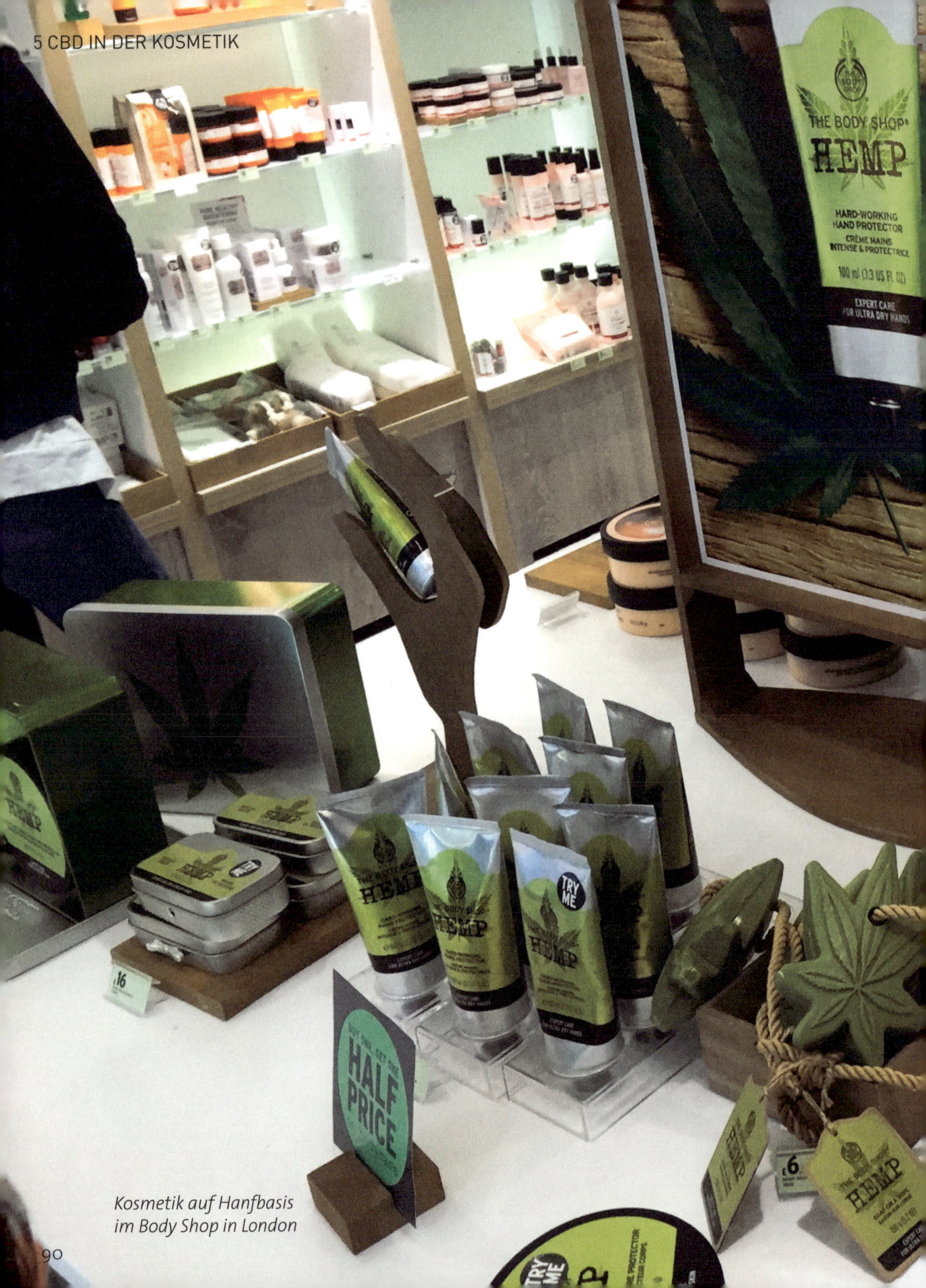


*Kosmetik auf Hanfbasis im Body Shop in London*

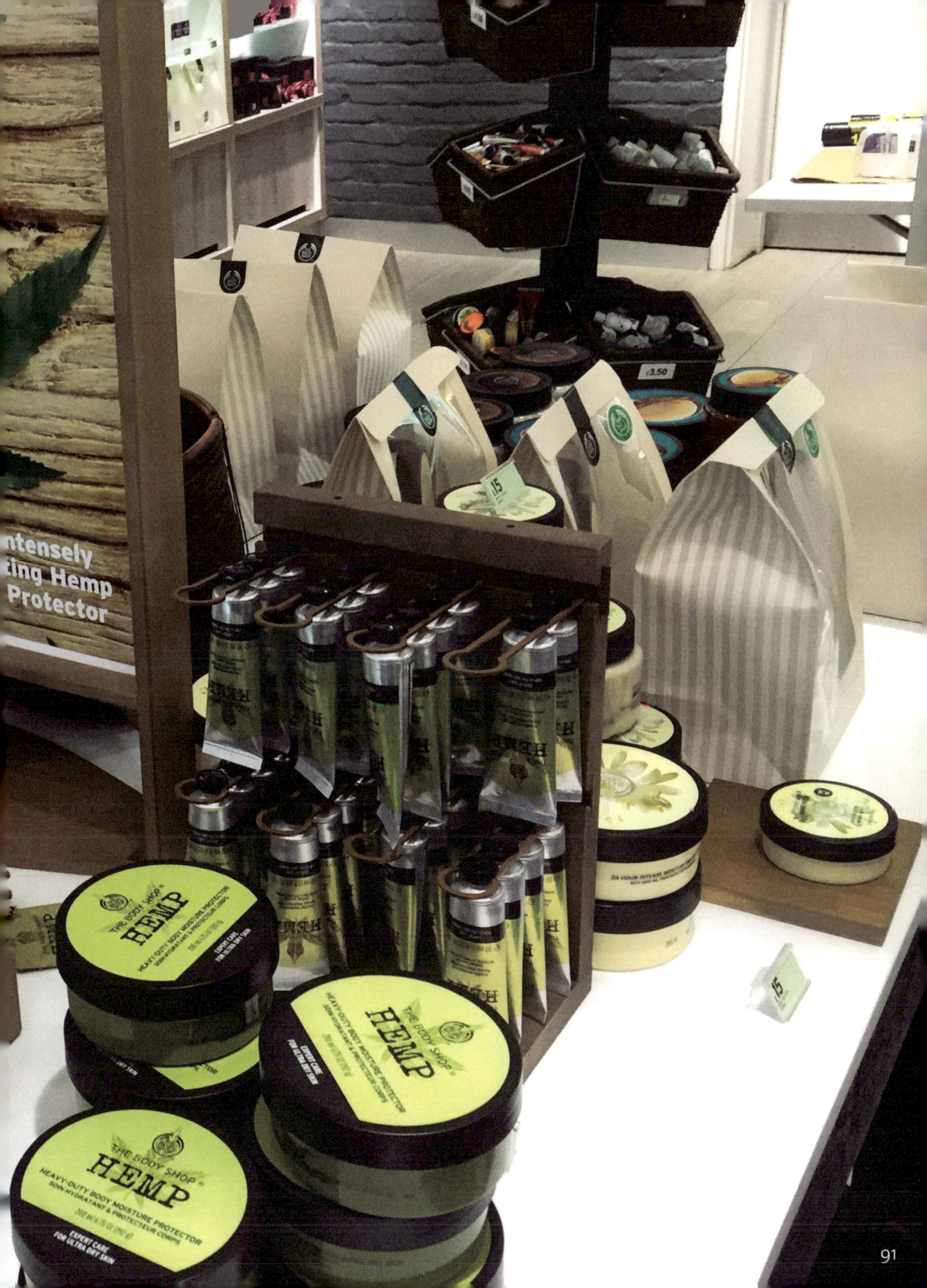
ntensely
ing Hemp
Protector
£3.50
THE BODY SHOP
HEMP
HEAVY-DUTY BODY MOISTURE PROTECTOR
SOIN HYDRATANT & PROTECTEUR CORPS
EXPERT CARE
FOR ULTRA DRY SKIN

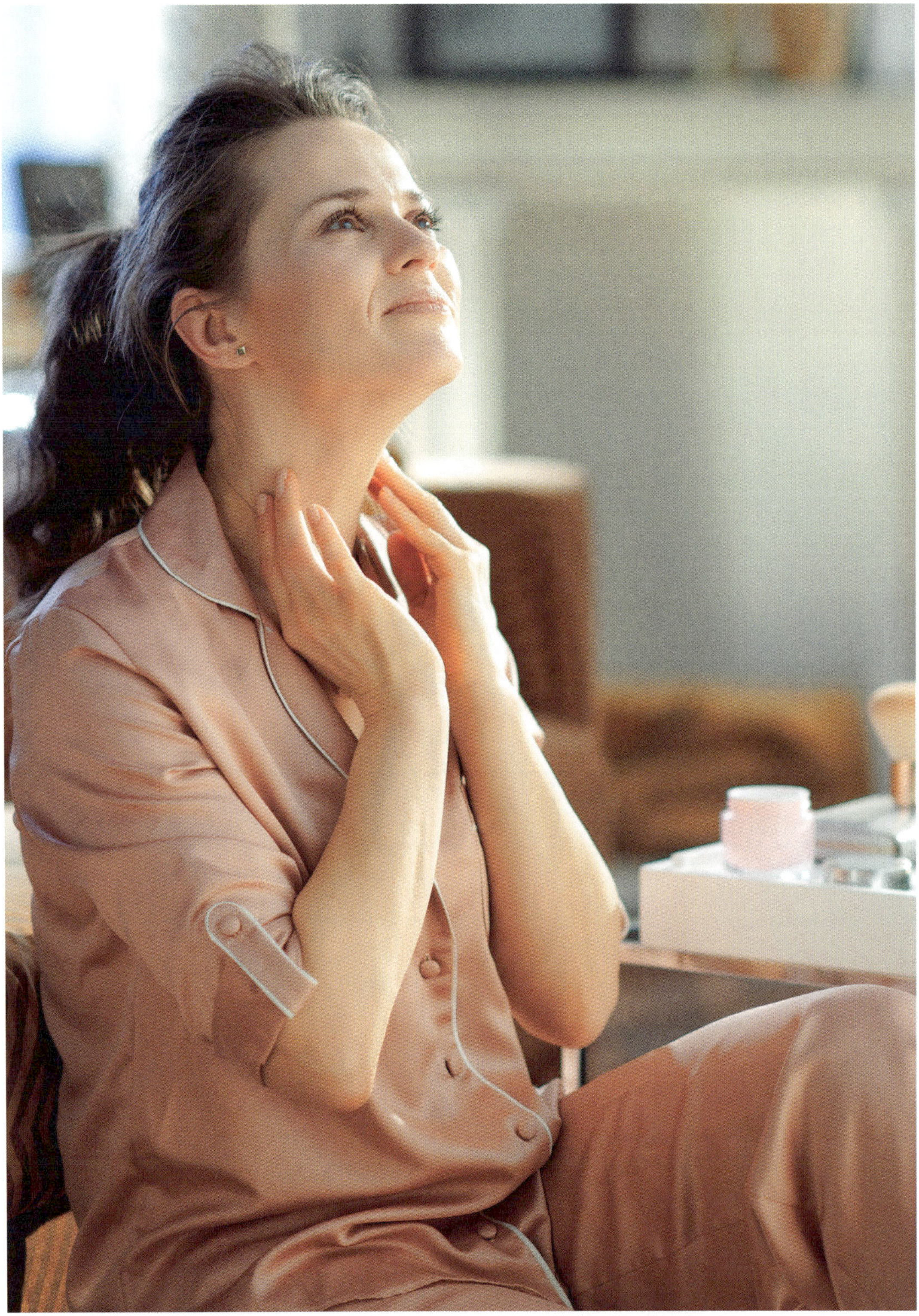

*Wer CBD-Kosmetik verwenden möchte, sollte auf Qualität und die richtige Dosierung achten.*

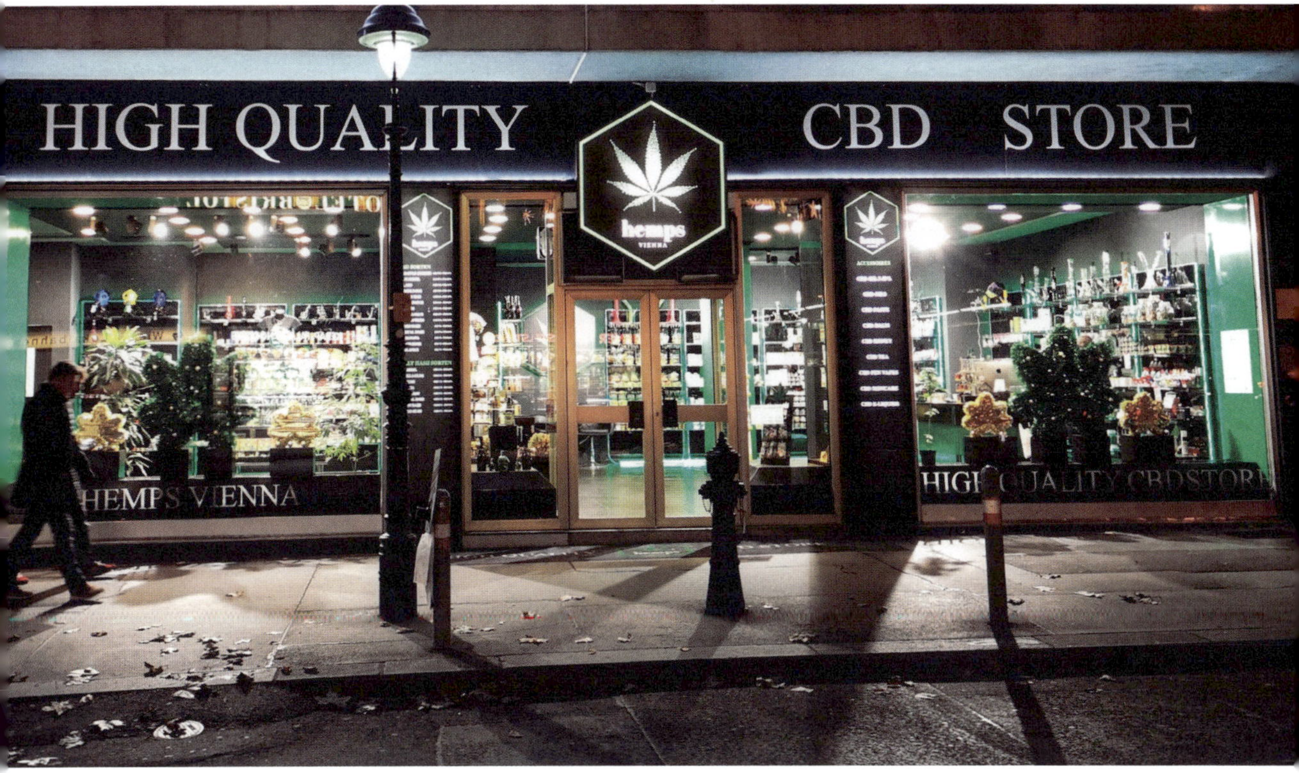


*Schaufensterfront eines Fachgeschäftes für Hanfprodukte in der Wiener Innenstadt*

## KAUFTIPPS FÜR CBD-KOSMETIK

Die Produktion von CBD-Kosmetik steigert sich zwar von Jahr zu Jahr, dennoch wird sie in vielen Geschäften und Drogerien bislang nur wenig oder als kleines Sortiment angeboten. Im Internet bieten dagegen Hersteller und Handelsunternehmen eine Fülle von CBD-haltigen Kosmetikerzeugnissen an. Um die Auswahl zu erleichtern und möglichst qualitätsvolle Produkte zu erhalten, sollten ein paar Kriterien beachtet werden.

### Der passende Zweck

Welches Produkt für wen infrage kommt, richtet sich zunächst einmal danach, wofür es eingesetzt werden soll. Bei Akne ist eine entsprechende Gesichtscreme die erste Wahl, bei Neurodermitis eine Ganzkörperlotion oder eine CBD-haltige Salbe. Für trockene Lippen werden spezielle Lippenbalsame oder Lippenstifte angeboten.

### Die richtige Dosierung

Selbstverständlich ist für die allgemeine, und vorbeugende Pflege eine niedrigere Dosierung völlig ausreichend. Dagegen sind für Hauterkrankungen CBD-Kosmetika mit höherer Dosis erforderlich.

Außerdem hilft CBD nicht bei jeder Irritation oder Belastung der Haut. Bei einigen Hauterkrankungen, bei Unverträglichkeiten oder besonderen Umständen kann es sogar kontraproduktiv sein. Schwangere z.B. sollten nur nach ärztlicher Beratung auf ein CBD-haltiges Pflegeprodukt zurückgreifen.

### Hohe Produktqualität

Wer seiner Haut mit CBD-Kosmetik etwas Gutes tun möchte, sollte nur Erzeugnisse von hoher Reinheit und mit Gütesiegel auswählen. Ein Mittel hoher Qualität muss annähernd das enthalten, was auf der Verpackung steht, es darf nicht mit Giftstoffen

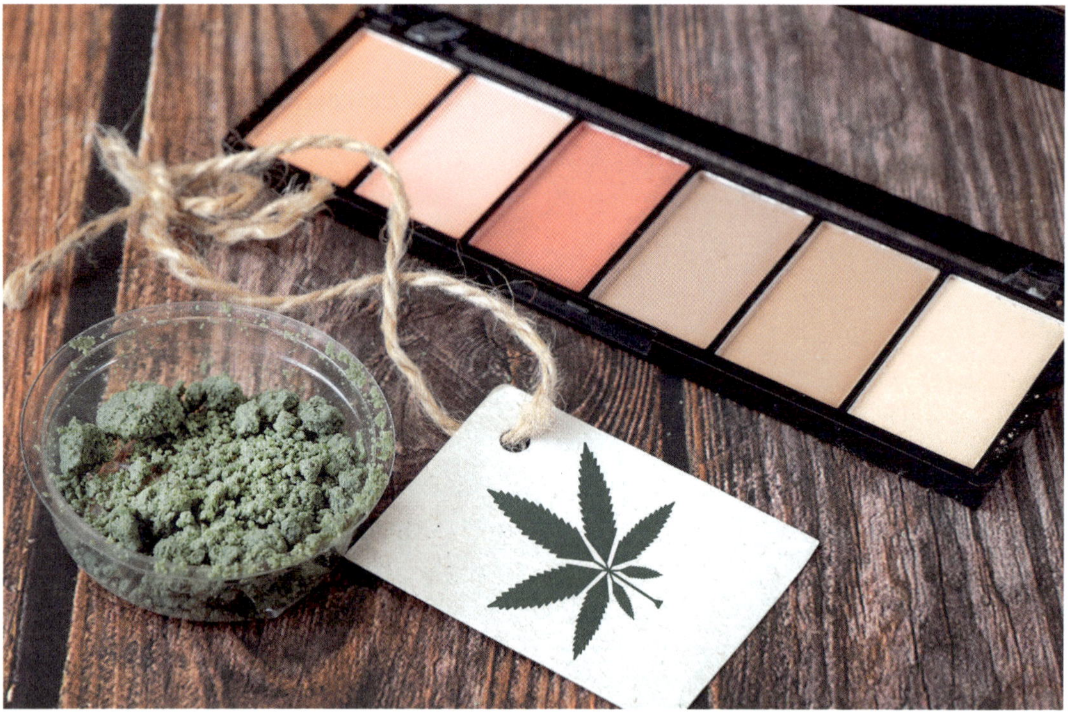

*Lidschatten in verschiedenen Farben, die mit hautfreundlichem Hanföl angereichert sind*

belastet sein und sollte die Grenzwerte und Bestimmungen für Bio-Lebensmittel einhalten. Produkte mit anerkannten Gütesiegeln, die in einem unabhängigen Labor getestet wurden, versprechen Schadstofffreiheit und Transparenz der Inhaltsstoffe. Zudem ist nicht nur der Hanfextrakt CBD bedeutsam. Die Zusatz- und Trägerstoffe sollten möglichst natürlichen Ursprungs sein. CBD-Produkte mit synthetischen Silikonen und Paraffinölen sind chemisch erzeugt. Der Reinheitsgrad sollte 99% betragen.

## Nebenwirkungen

Grundsätzlich können CBD-haltige Substanzen für die Haut ähnliche Nebenwirkungen auslösen wie solche, die oral aufgenommen werden. CBD-Kosmetik weist jedoch nach bisherigem Kenntnisstand geringe Risiken auf. Eventuelle Begleiterscheinungen wie Müdigkeit, niedriger Blutdruck und trockene Schleimhäute klingen meist schnell wieder ab. Anwender sollten auf jeden Fall die korrekte Dosierung beachten und auf qualitativ einwandfreie CBD-Produkte zurückgreifen. Wer bereits andere Arzneimittel einnimmt, sollte vorab einen Arzt konsultieren. Besondere Vorsicht ist geboten bei Schwangeren, Menschen mit Grünem Star (Glaukom) oder mit Leberfunktionsstörungen sowie bei Kindern, deren Organismus auf die von außen zugeführten Substanzen sensibler reagieren kann. Alle diese Gruppen sollten CBD nur nach ärztlicher Rücksprache zu sich nehmen.

Selten reagiert die Haut empfindlich auf CBD-Kosmetik, meist bei Unverträglichkeiten gegen Inhaltsstoffe. Um allergische Reaktionen schneller zu erkennen, ist es ratsam, CBD-haltige Kosmetik zunächst auf einer kleinen Hautstelle aufzutragen und einige Minuten zu warten. Bei stärkeren und länger anhaltenden Hautreaktionen oder Irritationen sollte man die Behandlung abbrechen und eventuell mit einem Hautarzt sprechen.

*Foto rechts: Hautpflegeprodukte mit CBD*

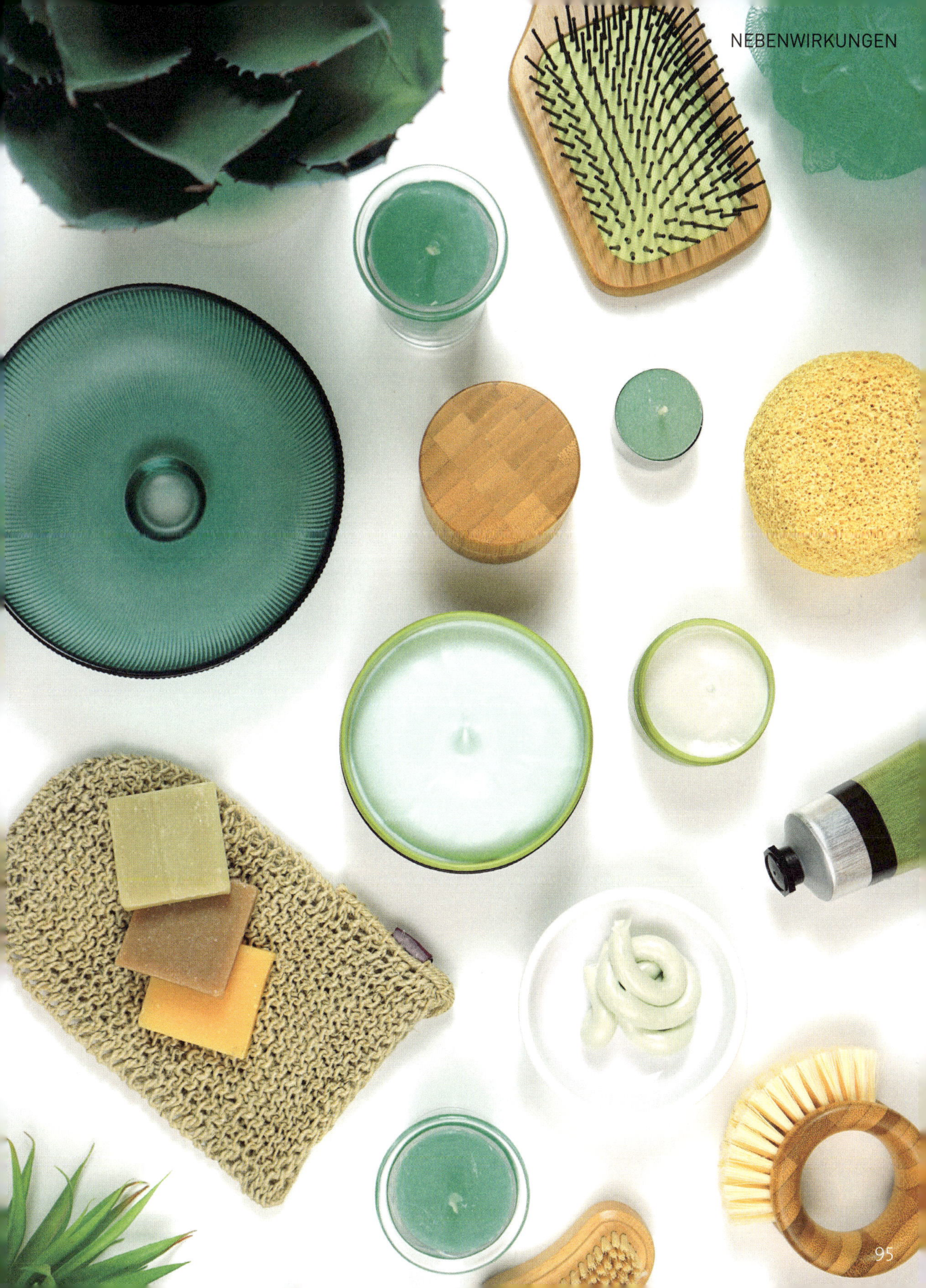

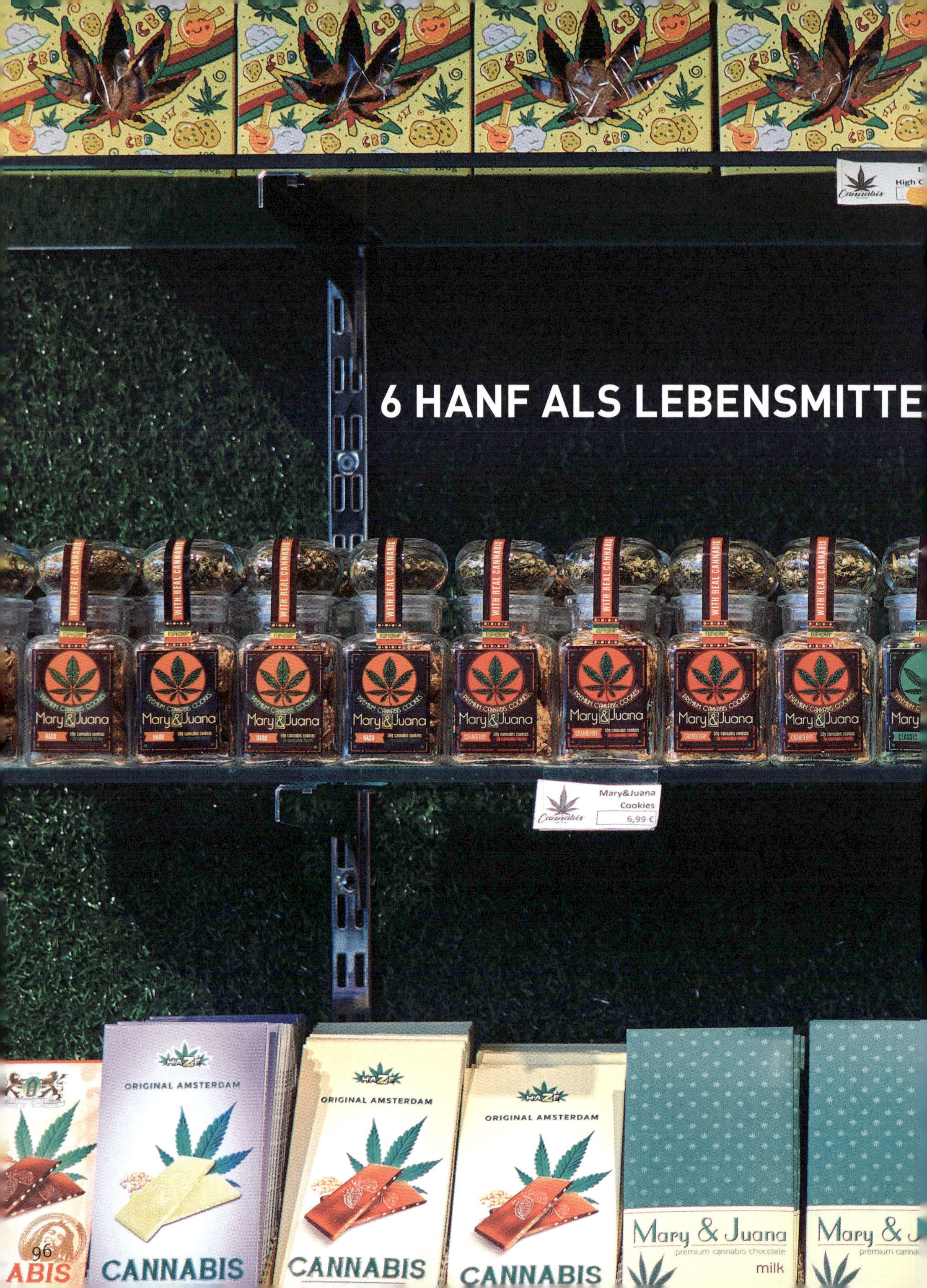


# 6 HANF ALS LEBENSMITTE

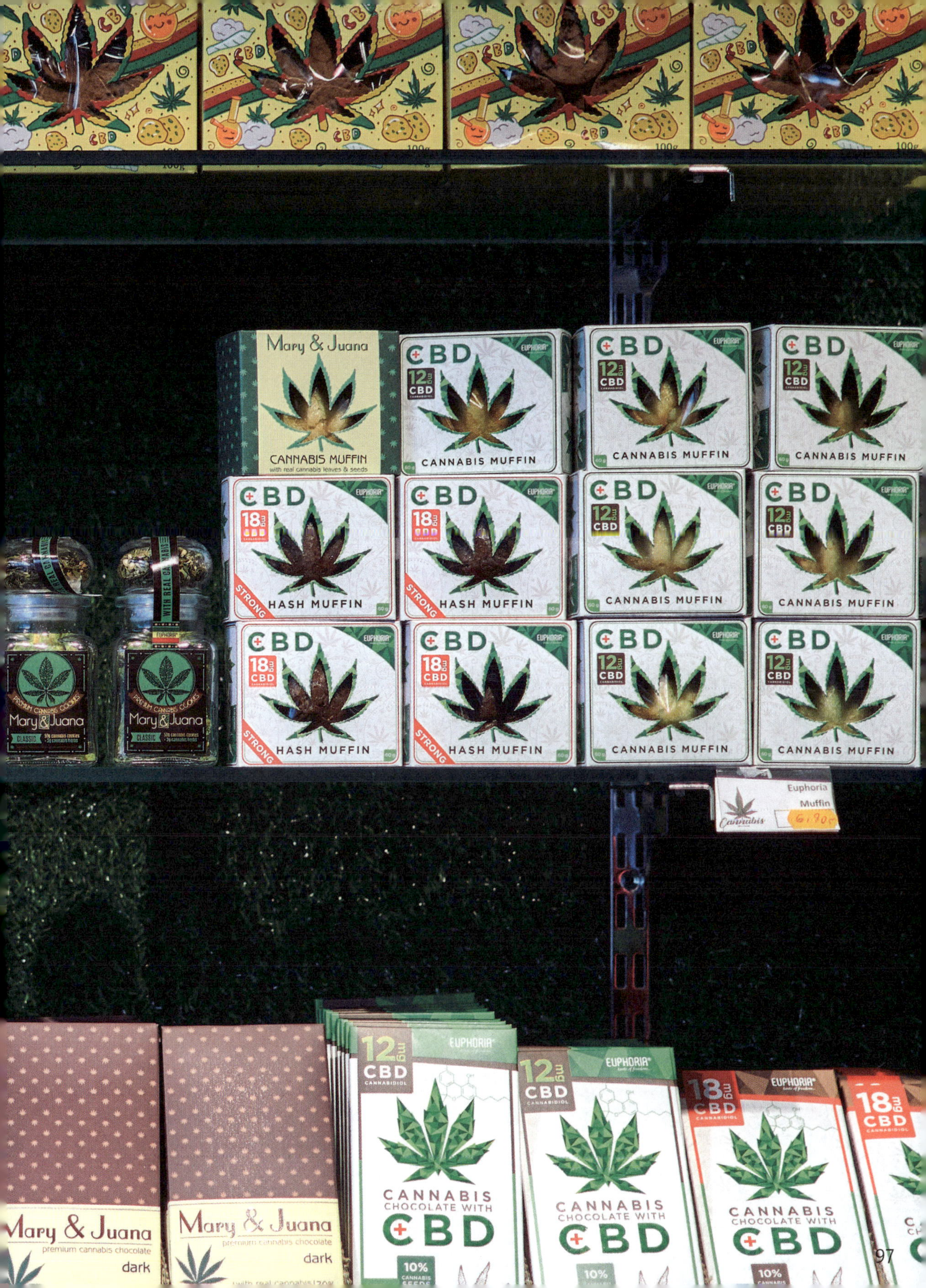
Mary & Juana
CANNABIS MUFFIN
CBD
12 mg CBD
CANNABIS MUFFIN
18 mg CBD
STRONG
HASH MUFFIN
EUPHORIA
Mary & Juana
Euphoria
Muffin
CANNABIS
CHOCOLATE WITH
CBD
10%
premium cannabis chocolate
dark

# 6 HANF ALS LEBENSMITTEL

Mit dem verstärkten Anbau von Nutzhanf in Deutschland ist auch der Einsatz von Teilen der Pflanze bei der Lebensmittelherstellung gestiegen. Der Handel bietet heute eine Vielzahl hanfhaltiger Produkte an, darunter Bier, Limonade, Hanfsamenöl, Hanfsamen und daraus hergestellte Lebensmittel.

## Lebensmittelgesundheit

Bei der gesundheitlichen Bewertung spielt der Gehalt an dem rauscherzeugenden Tetrahydrocannabinol (THC) die Hauptrolle. Bei Nutzhanf ist er gemäß EU-Richtlinien auf höchstens 0,2% begrenzt. Die Wirkungen, die THC nach oraler Aufnahme beim Menschen erzeugen kann, sind zwar noch nicht abschließend wissenschaftlich geklärt (siehe Kapitel 8), doch gibt es von behördlicher Seite und aus Sicht von Verbraucherschutzorganisationen Empfehlungen für Höchstmengen. Für die Verwendung in Lebensmitteln müsse sichergestellt sein, dass die THC-Anteile weder durch Verunreinigung noch durch Anbaubedingungen erhöht werden.

*Bier und Energy Drink mit Hanf in einem Laden in Heraklion auf der griechischen Insel Kreta*

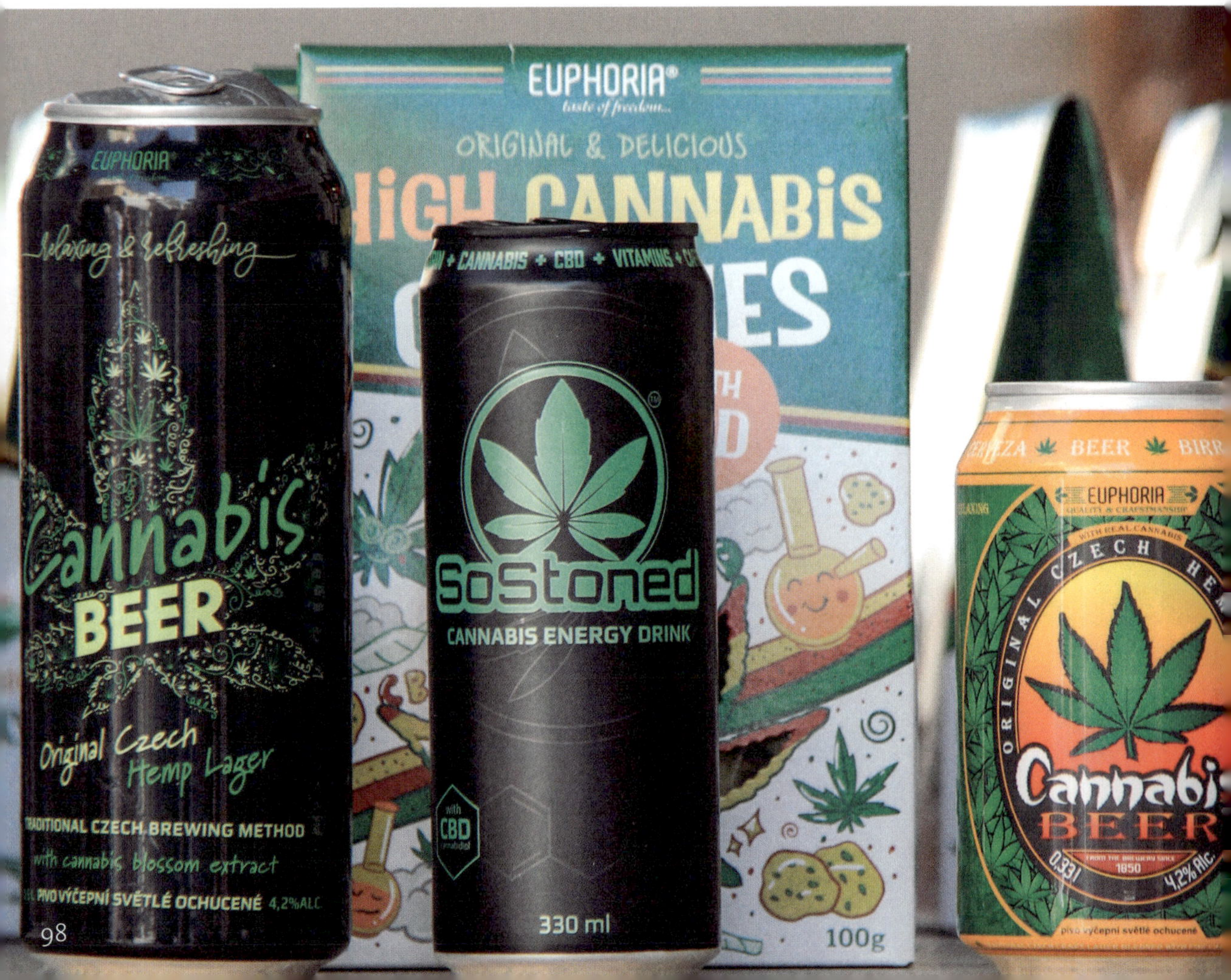

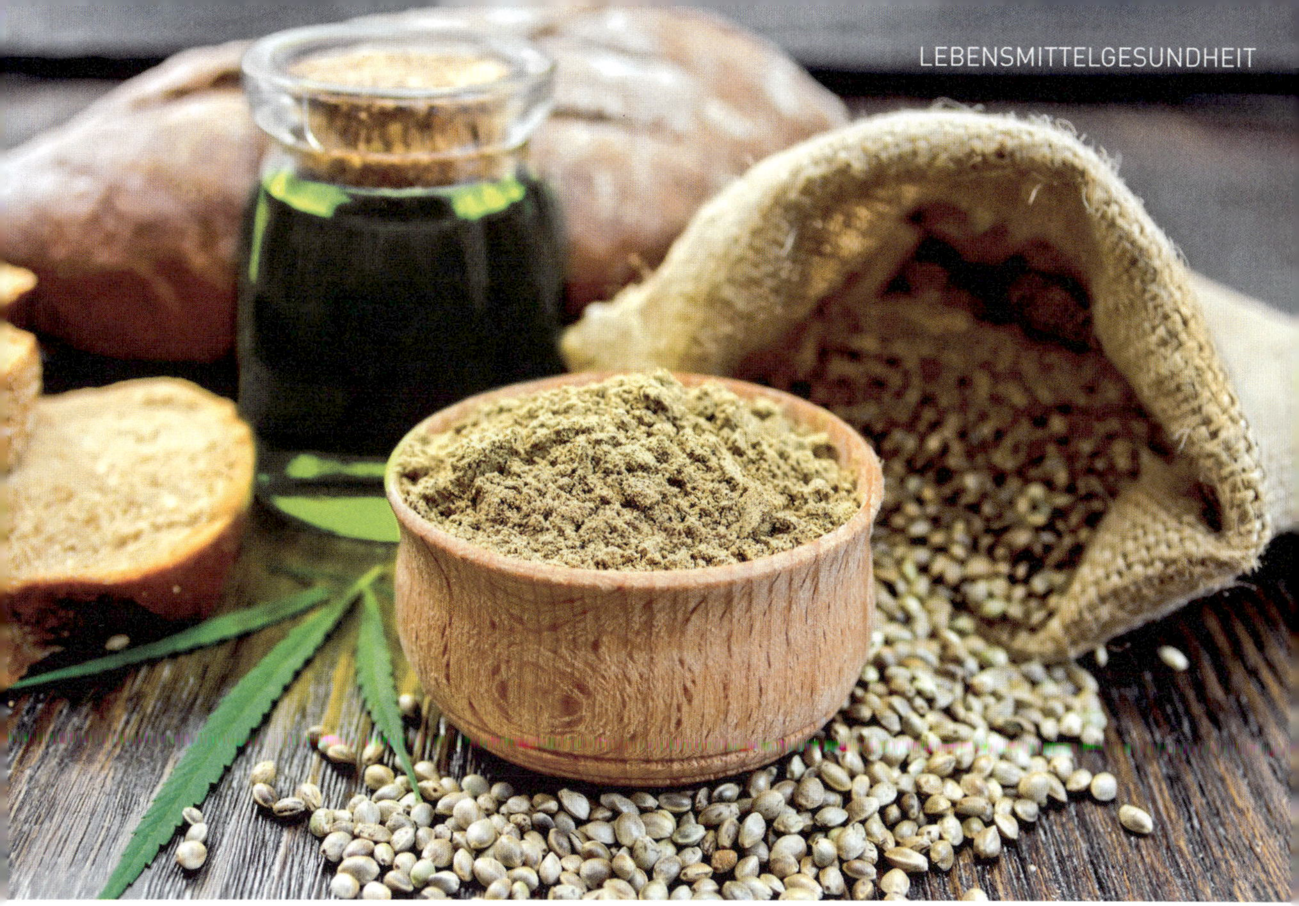

Oben: Mehl aus Hanfsamen, unten: Hanflimonade auf einer Messe in Krakau (Polen)

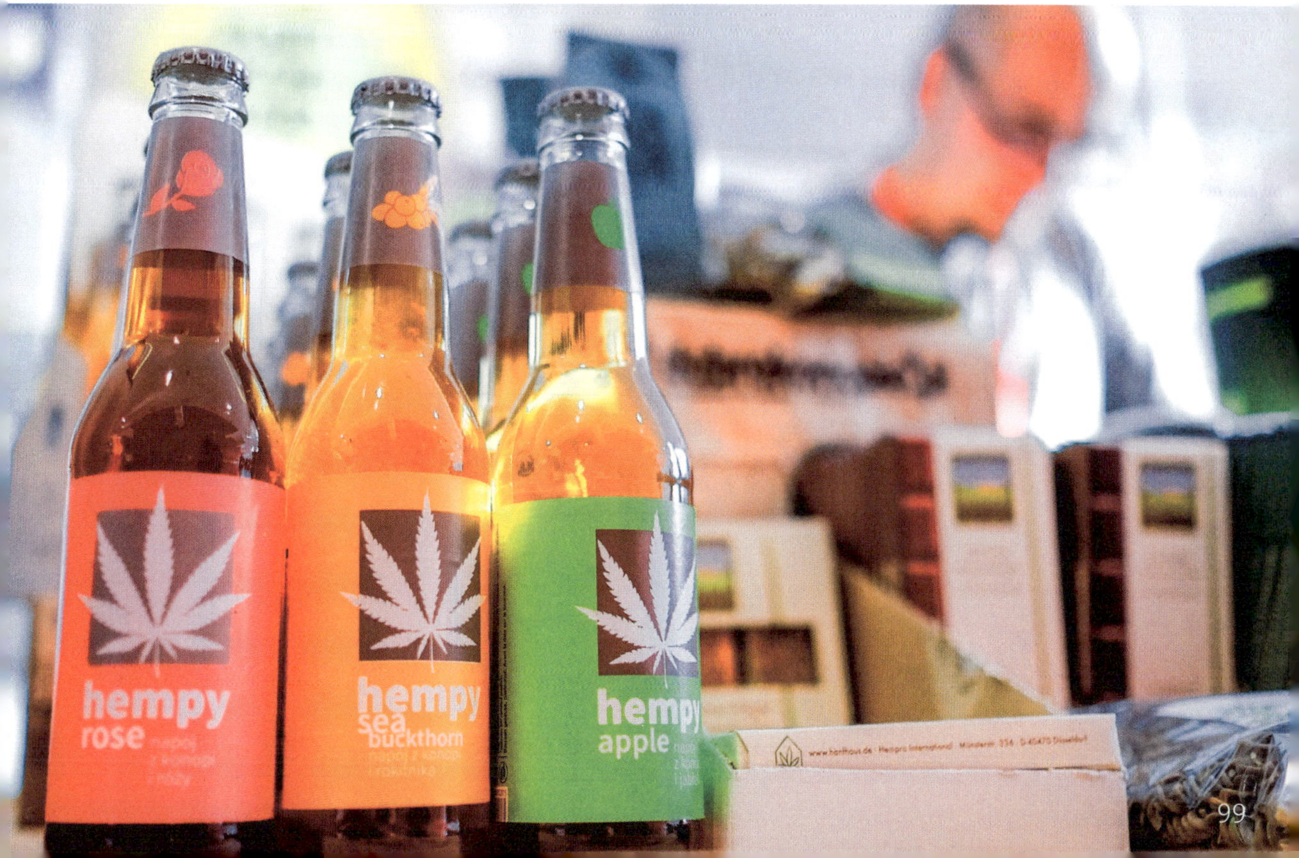

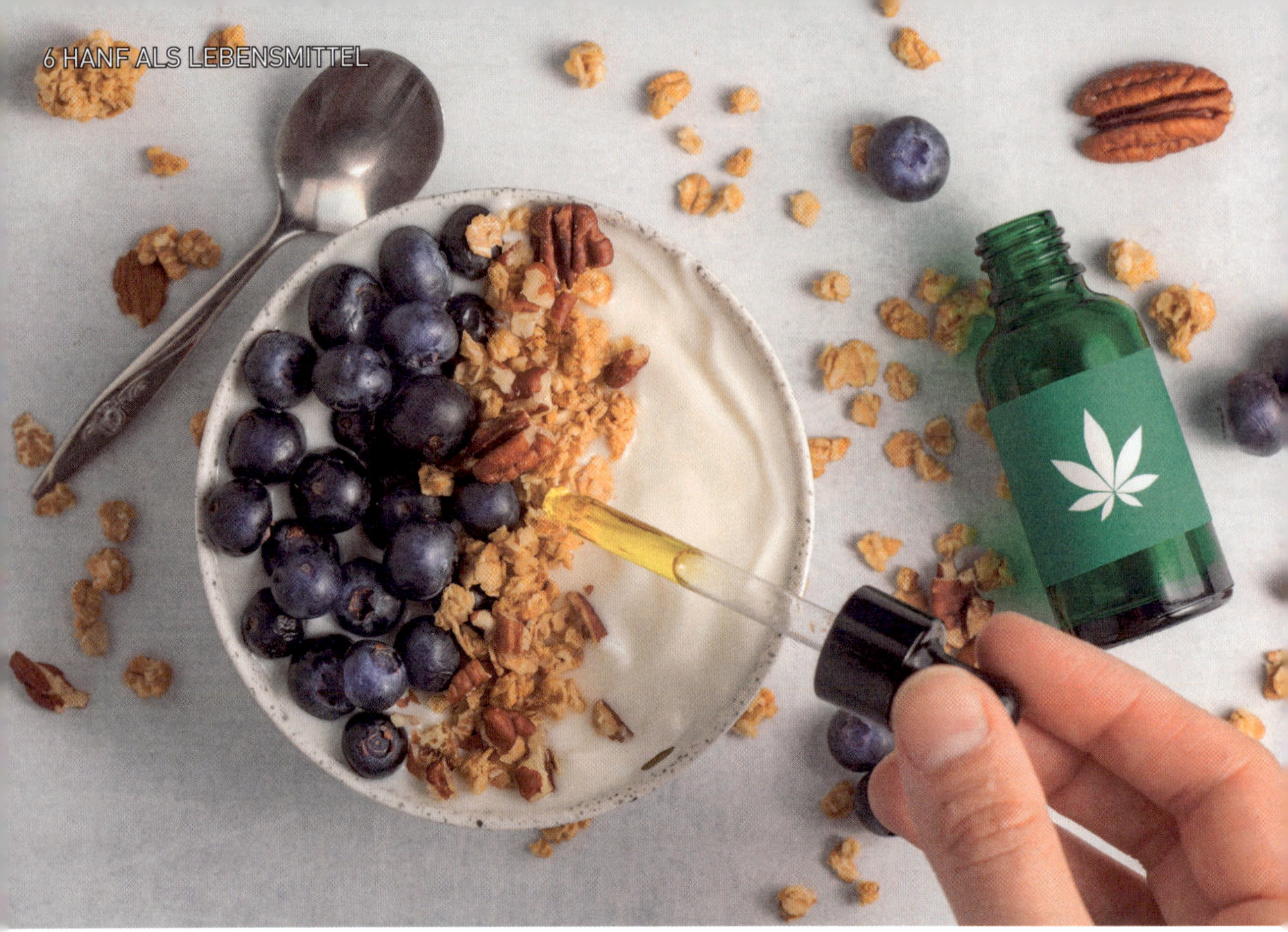

*Auch bei geringem THC-Gehalt in Hanföl sollte man auf eine sparsame Verwendung achten.*

## Empfehlungen zum THC-Anteil

Das Bundesinstitut für gesundheitlichen Verbraucherschutz und Veterinärmedizin (BgVV, Berlin) hat schon 1997, ein Jahr nach der Aufhebung des seit 1982 geltenden pauschalen Anbauverbots für Hanf, Empfehlungen abgegeben. Als sinnvoll hält die Behörde eine Begrenzung der täglichen Aufnahme an THC über Lebensmittel von 1 bis 2 Mikrogramm pro Kilogramm Körpergewicht für Getränke, von 5000 Mikrogramm (5 Milligramm) für Speiseöle und von 150 Mikrogramm für alle anderen Lebensmittel.

Eine andere Behörde, das Bundesinstitut für Risikobewertung (BfR, Berlin), geht davon aus, dass bei Einhaltung dieser Richtwerte nach jetzigem Wissensstand keine gesundheitlich bedenklichen Wirkungen auftreten. Allerdings seien die Richtwerte vorläufig, da nicht endgültig geklärt sei, wie stark einzelne Wirkungen durch THC von der Dosis abhängen. Laut BfR würden die Richtwerte oft überschritten, vor allem bei hanfhaltigen teeähnlichen Erzeugnissen und in Produkten aus Hanfsamen. In Nahrungsergänzungsmitteln mit Hanf lag der THC-Anteil bei mehr als 90% aller untersuchten Stichproben über dem Richtwert.

Verbraucherschützer betonen, dass bei Menschen, die oft Hanfprodukte verzehren, sowie bei Kindern und Schwangeren gesundheitliche Beeinträchtigungen nicht ausgeschlossen werden könnten. Sie könnten durch Alkohol und Arzneimittel noch verstärkt werden.

Im Tierversuch hat THC nach Angaben des BgVV Missbildungen beim sich entwickelnden Nachwuchs hervorgerufen und negative Auswirkungen auf die Fortpflanzung gezeigt. Hormonelle Störungen und immunschwächende Effekte wurden beschrieben. THC hat eine für Lebensmittel recht lange Halbwertzeit von rund 50 Stunden, passiert die Plazenta und ist in der Muttermilch nachweisbar. In der Tierernährung sind Hanf und daraus hergestellte Erzeugnisse vielfältig verwendbar. In welchem Maße ein Übergang von THC in tierische Erzeugnisse stattfindet, könne laut BfR aufgrund fehlender Daten nicht abgeschätzt werden.

Es wird heute jedoch angenommen, dass Milchkühe auch bei geringem THC-Gehalt im Futter das Cannabinoid dauerhaft über die Milch ausscheiden. Folglich könnten Milch und Milchprodukte von Tieren, die Futtermittel aus Hanf und Hanferzeugnissen erhalten, Spuren von THC an den Menschen weitergeben. Die Europäische Behörde für Lebensmittelsicherheit sieht hier jedoch gegenwärtig kein gesundheitliches Risiko.

Beim Menschen wurden nach oraler Aufnahme unerwünschte Wirkungen beobachtet. Dazu gehören Schwindel, Bewusstseinsstörungen, Schlaflosigkeit, Übelkeit, Angstgefühle, Erhöhung der Herzfrequenz. Wechselwirkungen von THC mit Alkohol und zahlreichen zentralnervös wirksamen Medikamenten. Wirkungen auf das Herz-Kreislauf-System wurden bei einer oralen Dosis von 12 mg THC pro Tag, Wirkungen auf das zentrale Nervensystem bereits bei einer Tagesdosis von 2,5 mg beobachtet. In der Schweiz wurde von Vergiftungen durch THC-haltiges Hanfsamen-Speiseöl berichtet, in dem eine THC-Konzentration von bis zu 1500 mg pro kg Lebensmittel gemessen worden war.

Stichprobenuntersuchungen von hanfhaltigen Lebensmitteln in Deutschland zeigten, dass vor allem Hanfsamenöl und Hanfsamen sowie Zubereitungen mit Hanfsamen wesentlich zur THC-Aufnahme beitragen

*Hanfhaltige Gummibärenmischung*

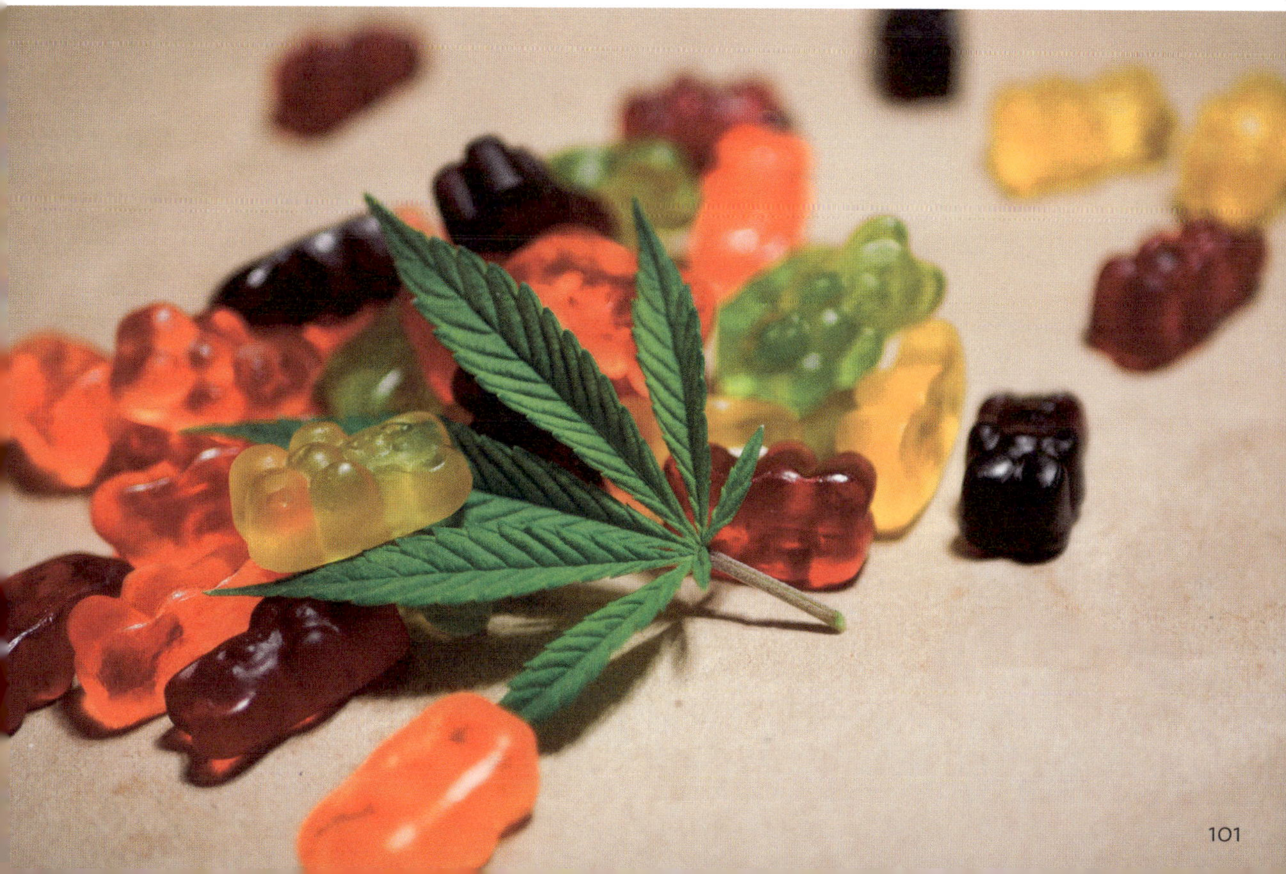

können. Dabei können Mengen aufgenommen werden, die deutlich über der empfohlenen Höchstmenge liegen. Dagegen war die bisher festgestellte THC-Aufnahme aus hanfhaltigen Getränken zu vernachlässigen.

## CBD und Verbraucherschutz

Das Bundesamt für Verbraucherschutz und Lebensmittelsicherheit (BVL, Braunschweig) hebt hervor, dass Anbieter entweder einen offiziellen Antrag auf Zulassung eines Arzneimittels oder als neuartiges Lebensmittel (Novel Food) stellen müssten, bevor sie ein CBD-haltiges Erzeugnis auf den Markt bringen. Das gelte auch für die Nahrungsergänzungsmittel auf CBD-Basis. Nach Angaben des Verbraucherzentrale Bundesverbandes lägen bislang keine Zulassungen für Hanferzeugnisse als Novel Food vor, sodass die Produkte seiner Ansicht nach in Deutschland nicht verkauft werden dürften. Die Verbraucherzentralen rieten deshalb von einem Verzehr ab.

Den Verkauf von Lebensmitteln, also auch CBD-Produkten, kontrollieren die zuständigen Behörden der Bundesländer. Einige Hersteller von CBD-Ölen versuchten laut Verbraucherzentrale, die rechtlichen Regelungen zu umgehen, indem sie die Produkte als kosmetische Mittel (z.B. Mundwässer) deklarierten. Doch gehörten Produkte zur Einnahme nicht zu den kosmetischen Mit-

*Einfache Gerichte mit Hanfsamen und Hanföl*

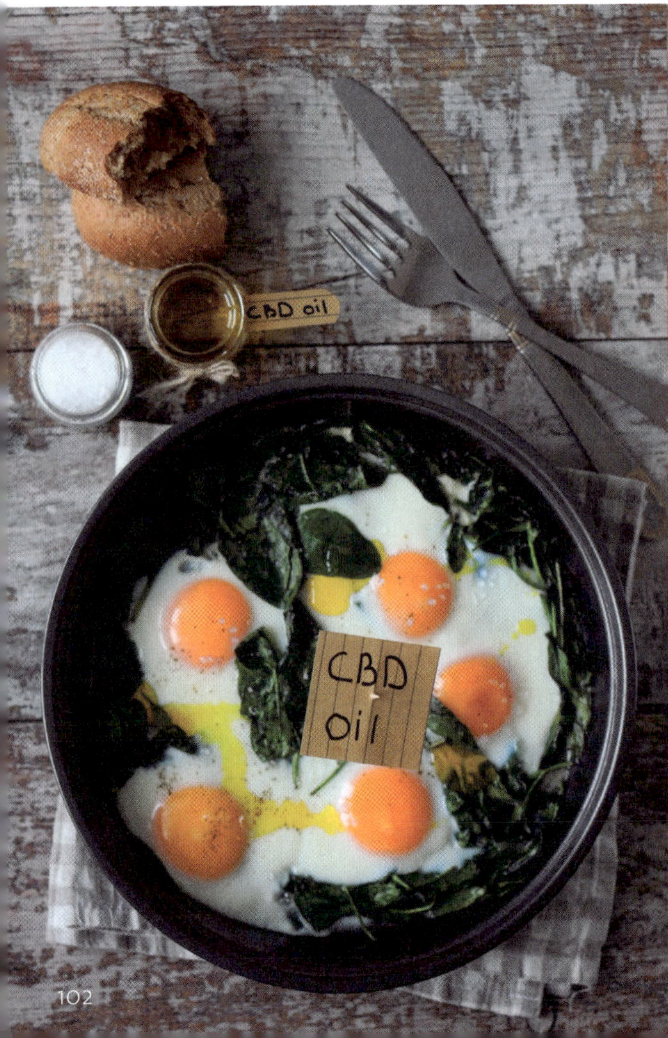


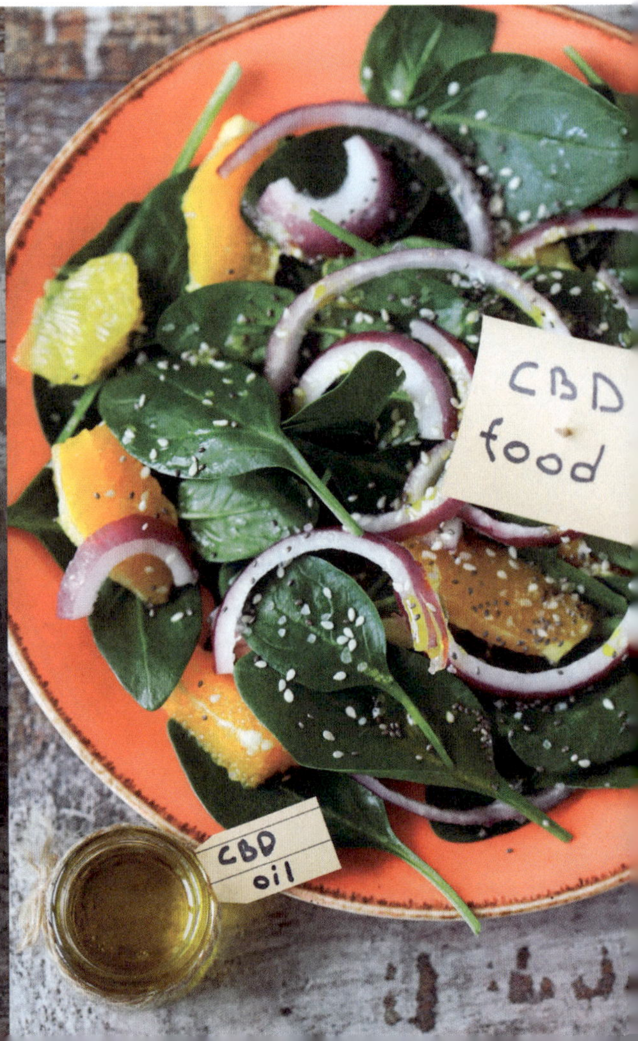

teln und dürften nach Ansicht der Verbraucherschützer nicht verkauft werden. Zum Teil würden CBD-Produkte als reine Hanföle deklariert, um der Novel-Food-Zulassung zu entgehen. Solche Erzeugnisse seien zusammengesetzt aus Hanfsamenöl und Gesamthanfextrakt.

Die Verbraucherzentrale wendet sich insbesondere dagegen, dass z.B. CBD-haltige Kaugummis im Handel seien, obwohl sie keine Zulassung hätten. Sie forderte ein bundesweit abgestimmtes Vorgehen der zuständigen Behörden. Sensible Zielgruppen wie Kinder und Jugendliche müssten geschützt werden. Bonbons, Schokolade oder Erfrischungsgetränke enthielten oft fragwürdige Hanfzutaten, deren Ursprung unklar sei.

## Anbau und Verarbeitung

Privatpersonen, welche die Landwirtschaft nicht als Beruf oder selbstständig ausüben, sowie Unternehmen z. B. aus Forstwirtschaft, Garten- und Weinbau dürfen in Deutschland keinen Nutzhanf anbauen. Der private Anbau im Gewächshaus, unter einem Dach oder als Zierpflanze ist strengstens verboten. In Deutschland und der gesamten EU sind rund 50 zertifizierte Hanfsorten für den industriellen Anbau freigegeben, die das Kriterium von weniger als 0,2% THC-Anteil erfüllen. Mit ihrem hohen Faseranteil von 30 bis 40% eignen sie sich besonders für die industrielle Weiterverarbeitung.

Die Kultivierung von Nutzhanf ist in Deutschland ausschließlich landwirtschaft-

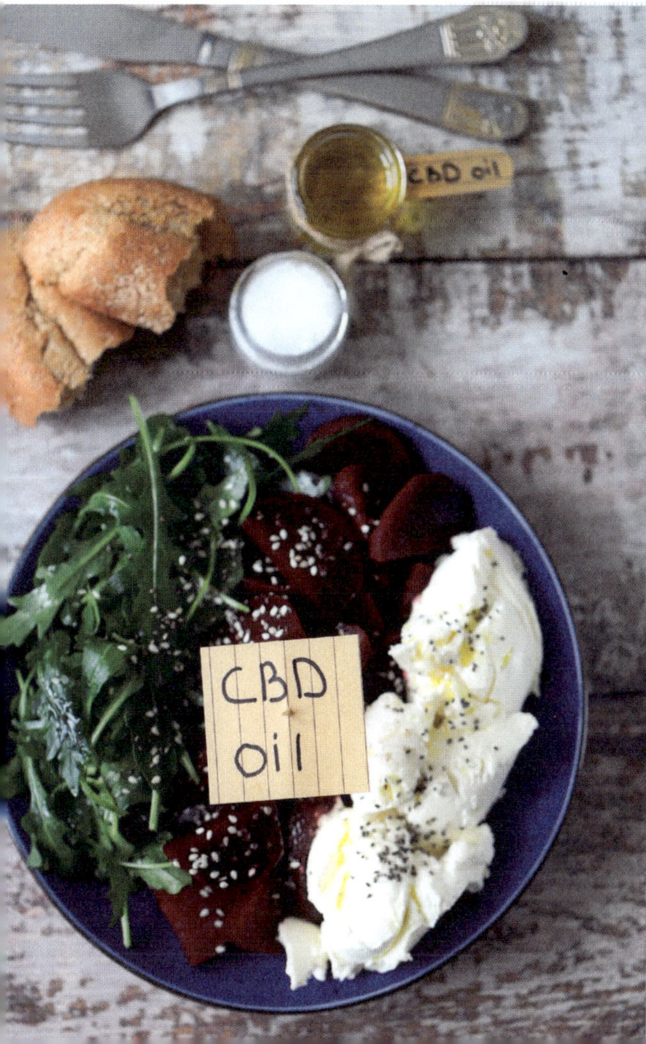


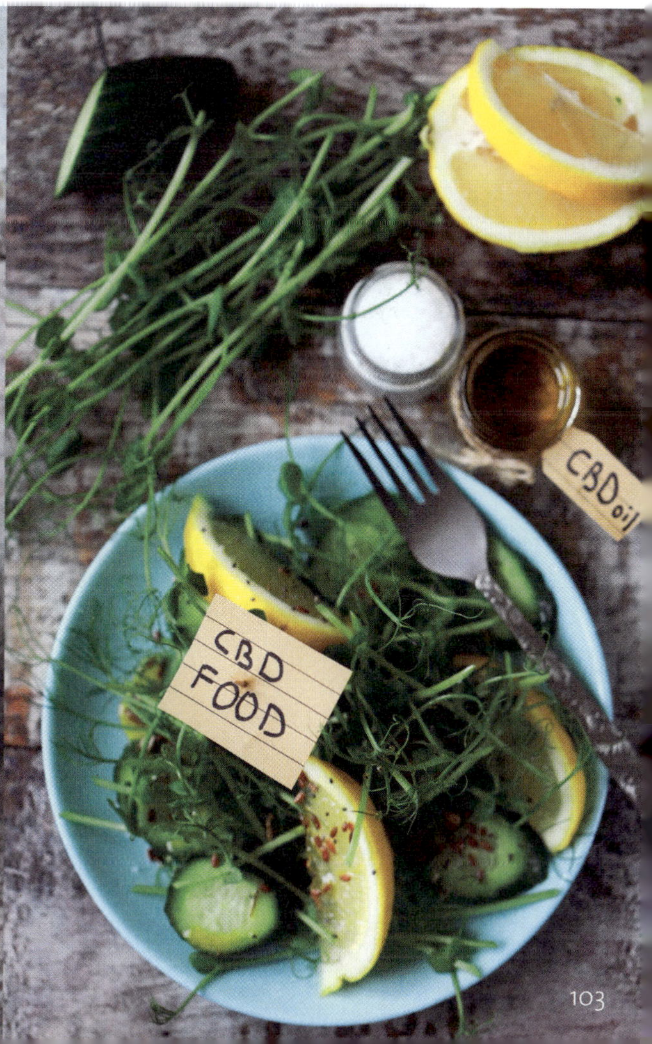

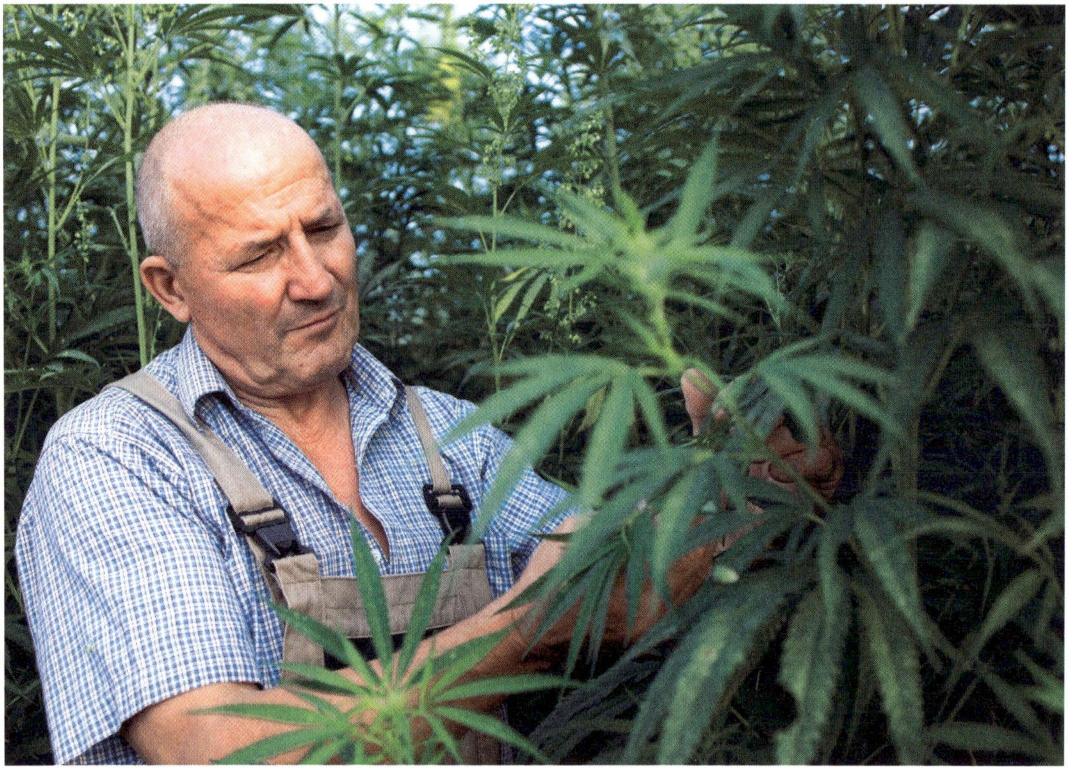

*Kontrolle der Hanfpflanzen auf einem landwirtschaftlichen Feld*

lichen Betrieben nach §1 Abs. 4 des Gesetzes über die Alterssicherung der Landwirte (ALG) erlaubt. Die Betriebsfläche muss unter Berücksichtigung der örtlichen oder regionalen Gegebenheiten eine bestimmte Mindestgröße erreichen oder überschreiten.

## Verwendung von Nutzhanf

Die seit Jahrtausenden angebaute Hanfpflanze ist extrem vielseitig und sämtliche Bestandteile lassen sich verwenden. In Europa wird sie vor allem zur Gewinnung von Fasern kultiviert, die zur Erstellung von Textilien sowie modernen Werk- oder Kunststoffen weiterverarbeitet werden. Blätter, Blüten und Samen finden in anderen Branchen wie der Nahrungsmittel- und Kosmetikindustrie Verwendung.

Die Fasern zur Verwertung werden vor allem aus dem Gewöhnlichen Hanf (Cannabis sativa) gewonnen, für die Herstellung rauscherzeugender Drogen ist er fast bedeutungslos. Botanisch eng verwandt mit dem Hanf ist der Hopfen. Deshalb werden Hanfblüten bei der Bierherstellung häufig zur Geschmacksabrundung eingesetzt.

## Hanfsamen

Im Lebensmittelbereich sind die Samen die begehrtesten Teile der Hanfpflanzen. Die braun bis schwarzgrauen, manchmal grüngrauen einsamigen Nüsschen, die von einer dünnen, glasigen Fruchtschale umhüllt sind, haben einen Durchmesser von 3 bis 4 Millimetern. Sie sind neben den Wurzeln die einzigen Teile der Pflanze, die kein berauschendes THC enthalten. Die feinen Körner werden bei der Ernte aus der reifen Hanfpflanze extrahiert. In der Nahrungsmittelindustrie findet man sie vor allem in Müsli,

*Getrockneter und geschälter Hanfsamen*

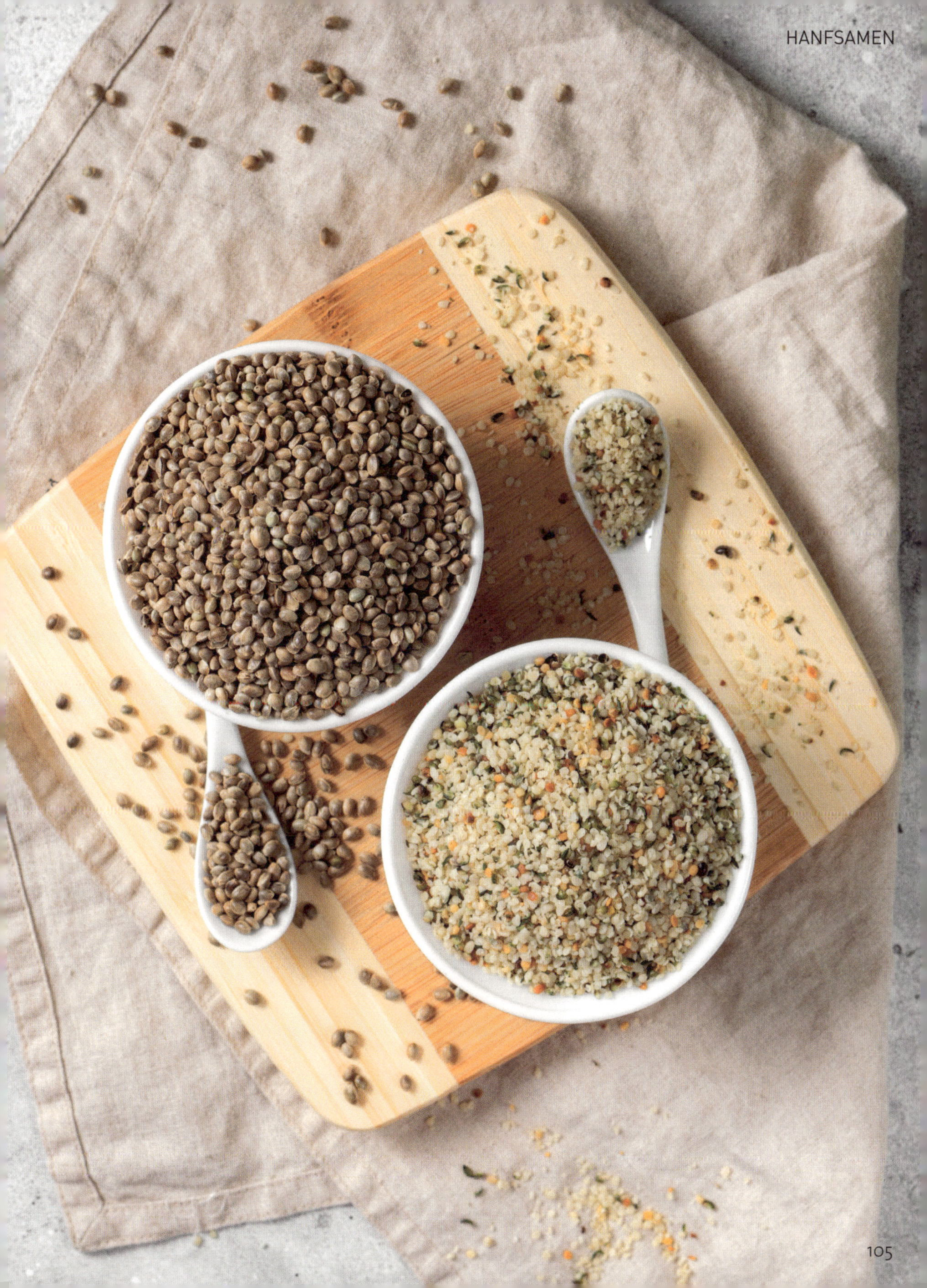

Mehl und Öl. Hanfsamen sind reich an Eiweiß und enthalten alle essentiellen Aminosäuren. Hanfsamen enthält bis zu 35% fettes Öl und rund 25% Protein. Bestimmte Pflanzenteile, z.B. männliche Blüten, oder einige Kulturrassen der Gattung Cannabis gelten als THC-arm. Sie haben einen Kalorienanteil von knapp 500 pro 100 Gramm, Hanföl bringt es auf etwa 900 Kilokalorien pro 100 Milliliter. Hanfprotein ist leicht verdaulich, vom Organismus gut verwertbar und gilt vielen als vollwertiger Ersatz für tierisches Eiweiß. Außerdem ist Hanf gluten- und laktosefrei.

## Hanfsamenöl

Zu den beliebtesten Hanfprodukten im Nahrungsmittelsektor gehört auch das Hanföl, das aus den Samen gepresst wird. Sind die Samen vorher geschält worden, sind im Öl weniger Bitterstoffe enthalten und der Geschmack erinnert an Nüsse. Für drei Liter des grünlichen Hanföls werden etwa zehn Kilo Hanfsamen benötigt.

Da Hanf auch hierzulande angebaut wird, hat Hanföl – ebenso wie Leinöl – meist einen geringen ökologischen Fußabdruck und ist eine regionale Alternative zu Kokosöl oder Avocadoöl. Für hochwertiges und gesundes Hanföl sollte man zu kaltgepresstem Öl in Bio-Qualität greifen, um Pestizidrückstände im Öl auszuschließen.

Wenn das Hanföl nicht kaltgepresst wird, verliert es durch das Erhitzen wertvolle Inhaltsstoffe. Am besten verwendet man es für kalte Gerichte wie Salat oder man gibt es gekochten Speisen am Ende hinzu.

*Unten: Hanfsamenöl mit vielen Nährstoffen, rechts: Hanfprodukte in einem Laden in Amsterdam*

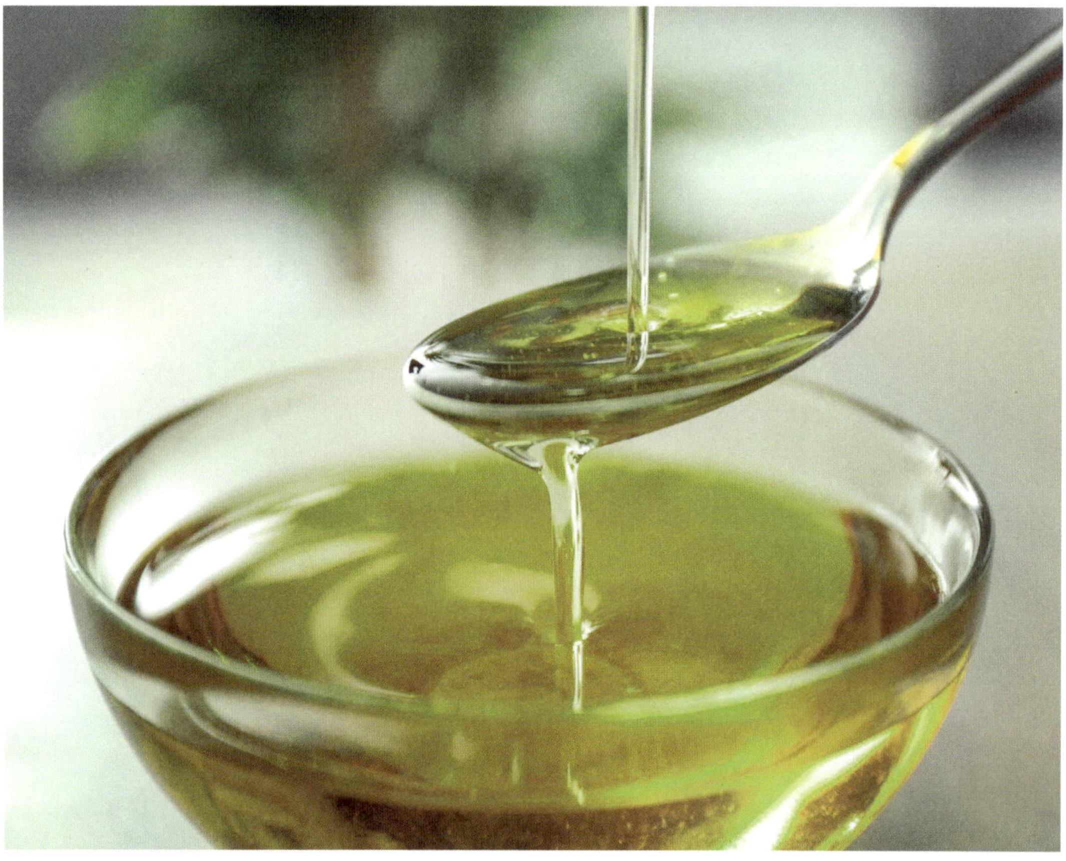

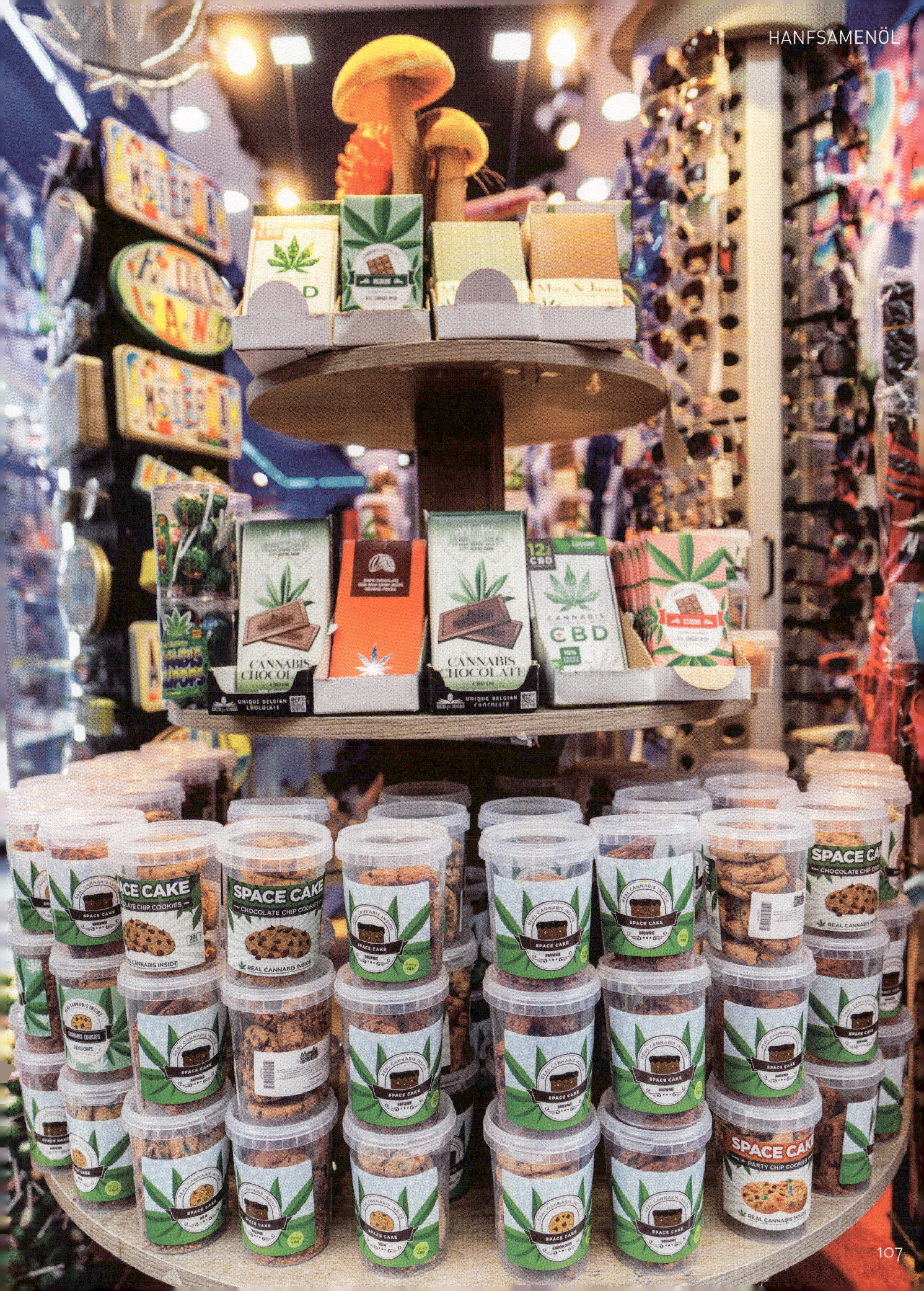
SPACE CAKE
CHOCOLATE CHIP COOKIES
REAL CANNABIS INSIDE
CANNABIS CHOCOLATE
UNIQUE BELGIAN CHOCOLATE
CBD
SPACE CAKE
PARTY CHIP COOKIES
REAL CANNABIS INSIDE

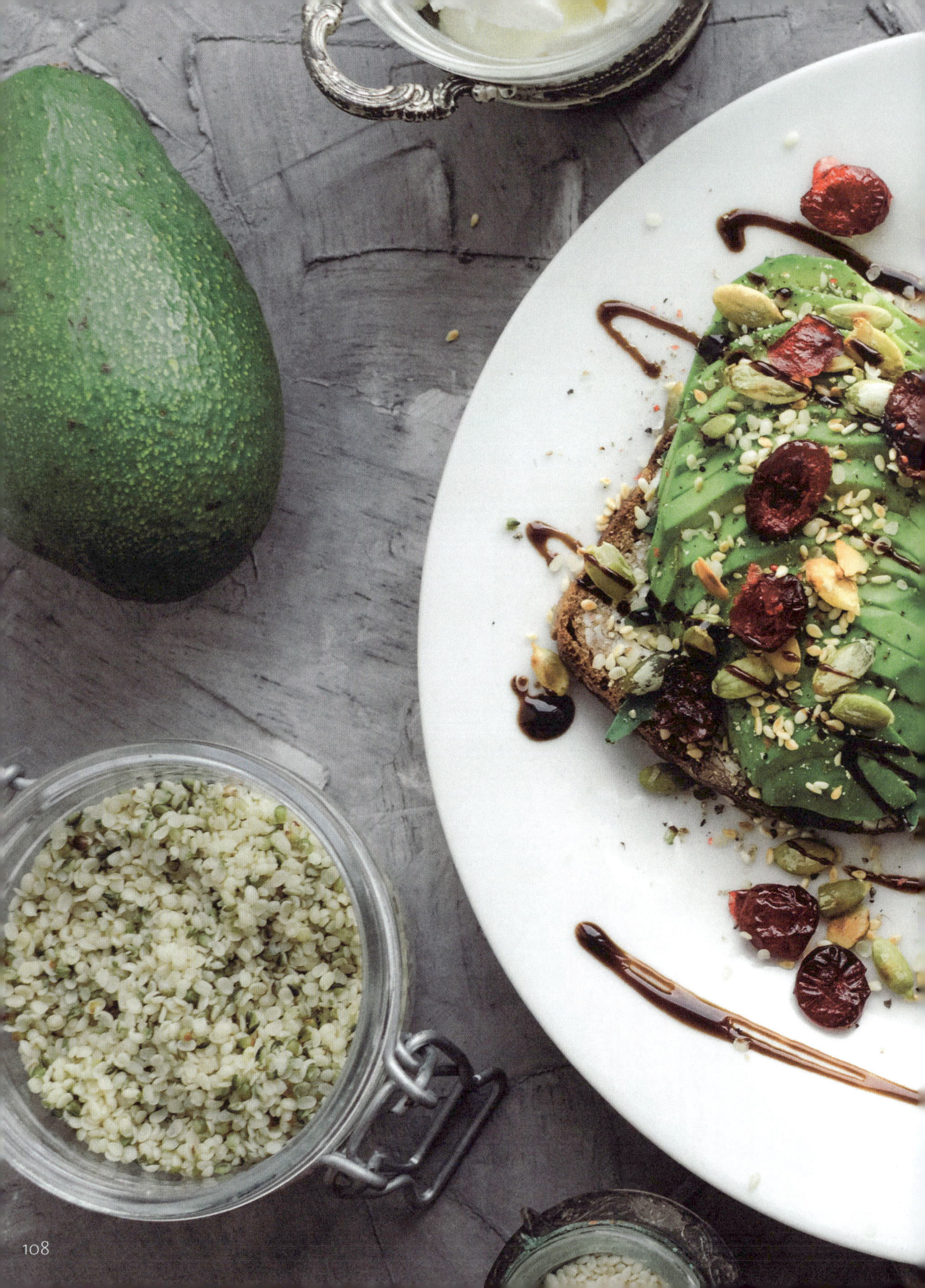

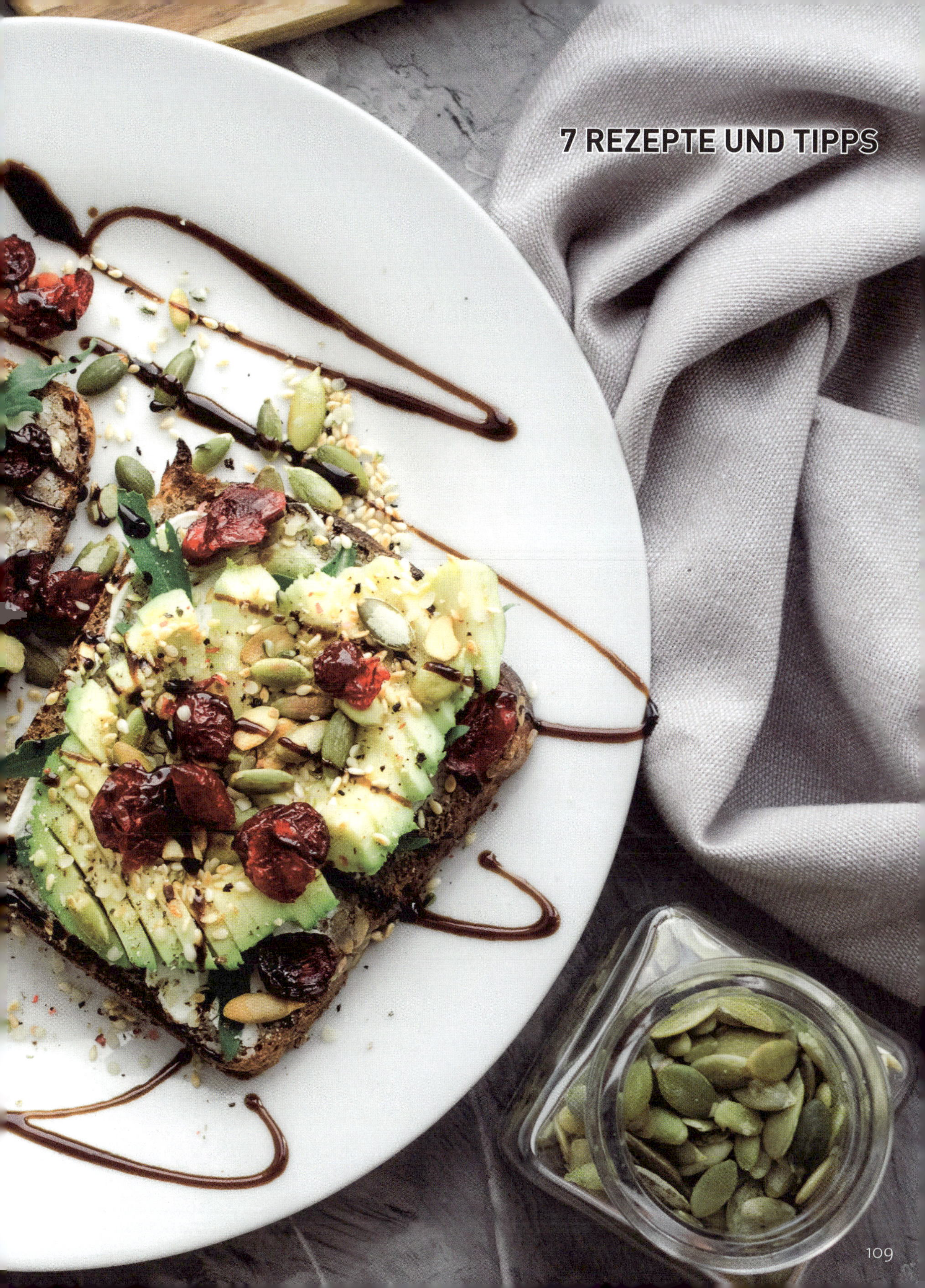

# BANANE-KAKAO-HANFPROTEIN-SHAKE

## Zutaten für 2 Portionen

2 Bananen
400 g Sojajoghurt
4 EL Hanfmehl
etwas Kakaopulver

## Zubereitung (ca. 3 Minuten)

**1** Die Banane mit dem Sojajoghurt und dem Hanfmehl gründlich mixen.

**2** Beliebig viel Kakaopulver hinzugeben, bis eine dem Milkshake ähnliche Konsistenz entstanden ist.

**3** In länglichen Gläsern anrichten und möglichst kühl servieren.

### Tipp

Das Hanfmehl bringt viel pflanzliches Protein in den Shake und ist mit seinem leicht nussigen Geschmack für zahlreiche andere Frucht- oder Gemüsesmoothies geeignet. Einfach mal probieren!

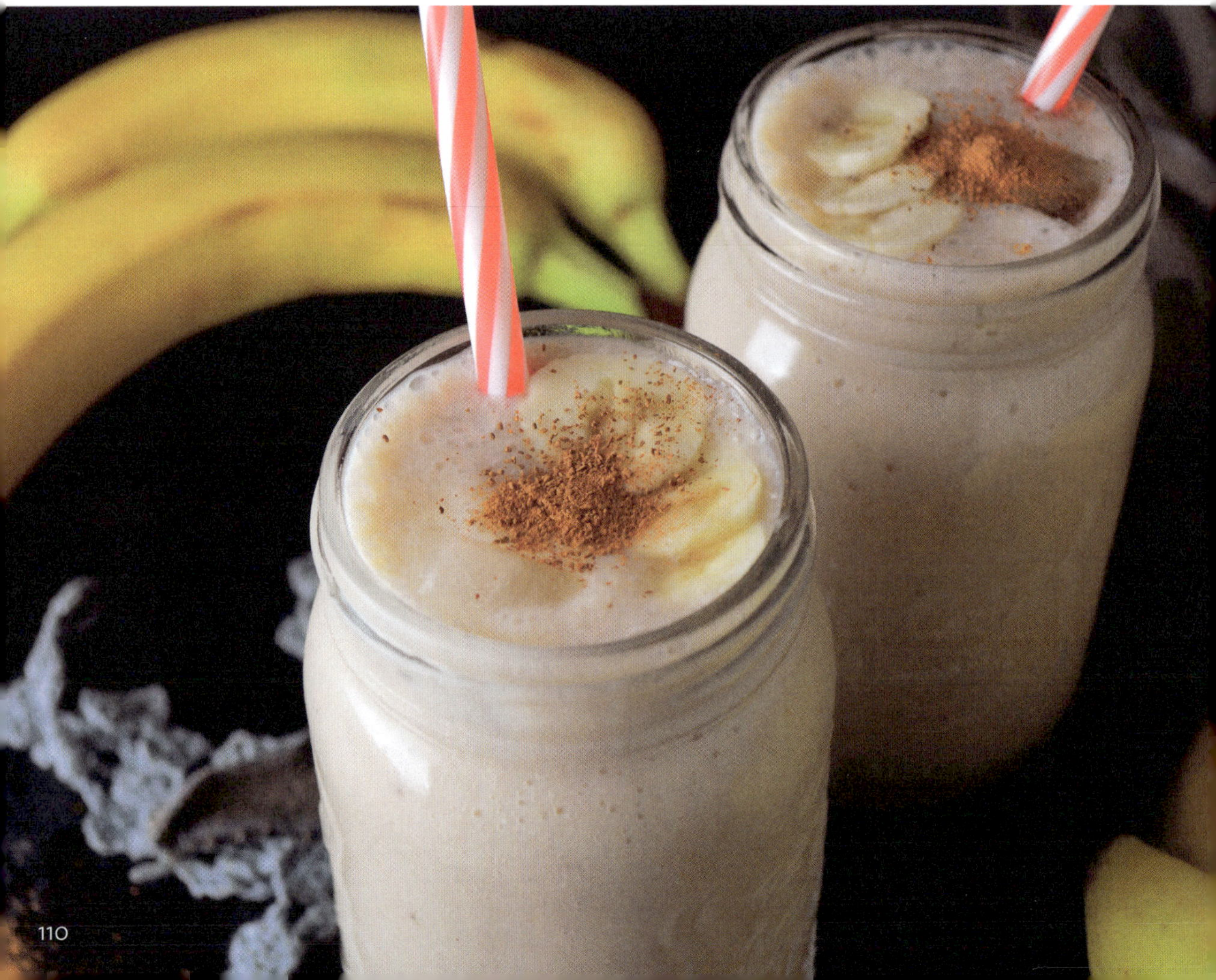

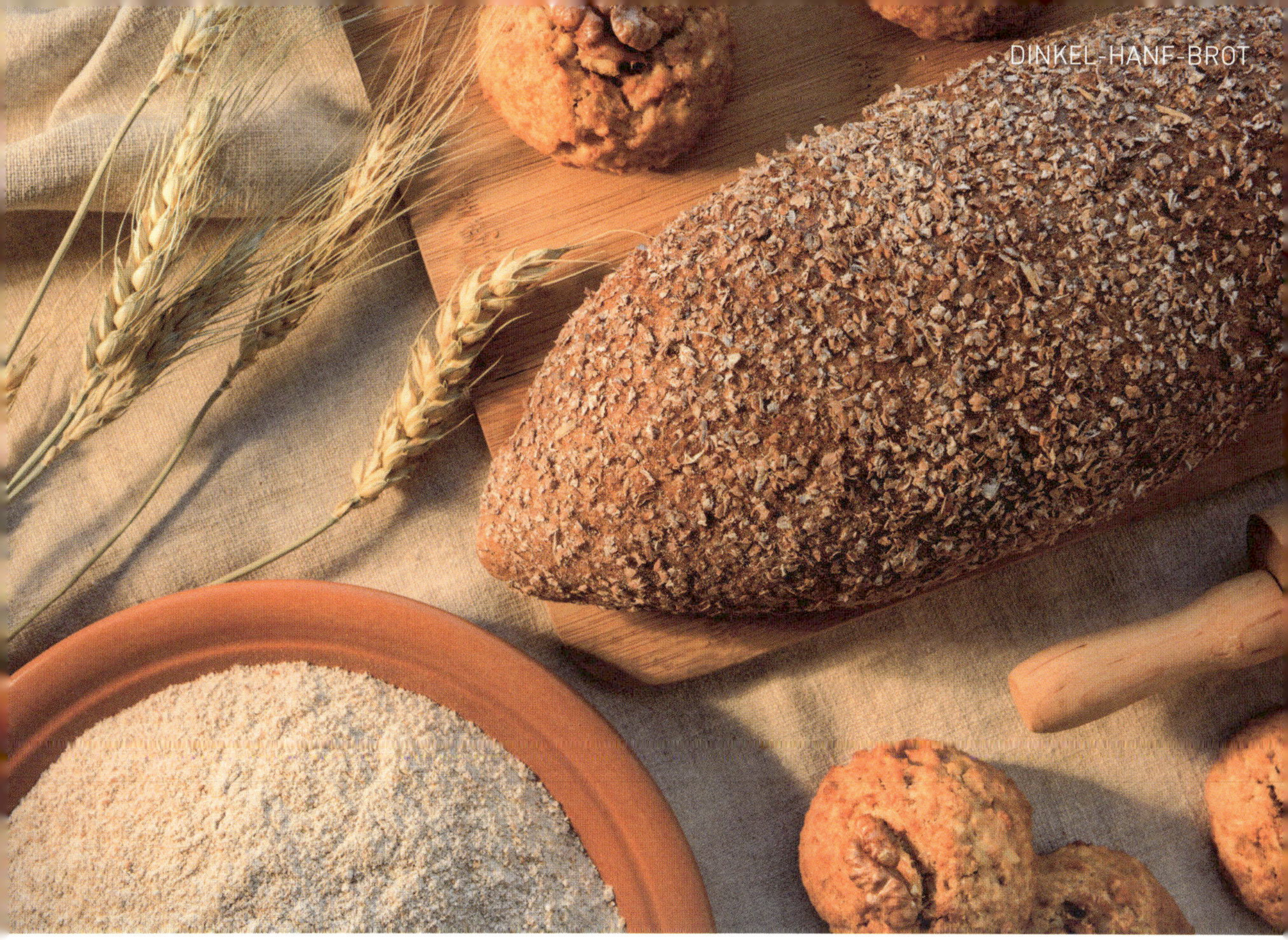

# DINKEL-HANF-BROT

**Zutaten für 1 Brot**

200 g Vollkorn-Dinkelmehl
250 g Dinkelmehl (1050)
150 g Roggenmehl (1150)
60 g Hanfsamen, gemahlen
80 g Hanfsamen, geschält
1 Würfel frische Hefe
100 g Magerquark
375 ml Wasser
1 EL Salz

**Zubereitung (ca. 135 Minuten)**

**1** Hefe im lauwarmen Wasser auflösen, trockene Zutaten mischen. Mit dem Quark und Hefewasser 10 Min. langsam verrühren und an einem warmen Ort abgedeckt 45 Min. gehen lassen.

**2** Etwas Mehl auf eine Arbeitsfläche streuen und den Teig noch einmal mit der Hand gut durchkneten. In eine gefettete Brotform geben und weitere 30 Min. ruhen lassen. Mit dem Messer dreimal einschneiden.

**3** Eine feuerfeste Schale Wasser in den Ofen geben und das Brot im vorgeheizten Herd bei 250 Grad auf der zweiten unteren Schiene 15 Min. backen. Dann auf 190 Grad herunterschalten und noch 35 Min. fertig backen.

**Tipp**

Brotaufstrich aus Hanfpesto für vier Portionen: 150 g Hanfsamen (ungeschält), 1 Tasse Hanföl, 1 mittelgroße Tomate, 2 Knoblauchzehen, 1 kleine rote Zwiebel, 1 Zweig Basilikum, Salz, Pfeffer und Paprikapulver (edelsüß).

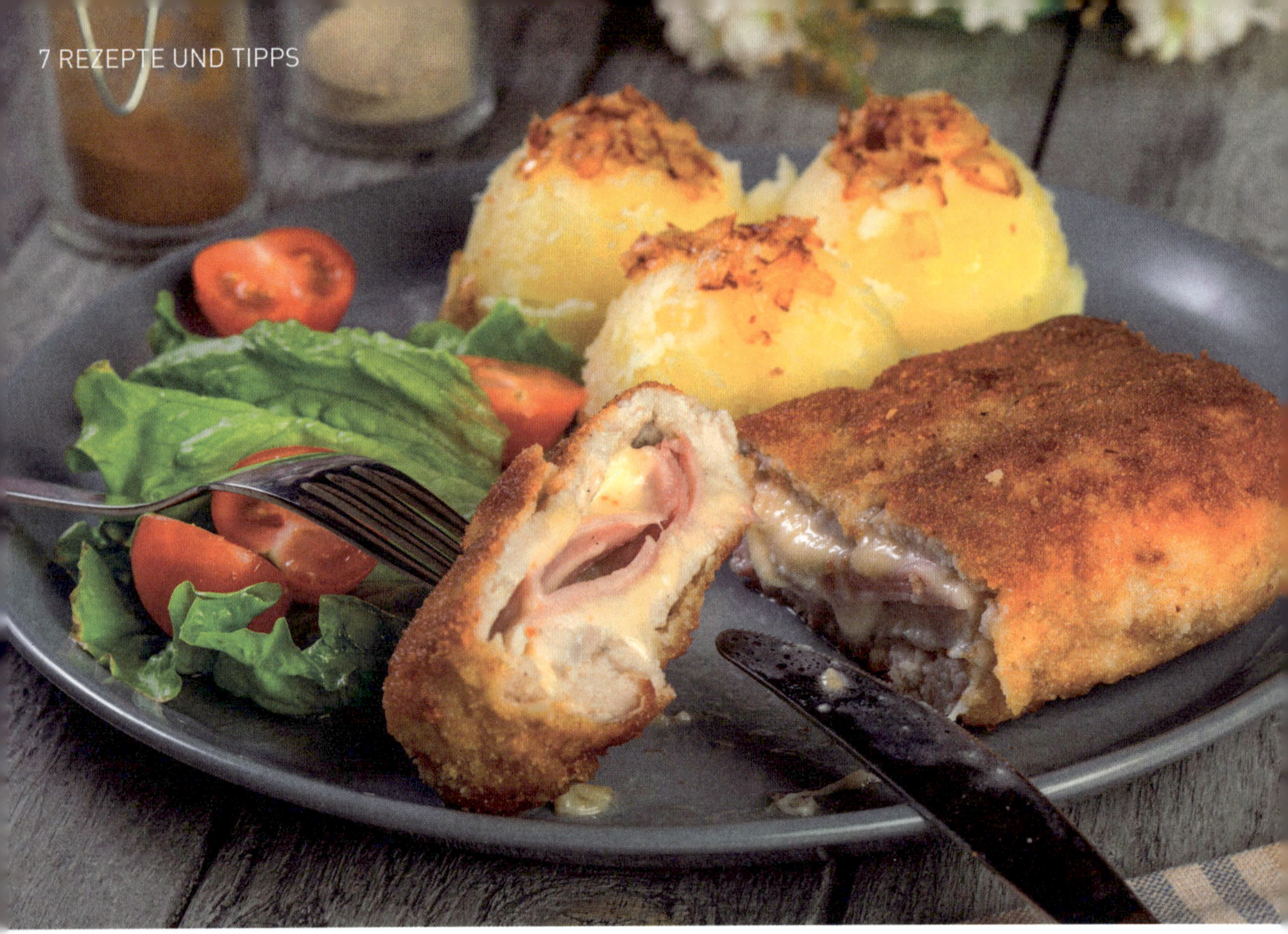

# GEFÜLLTE HANFSCHNITZEL

### Zutaten für 4 Portionen

4 Schweinsschnitzel aus der Schale
200 g Kochschinken
8 Scheiben Emmentaler
200 g Hanfsamen, geschält
2 kleine Zwiebeln
2 mittelgroße Eier
Öl zum Braten
etwas Mehl
etwas Paniermehl
Salz, Pfeffer

### Zubereitung (ca. 30 Minuten)

**1** Die Schnitzel leicht klopfen, salzen und pfeffern. Die Zwiebel in kleine Würfel schneiden.

**2** Die Schnitzel mit je zwei Scheiben Emmentaler belegen, dann eine Scheibe Kochschinken und die Zwiebeln darauf verteilen.

**3** Das Fleisch zusammenklappen, die Ränder leicht zusammenklopfen und mit Rouladennadeln verschließen.

**4** Die Hanfsamen mit dem Paniermehl vermengen. Die Schnitzel in Mehl, Eiern und Hanfsamen panieren und beidseitig goldgelb backen.

**5** Auf Küchenpapier abtropfen lassen und sofort servieren.

### Tipp

Dazu passen Blattsalat, Kartoffelknödel oder Petersilienkartoffeln.

# GEMÜSEFRIKADELLEN MIT HANFSAMEN

### Zutaten für 4 Portionen

4 Eier
200 g Möhren
240 g Zucchini
6 EL Kastanienmehl
6 EL Weizenmehl
2 EL Flohsamenschalen
2 EL Konjakmehl
10 EL Hanfsamen, geschält
1 TL Salz
1 TL Muskat, gemahlen
1 TL Pfeffer, schwarz, gemahlen
2 kleine Knoblauchzehen
4 EL Olivenöl

### Zubereitung (ca. 30 Minuten)

**1** Die Eier aufschlagen und das Eiweiß vom Eigelb trennen. Das Eiweiß in eine Schüssel geben. Die geschälte Möhre und die Zucchini fein raspeln.

**2** Das Gemüse in die Schüssel mit dem Eiweiß geben. Die Knoblauchzehe schälen, durch eine Presse drücken und hinzufügen. Alle anderen Zutaten beigeben und alles gut verrühren. Etwa 15 Min. durchziehen lassen.

**3** Die Hälfte des Olivenöls in einer Pfanne erhitzen. Den Teig in acht etwa gleich große Stücke aufteilen, daraus flache Frikadellen formen und in die Pfanne geben. Bei mittlerer Temperatur auf jeder Seite etwa 5 Min. braten.

**4** Aus der Pfanne nehmen und auf Küchenpapier das Fett ablaufen lassen. Mit Salat, geschnittenen Tomaten oder Reis bzw. Kartoffeln servieren.

### Tipp

Die Hanffrikadellen eignen sich auch gut für einen vegetarischen Burger.

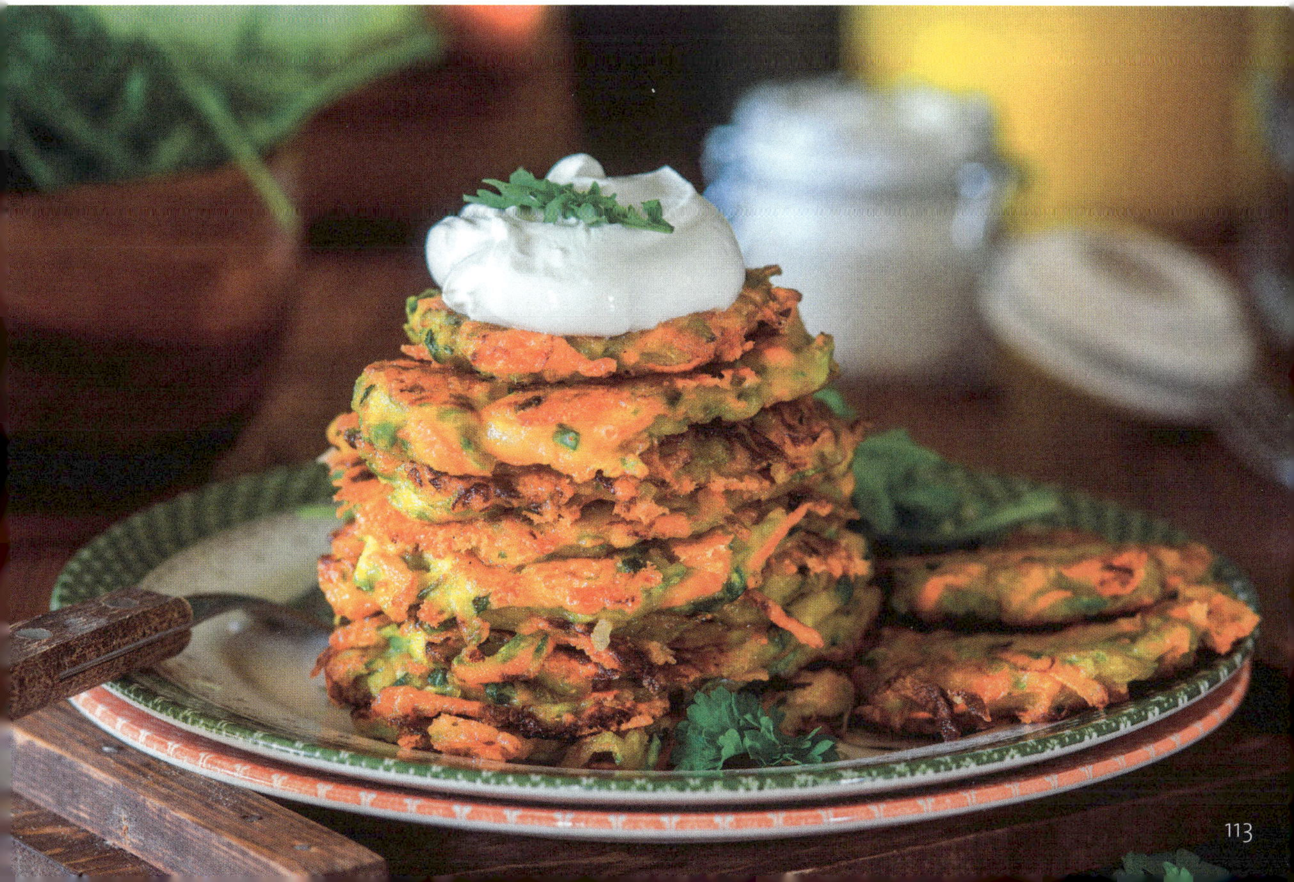

# HANFDRESSING FÜR SALATE

### Zutaten für 1 Portion

4 EL Hanföl
4 EL Weißweinessig
3 TL Honig
1 TL mittelscharfer Senf
1 TL Zitronensaft
Salz und Pfeffer

### Zubereitung (ca. 5 Minuten)

**1** Sämtliche Zutaten gut miteinander verrühren und über einen frischen Salat geben. Das Dressing ist gut geeignet u.a. für Eisberg- Feld- oder Rucolasalat und fast alle Mischsalate.

### Tipp

Ohne Luftzufuhr ist Hanföl bis zu einem Jahr haltbar. Kommt es mit Sauerstoff in Berührung, verkürzt sich die Haltbarkeit auf wenige Wochen. Danach wird das Öl ranzig, die Inhaltsstoffe verlieren ihre Wirkung und der Geschmack verändert sich deutlich. Deshalb am besten erstmal in kleinen Flaschen kaufen und ausprobieren, wie viel man regelmäßig braucht.

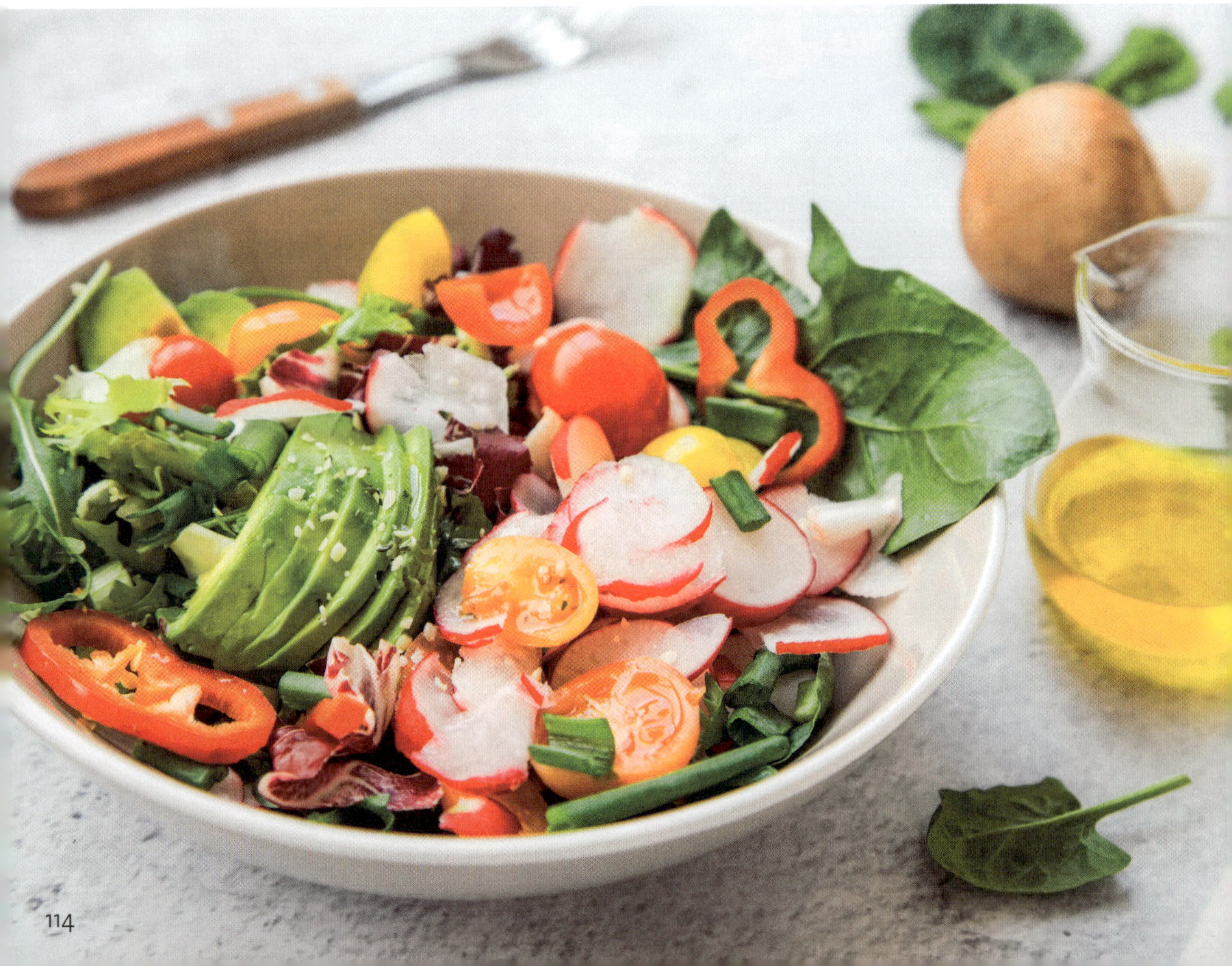

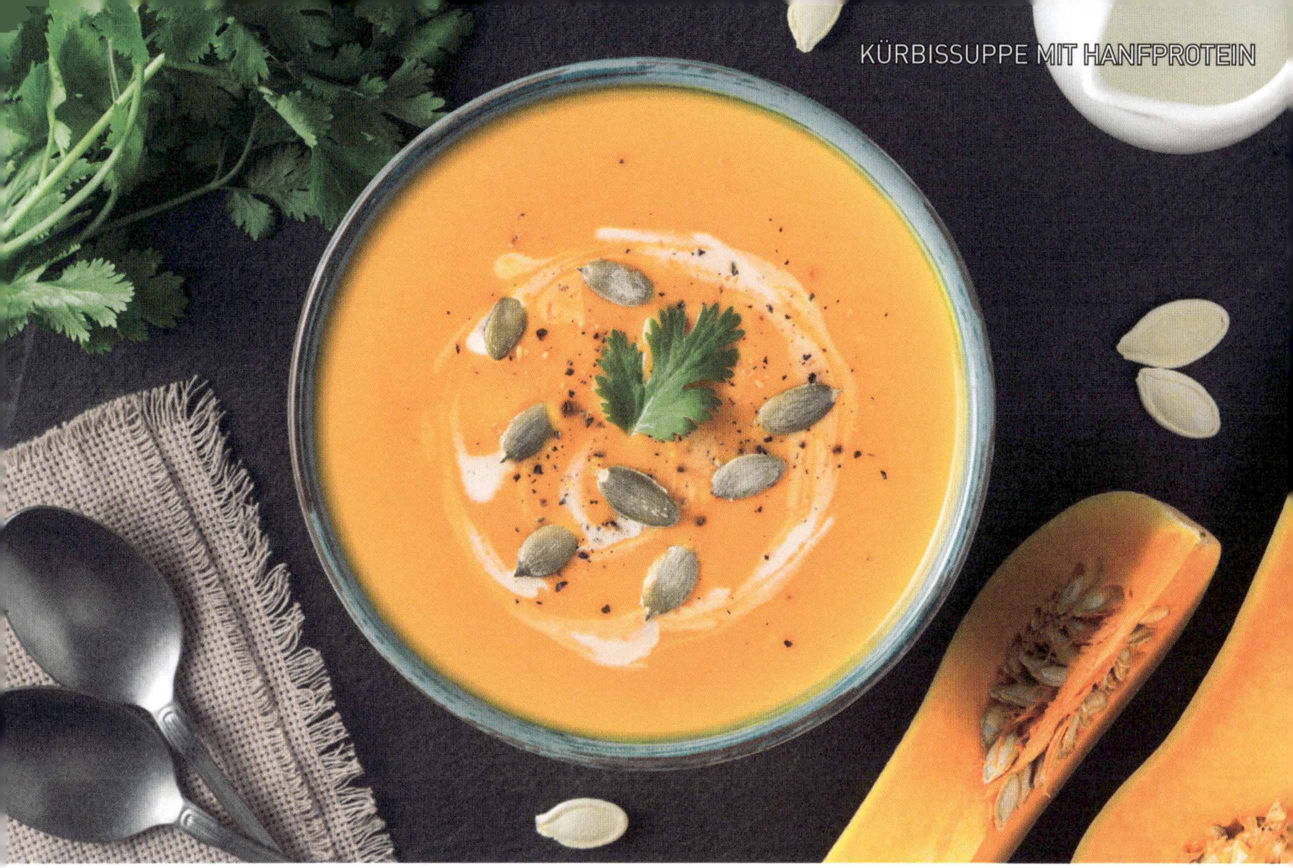

# KÜRBISSUPPE MIT HANFPROTEIN

### Zutaten für 2 Portionen

½ Kürbis
1 TL Kokosöl
1 Zwiebel
2 Knoblauchzehen
1 Tasse Gemüsebrühe
½ Tasse Hanfprotein
1 Dose Kokosmilch
2 EL Gelbe Currypaste
1 TL Agavendicksaft
1 TL Reisessig
Salz, Pfeffer

### Zubereitung (ca. 25 Minuten)

**1** Die Zwiebel und den Knoblauch im Kochtopf mit dem Kokosöl anbraten. Die Currypaste dazugeben und kurz mit anbraten.

**2** Den in Würfel geschnittenen Kürbis und das Proteinpulver hinzugeben.

**3** Alles ein paar Minuten anbraten, mit dem Reisessig ablöschen und Gemüsebrühe sowie Kokosmilch hinzugeben.

**4** Nach etwa 10 bis 15 Min. die Masse zu einer sämigen Suppe pürieren und mit Salz und Pfeffer nach Bedarf abschmecken.

### Tipp

Einen besonderen geschmacklichen Akzent erhält die Suppe, wenn man je nach Geschmack einen Spritzer Limettensaft, ein paar Kokosflocken, etwas Koriander oder Knoblauchsrauke hinzufügt.

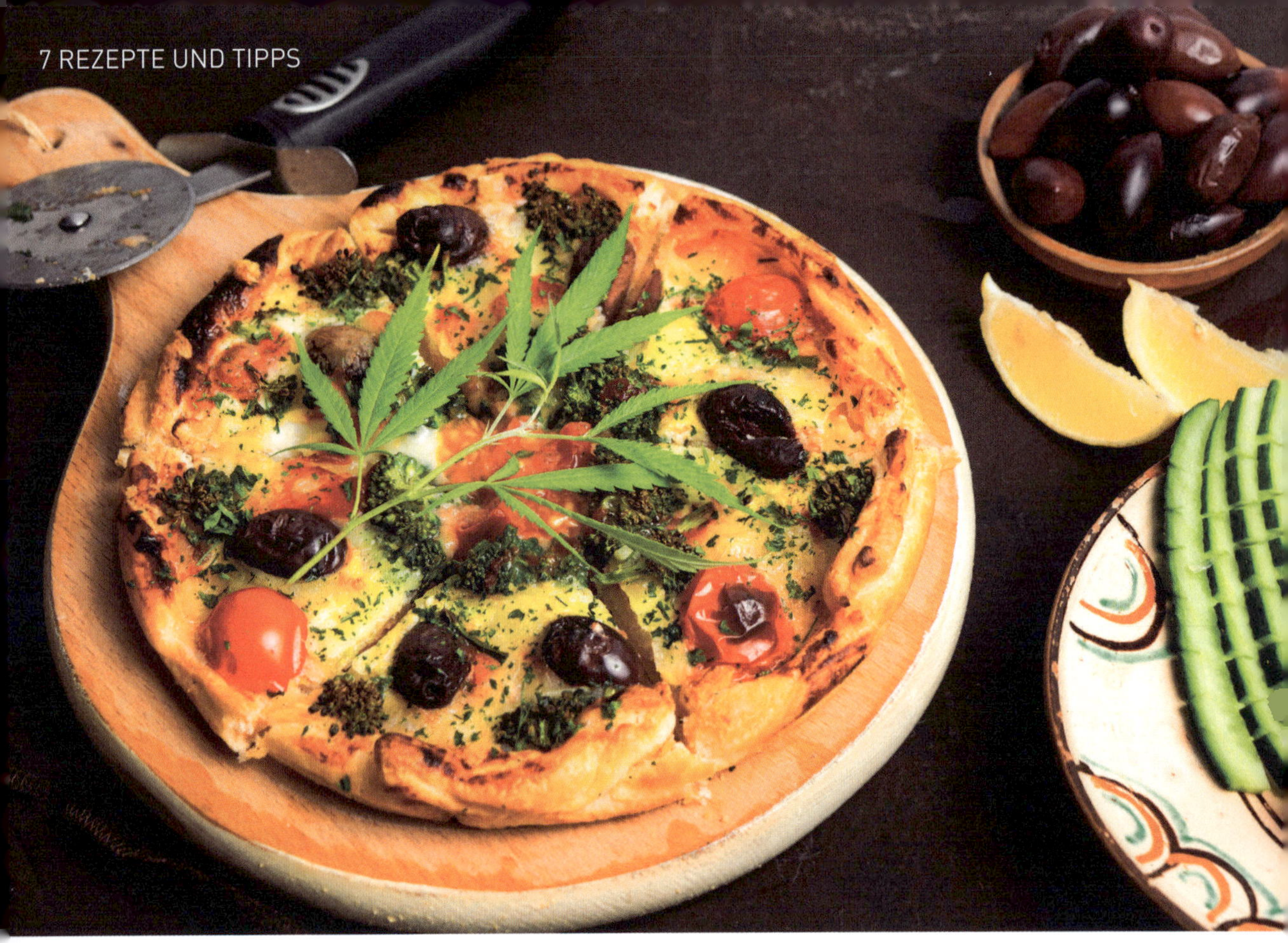

# PIZZA MIT HANFSAMEN

### Zutaten für 4 Portionen

250 g Vollkornmehl
50 g Hanfsamen
20 g Hefe
250 ml Wasser
3 EL Olivenöl
3 TL Oregano (getrocknet)
50 g schwarze Oliven
50 g Kirschtomaten
1 Prise Salz
1 Dose pürierte Tomaten
150 g Mozzarella
1 Zweig frische Basilikumblätter

### Zubereitung (ca. 35 Minuten, ohne Ruhezeit für den Teig)

**1** Mehl, Hefe und Wasser zu einem Teig gut verkneten.

**2** Hanfsamen, Olivenöl und Salz unterrühren und den Teig nochmals per Hand kneten. Danach 30 Min. ruhen lassen.

**3** Den Mozzarella zerkleinern, die Basilikumblätter vom Zweig zupfen.

**4** Den Teig auf einem Backblech ausrollen, mit den pürierten Tomaten bestreichen und mit Mozzarella, Kirschtomaten und Oliven bestreuen.

**5** Bei 220 Grad etwa 25 Min. im vorgeheizten Ofen backen. Danach aus dem Ofen nehmen und mit Basilikum darüber verteilen und servieren.

### Tipp

Zur Hanfsamenpizza passt frischer Blattsalat, vielleicht mit einem Hanföl-dressing. Auf alkoholische Getränke sollte man hier verzichten.

# PORRIDGE MIT MANDELMILCH UND HANFSAMEN

### Zutaten für 1 Portion

1 Tasse Mandelmilch
2 EL geschälte Hanfsamen
1 EL Leinsamen
1 EL Mandelmus
1 Prise Zimt
ein paar Nüsse
gehackte Mandeln
Kokosflocken

### Zubereitung (ca. 15 Minuten)

**1** Die Mandelmilch erwärmen, bis sie fast kocht. Die Hanf- und Leinsamen unter Rühren hinzufügen und ca. 10 Min. bei schwacher Hitze köcheln lassen, regelmäßig umrühren.

**2** Das Porridge vom Herd nehmen, kurz auskühlen lassen und das Mandelmus sowie Zimt untermischen.

**3** Nach dem vollständigen Auskühlen Nüsse, Mandeln und Kokosflocken auf das Porridge geben.

### Tipp

Statt Nüssen, Mandeln und Kokosflocken kann man je nach Geschmack als Toppings auch Früchte wie Bananen, Erd-, Heidel- oder Himbeeren und Cranberries nehmen.

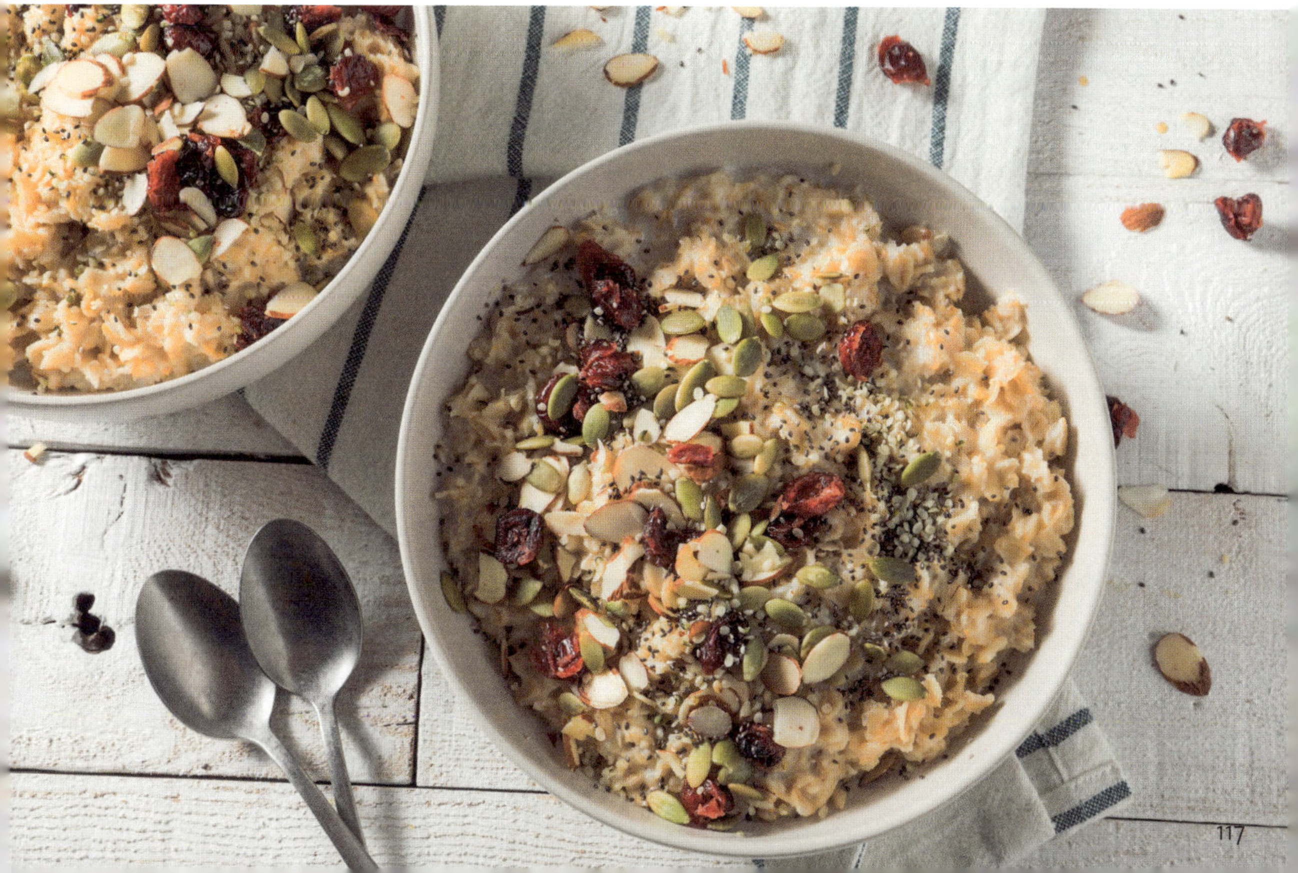

# SCHOKO-HANF-KEKSE

### Zutaten für ca. 30 Kekse

220 g Dinkelmehl
80 g Hanfmehl oder Hanfprotein
100 g brauner Zucker
100 g Butter
2 mittelgroße Eier
½ Packung Backpulver
3 EL Kakaopulver
40 g Hanfsamen, ungeschält

### Zubereitung (ca. 30 Minuten, ohne Ruhezeit)

**1** Alle Zutaten zu einem Mürbeteig verarbeiten. Falls der Teig nicht fest genug ist, Mehl dazugeben, bis die gewünschte Konsistenz erreicht ist.

**2** Die Teigmasse in eine Schüssel geben und abgedeckt etwa 30 Min. in den Kühlschrank stellen.

**3** Nach der Ruhezeit den Backofen auf 180 Grad vorheizen, den Teig dünn ausrollen und mit einem Förmchen die Plätzchen ausstechen.

**4** Die Kekse im vorgeheizten Backofen etwa 10 Min. backen, dann herausnehmen und auf einem Teller oder Brettchen abkühlen lassen.

### Tipp

Wer es besonders schokoladig mag, kann die Kekse mit Schokoglasur bestreichen. Eine leckere Beigabe zum Nachmittagskaffee oder -tee.

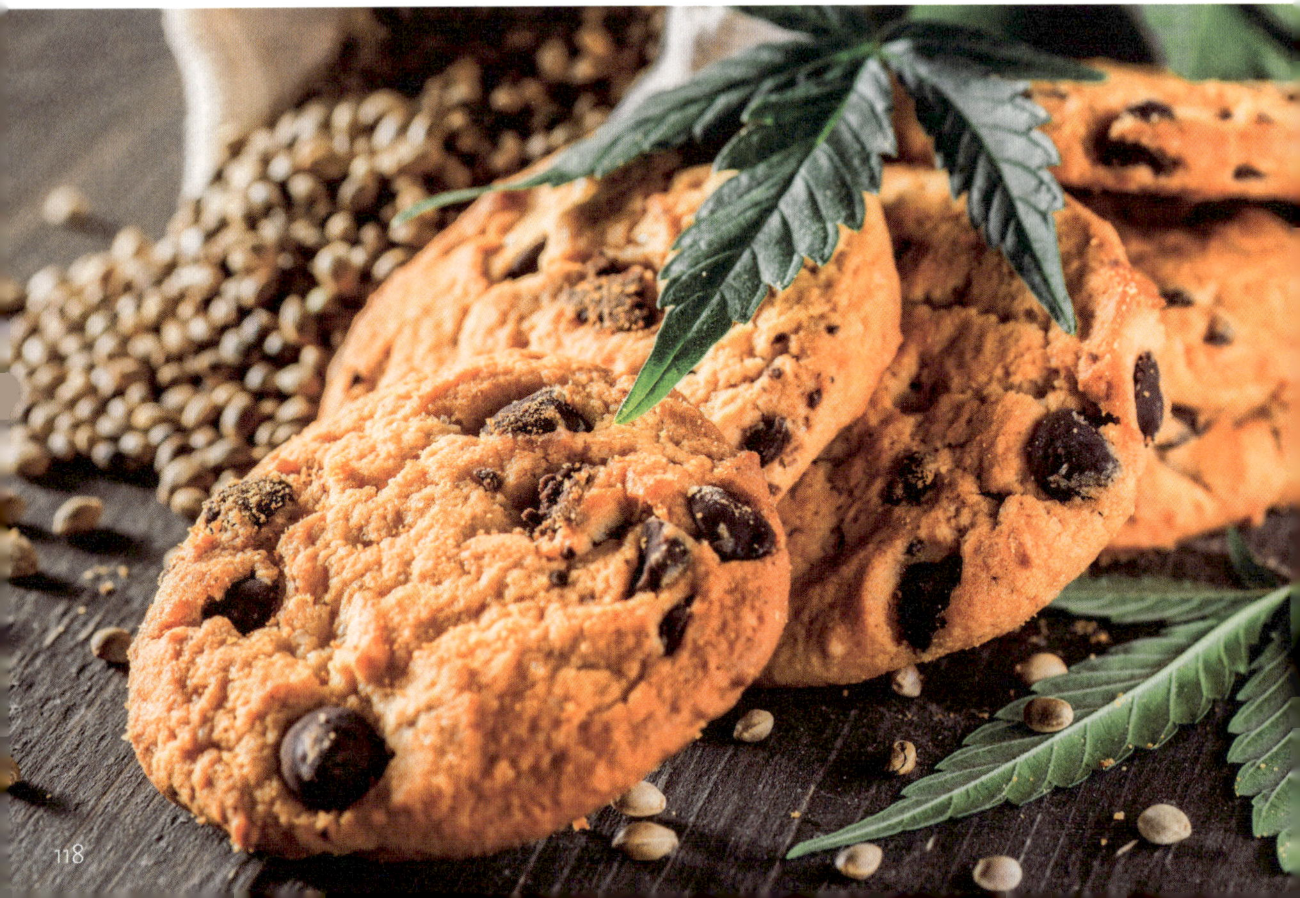

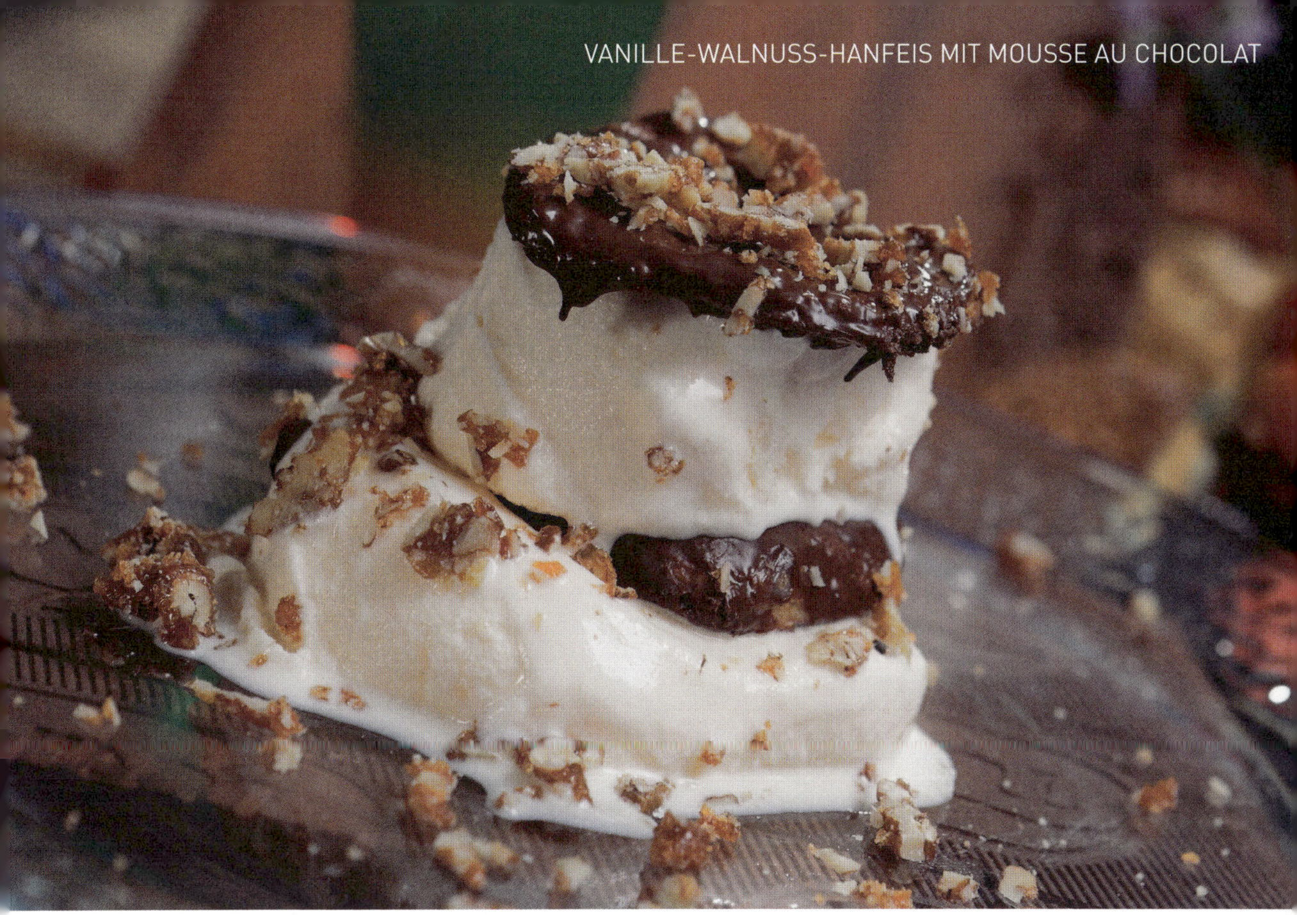

# VANILLE-WALNUSS-HANFEIS MIT MOUSSE AU CHOCOLAT

### Zutaten für 4 Portionen

1 Packung Vanilleeis
1 Packung Mousse au Chocolat
1 Schuss Hanföl
1 Prise Hanfsaat
100 g Zucker
50 g Butter

### Zubereitung (ca. 10 Minuten)

**1** Ein Stück Vanilleeis auf eine Glasplatte legen und mit der Mousse au Chocolat aus der Packung bestreichen. Den Vorgang mit einer zweiten Schicht Eis und Mousse wiederholen.

**2** Walnüsse zerkleinern und mit der Hanfsaat, dem Hanföl und dem Zucker in der Pfanne karamellisieren. Mit einem Löffel gut durchmischen.

**3** Die karamellisierten Nüsse und Hanfsamen über das Eis streuen.

### Tipp

Wer mag, kann noch einen kleinen Spritzer Walnusssirup über das Eis gießen und es mit frischen Minzeblättern belegen.

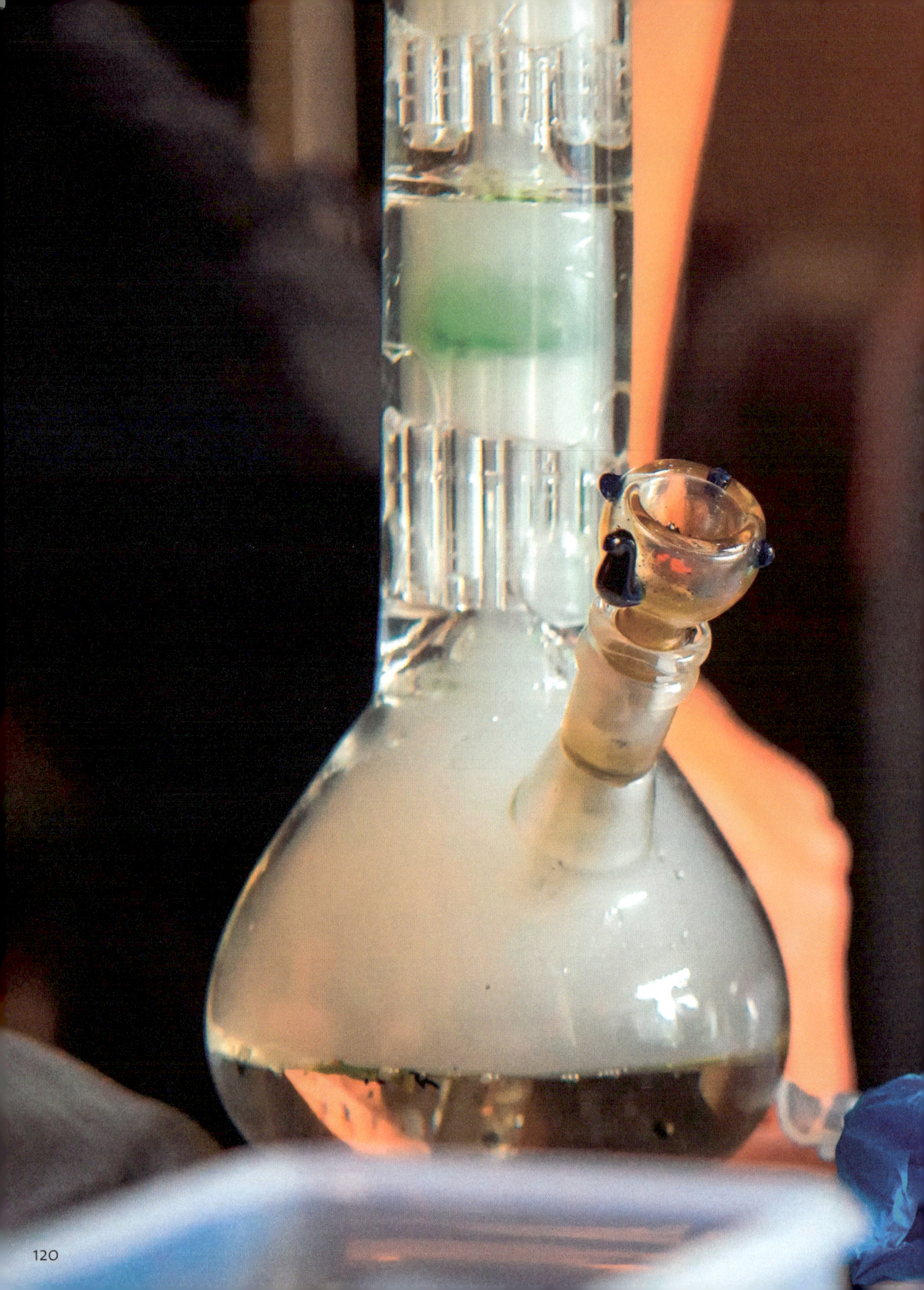

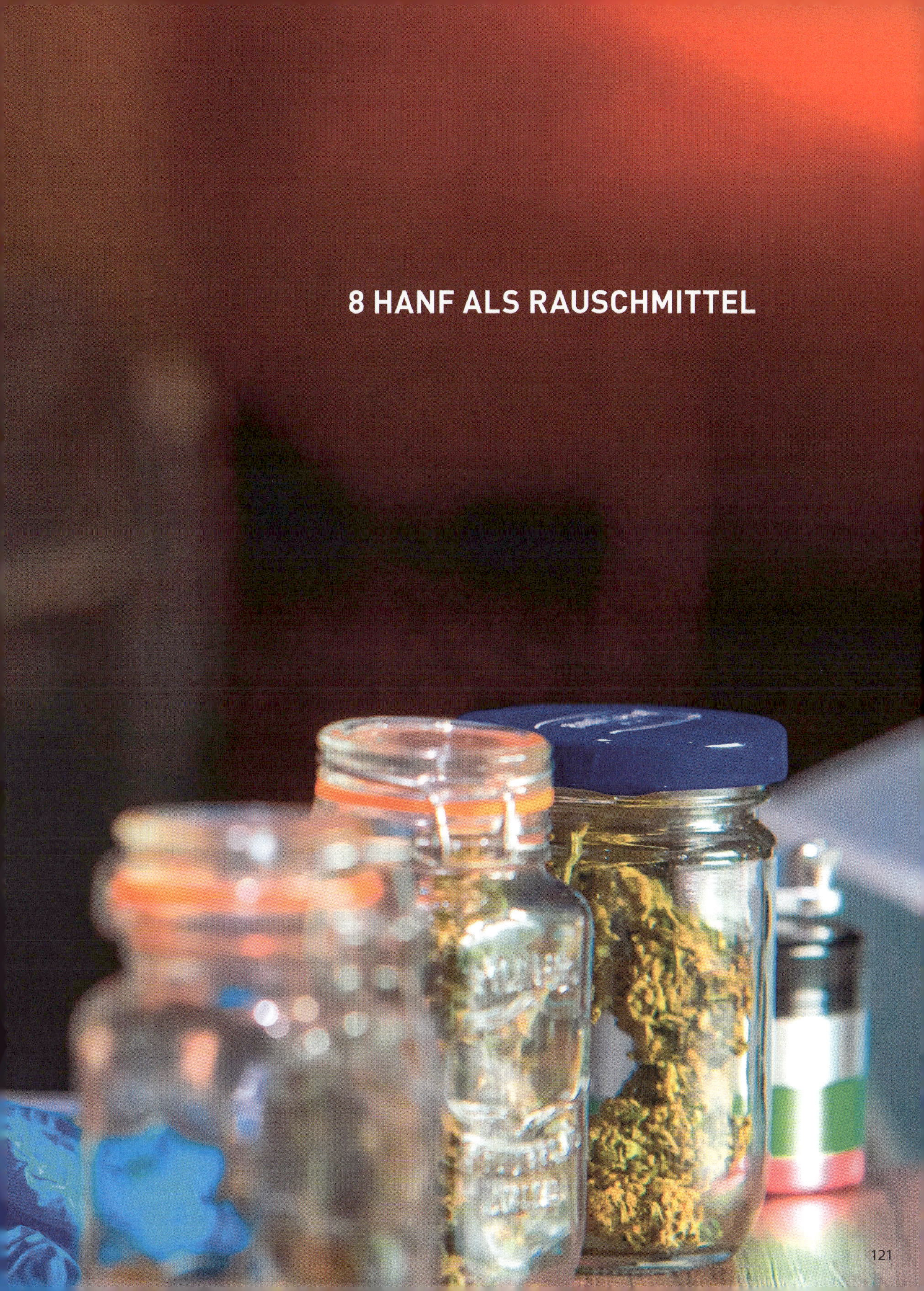

# 8 HANF ALS RAUSCHMITTEL

# 8 HANF ALS RAUSCHMITTEL

Seit Jahrtausenden werden Hanfextrakte zur Linderung von Schmerzen eingesetzt. Die Hoffnungen auf therapeutische Möglichkeiten bauen auf den Erfahrungen traditioneller Gesellschaften auf, die ihre Kenntnisse über die Pflanze an folgende Generationen weitergegeben haben. Ebenso lange wie als Heilmittel werden die Hanfextrakte verwendet, um ihre Rauschwirkung zu nutzen.

*Wohlhabender Mann mit Wasserpfeife in Rajasthan (Indien), Fresko aus dem 19. Jahrhundert*

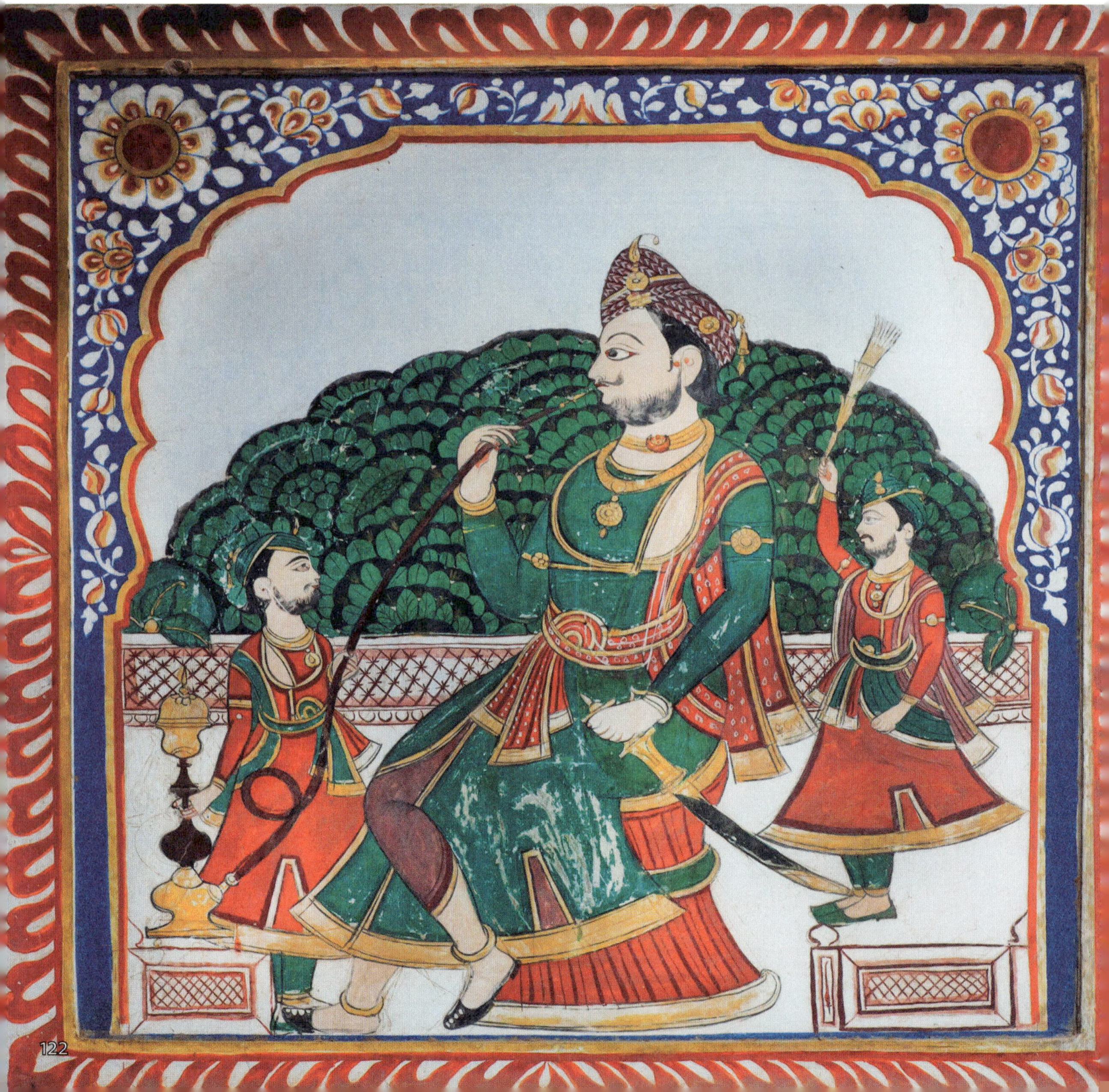

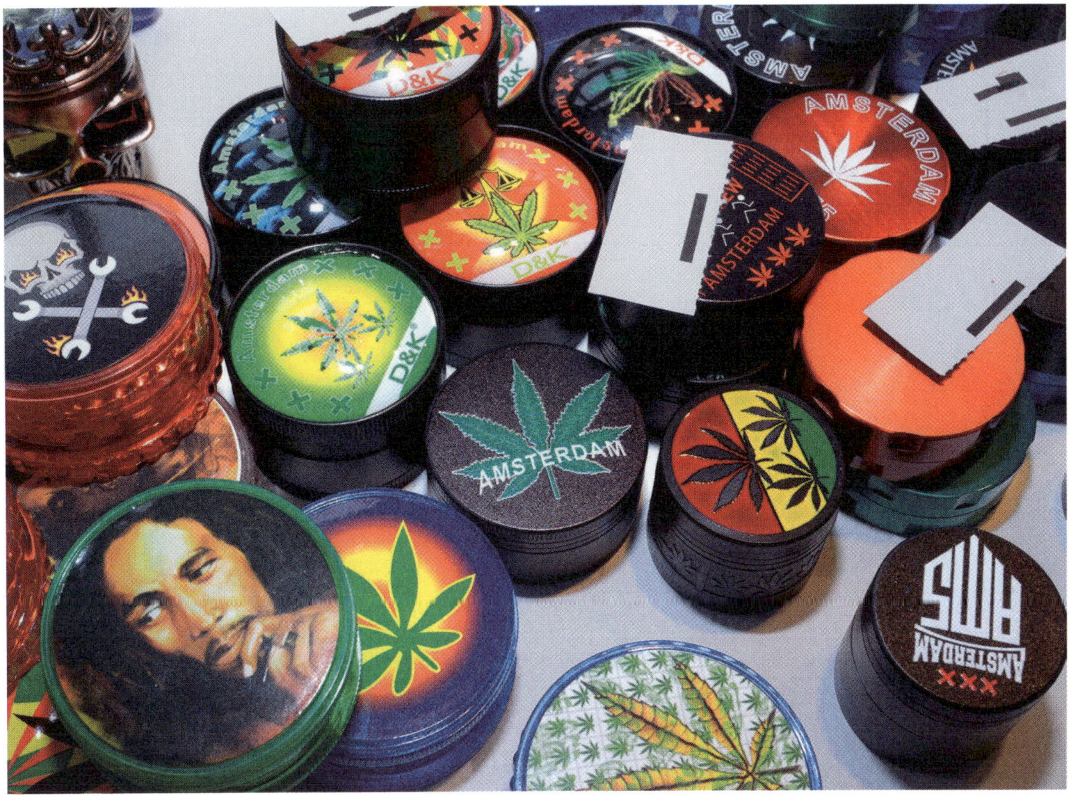


*Hanfdosen auf einer Messe in Kiew (Ukraine) u.a. mit einem Foto des Reggae-Idols Bob Marley*

Bei der Rauschwirkung steht der bewusstseinsverändernde Hanfextrakt Tetrahydrocannabinol (THC) im Zentrum. Er wird durch Wärme oder ultraviolette Strahlung aus der in der Hanfpflanze enthaltenen gleichnamigen Säure (THCA) gewonnen.

## Die rechtliche Situation

In Deutschland gehört der Cannabiswirkstoff THC nach § 1 Betäubungsmittelgesetz (BtMG) zu den nicht verkehrsfähigen Stoffen. Ohne Genehmigung des Bundesinstituts für Arzneimittel und Medizinprodukte sind Anbau, Herstellung, Handel, Einfuhr, Ausfuhr, Abgabe, Erwerb und Besitz von allen Pflanzenteilen des Cannabis strafbar. Dabei spielt es keine Rolle, ob man die Droge zum Eigenverbrauch besitzt oder sie weiterverkaufen will. Bei Besitz geringfügiger Mengen Cannabis zum Eigengebrauch kann die Staatsanwaltschaft das Strafverfahren einstellen; jedes Bundesland hat seine eigene Grenze, ab welcher der Besitz von Cannabis strafrechtlich verfolgt werden muss. Verstöße gegen das Gesetz können mit einer Geldbuße, aber auch mit bis zu fünf Jahren Freiheitsentzug bestraft werden.

Der Wirkstoff THC und Schmerzmittel auf Basis von Cannabis sind nach ärztlicher Verschreibung in bestimmten, eng gefassten Fällen zugelassen (siehe Kapitel 3).

## Der aktuelle Forschungsstand

Die 2018 veröffentlichte Studie „Cannabis: Potential und Risiken. Eine wissenschaftliche Analyse“ wurde von den Forscherinnen Eva Hoch, Chris Maria Friemel und Miriam Schneider herausgegeben. Zwei Jahre lang sichteten die beteiligten Autoren mehr als 2000 wissenschaftliche Publikationen aus

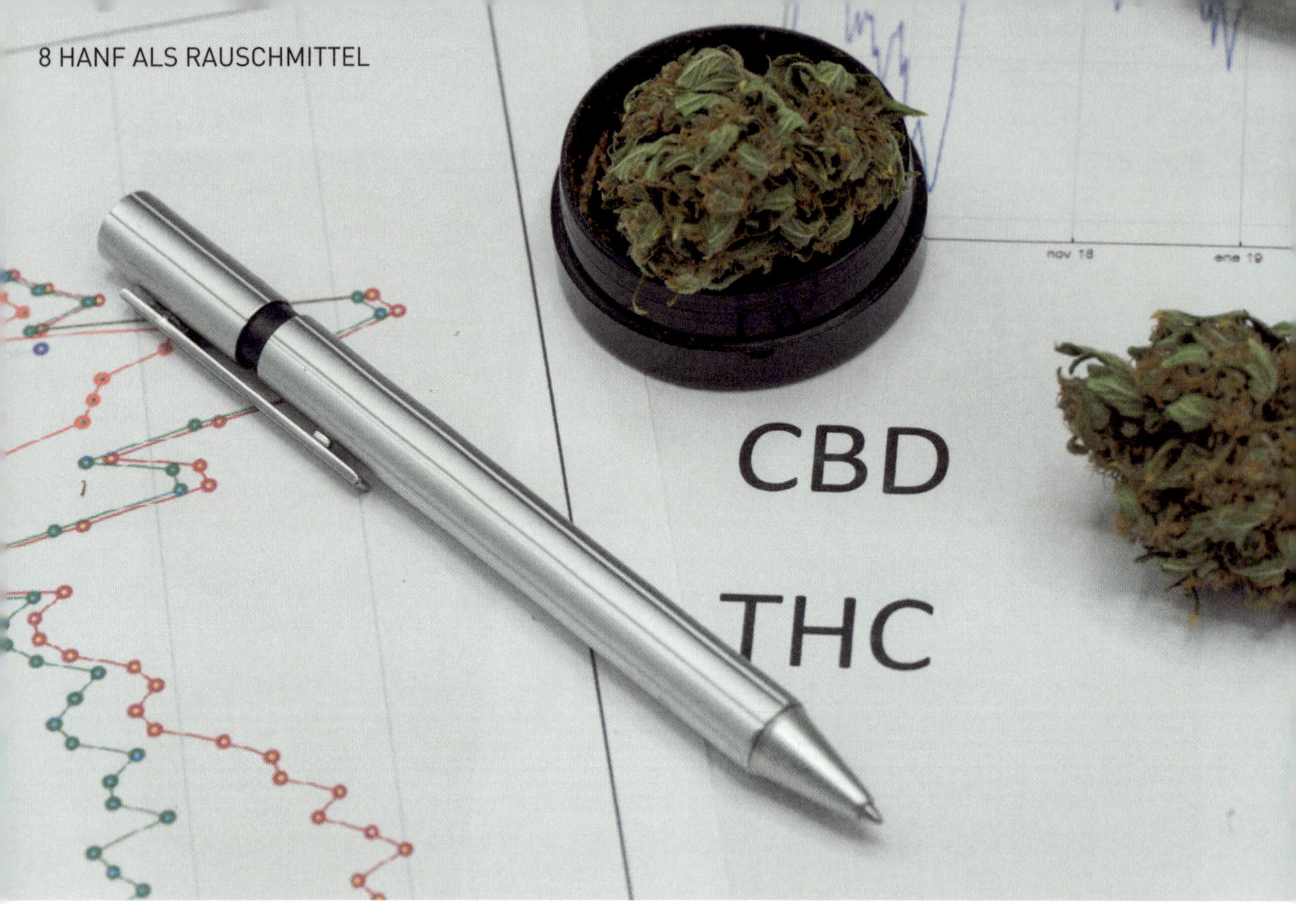


*Ein Münchener Forscherteam hat mehr als 2000 Studien zur Rauschwirkung von Hanf geprüft.*

Datenbanken mit mehr als 27 Millionen Einzelveröffentlichungen. Das von der Ludwig-Maximilians-Universität München geleitete Projekt wurde vom Bundesministerium für Gesundheit gefördert. Dabei sollten der aktuelle Forschungsstand zu den Risiken des Rauschmittels Cannabis und zu den Potenzialen als Arzneimittel analysiert werden. Die wichtigsten Ergebnisse wurden in den beiden Bereichen zusammengefasst.

## Studienstand für das Rauschmittel

- Akut konsumierte Cannabinoide können zu vielfältigen kognitiven Beeinträchtigungen führen, vor allem bei Gedächtnisleistung, Aufmerksamkeit und Psychomotorik.
- Regelmäßiges Kiffen führt zu umfassenden Defiziten der Kognition, insbesondere der Gedächtnisleistung. Allerdings ist das Bild der Einschränkungen nicht so einheitlich wie bei den akuten Effekten. Nicht belegt werden konnte eine Minderung der Intelligenz als Folge regelmäßigen Cannabiskonsums. Die kognitiven Funktionsdefizite durch chronischen Konsum scheinen vorübergehend zu sein.
- Der Einfluss des Einstiegsalters auf langfristige Kognitionsstörungen konnte nicht abschließend geklärt werden. Hier sehen die Autoren einen eindeutigen Bedarf an Längsschnittstudien und einer Kontrolle des Alterseffekts in den Studien.
- Es fehlen internationale Standards bei wichtigen Variablen des Cannabiskonsums, um die Vergleichbarkeit der Studien und ihrer Ergebnisse zu verbessern.
- Chronischer Cannabiskonsum erhöht das Risiko für respiratorische (die Atemwege betreffende) Symptome. Akut bewirkt er erweiterte Blutgefäße, Bluthochdruck und beschleunigten Puls. Eine Risikobewertung der Effekte auf das Herz-Kreislauf-System

im Zusammenhang mit chronischem Konsum (z.B. Herzinfarkt, Vorhofflimmern) ist aufgrund der unzureichenden Indizien nicht möglich.

- Bei Krebserkrankungen zeigen die Studien keinen bedeutsamen Zusammenhang zwischen Cannabiskonsum und bösartigen Veränderungen des Kopf- und Halsbereichs sowie der Lunge, sehr wohl jedoch bei Hodenkrebs.
- Chronisches Kiffen verursacht offenbar Veränderungen der Hirnstruktur, insbesondere in den für die Gedächtnisbildung wichtigen Bereichen (Amygdala, Hippocampus). Gezeigt wurden vor allem Veränderungen von Volumen und Form sowie Dichte der grauen Hirnmasse. Möglicherweise stehen sie in direktem Zusammenhang mit dem Verhältnis der Hanfextrakte THC und CBD in den konsumierten Präparaten.
- Cannabiskonsum während der Schwangerschaft kann die Entwicklung des Fötus stören. Zudem gibt es einzelne Hinweise für Störungen der Kindesentwicklung bei visuellen kognitiven Fähigkeiten, Aufmerksamkeit und erhöhtem Cannabiskonsum im Jugendalter.
- Akut erhöht Kiffen das Verkehrsunfallrisiko, besonders bei Mischkonsum mit Alkohol.
- Häufiger Cannabiskonsum bei Heranwachsenden führt öfter zum Schulabbruch und zu niedrigeren akademischen Abschlüssen. Die empirischen Daten über Auffälligkeiten im Sozialverhalten und bei der Straffälligkeit sind für eine Bewertung nicht ausreichend.
- Das Risiko für Angststörungen, Depressionen und psychotische Störungen wird durch Cannabiskonsum und -abhängigkeit leicht erhöht.

*Unterschriftenaktion auf dem Marienplatz in München für die Legalisierung von Cannabis, 2015*

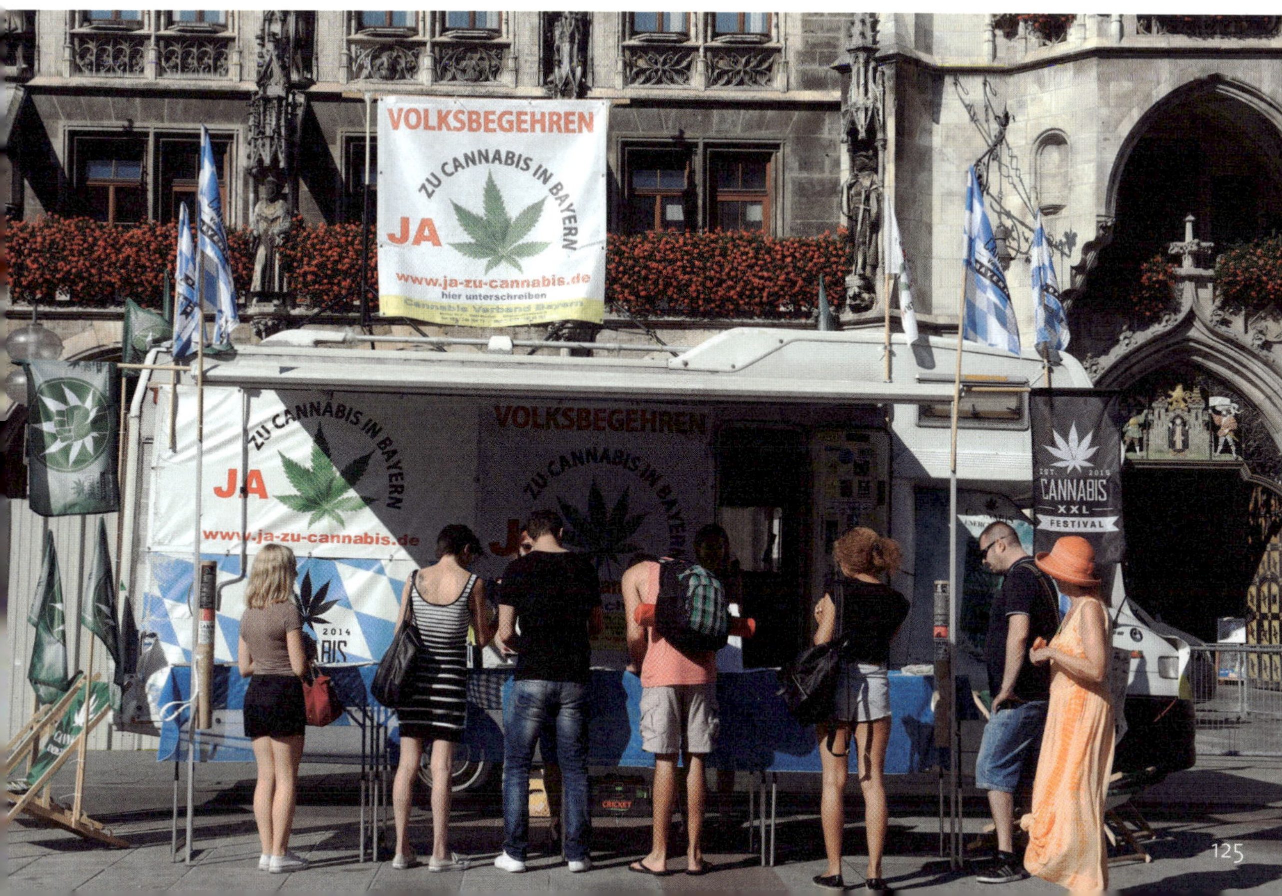

## Studienstand für das Arzneimittel

Signifikante Erfolge wurden in der Studie über die Arzneimittelwirkung durch Cannabis vor allem bei der Behandlung chronischer Schmerzen festgestellt. Die am besten untersuchte Cannabisarznei bei Schmerzen ist Nabiximols (Sativex), das CBD und THC enthält. Bei HIV/AIDS konnten vier von fünf Studien eine appetitanregende und gewichtsfördernde Wirkung ermitteln.

Außerdem wirkt Cannabis bei AIDS wie bei der Chemotherapie gegen Erbrechen und Übelkeit. Nebenwirkungen können laut den Ergebnissen der Studien bei Cannabismedikamenten durchaus gehäuft auftreten, sie sind aber meist vorübergehend und nicht schwerwiegend.

## Darreichungsformen

Zur besseren Unterscheidung seien noch einmal die Begrifflichkeiten erklärt. Cannabis ist der wissenschaftliche Begriff für die Cannabispflanze und ihre Arten Sativa (Echter Hanf), Indica (Indischer Hanf) und Ruderalis (Ruderalhanf).

*So genannter Joint aus Marihuana*

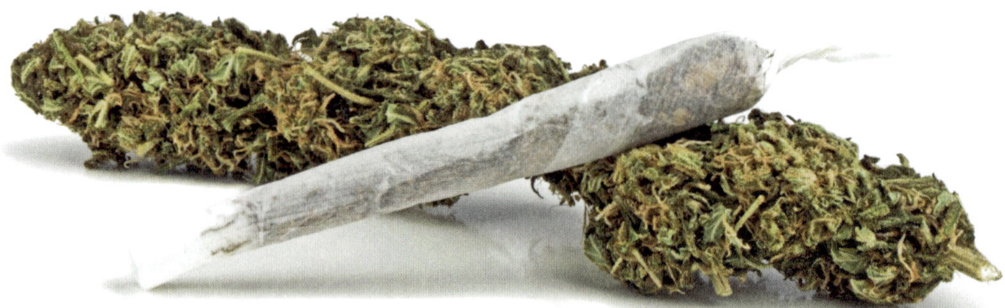

*Haschischplättchen*

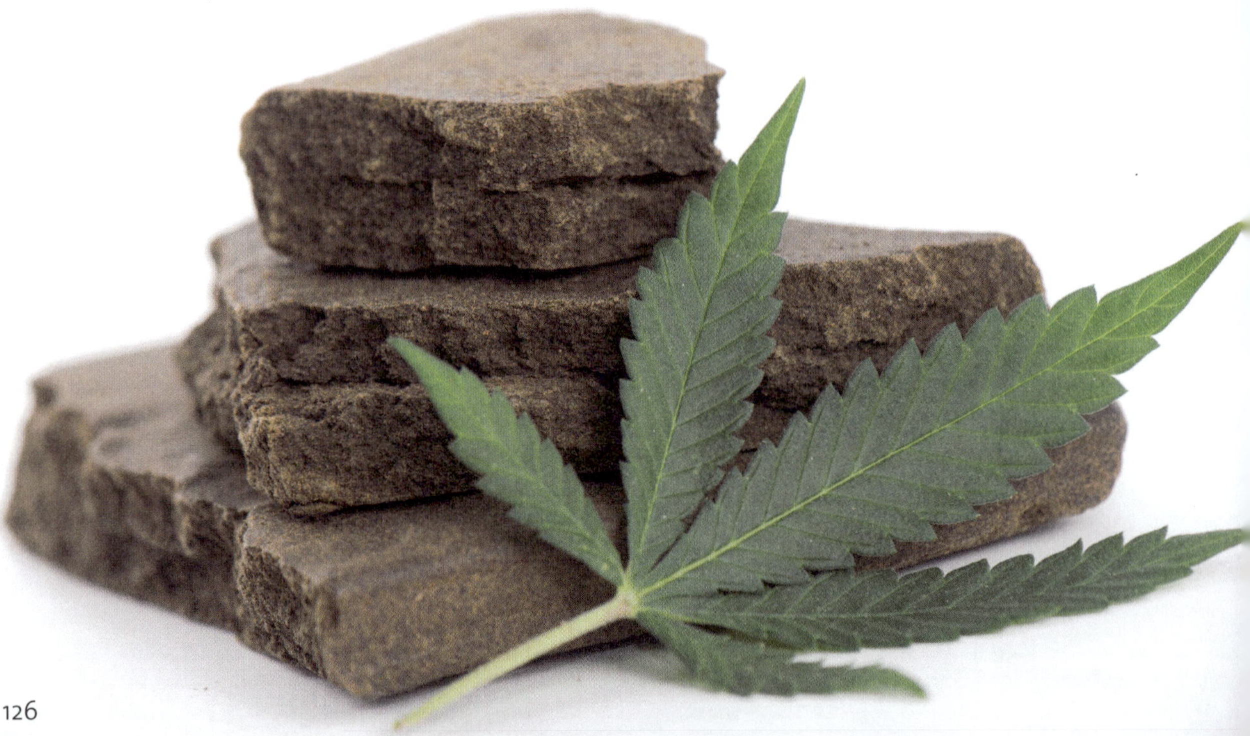

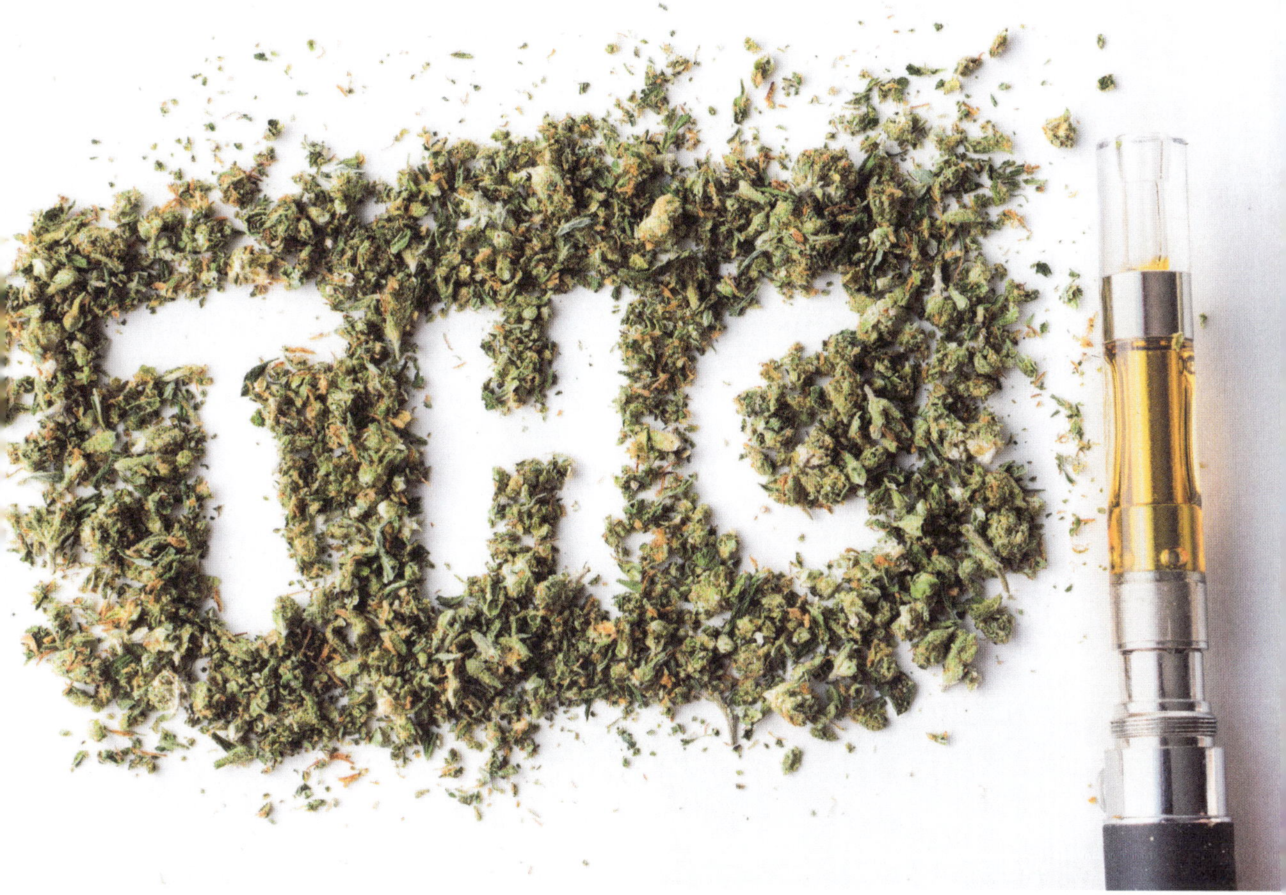


Marihuana (Gras, Weed oder Dope) sind die getrockneten, meist fermentierten Blüten, Blätter und Stängel zum Rauchen in einer Zigarette, Wasserpfeife oder zum Verdampfen in einem Vaporizer; seltener wird es als Tee aufgebrüht. Marihuana schwankt in der Farbe von Weißlich bis Braun und Grün bis zu leichtem Violett. Die Farbe ist abhängig von Herkunft, Anbauart und Trockenheitsgrad.

Haschisch (Hasch, Pott, Piece) ist das Harz aus den Blütenspitzen der Hanfpflanze zum Rauchen, Backen, Kochen und Herstellen von Haschischöl, das meist stärker wirkt. Die Farbe reicht von Graubraun bis zu mattem oder glänzendem Schwarz, wenn reichlich Öl enthalten ist. Haschisch hat eine bröckelige bis feste Konsistenz, je nach Frischegrad kann es auch schmierig sein wie eine Paste. Für den Verkauf wird es zu Platten gepresst, zu Kugeln oder zu Stäbchen gerollt.

*Der berauschende Extrakt in der Hanfpflanze*

Unter den Cannabisprodukten wirkt das Haschischöl am stärksten. Der Gehalt des Wirkstoffes kann 70% betragen. Proben des deutschen Bundeskriminalamts lagen zwischen 5 und 41%. Haschischöl hat meist eine goldgelbe Farbe und ist flüssig. Ein Tropfen in einem Joint reicht, um die gewünschte Wirkung zu erzielen. Es ist auch in kleinen Mengen in Deutschland verboten.

## Die Wirkung von THC

Der THC-Gehalt schwankt je nach Hanfsorte erheblich. Pflanzen, die in Deutschland als Nutzpflanzen zugelassen sind, aber nicht der Haschischproduktion dienen dürfen, tragen etwa 1,5% THC, Sorten im Iran oder Afghanistan mehr als 5%. Intensivzüchtungen kommen auf einen THC-Anteil von mehr als 20%.

THC kann praktisch alle Bindungsstellen der CB1-Rezeptoren in Körper und Hirn aktivieren und die physiologischen Prozesse aus dem Gleichgewicht bringen, mit weitreichenden Folgen. Führt man dem Körper ständig THC zu, indem man längere Zeit Cannabispräparate zu sich nimmt, passen sich die CB1-Rezeptoren an, was zu länger andauernden Störungen im Nervensystem führen kann.

Die positiven Effekte von THC, die medizinisch genutzt werden, hängen damit zusammen, dass es bei vielen Erkrankungen ebenfalls zum Ungleichgewicht im Nervensystem und im Endocannabinoid-System kommt. Die gezielte Gabe von THC kann die Instabilität teilweise durch die Aktivierung der CB1-Rezeptoren aufheben. Sobald das THC im Gehirn wirkt, wird das Glückshormon Dopamin ausgeschüttet und die Anwender reagieren euphorisch. Sinneserfahrungen werden mit hoher Intensität wahrgenommen, das Beisammensein mit Gleichgesinnten wird als positiv erlebt. Die Bewegungen sind oft verlangsamt, das Kurzzeitgedächtnis ist beeinträchtigt (schnelles Vergessen), viele neue Gedanken schießen ins Bewusstsein. Häufig ist auch eine Appetitsteigerung zu bemerken.

Die Nebenwirkungen können auch in anderen Teilen des Nervensystems auftreten, die nicht instabil waren. Die bekanntesten bei Gelegenheitskonsumenten sind Para-

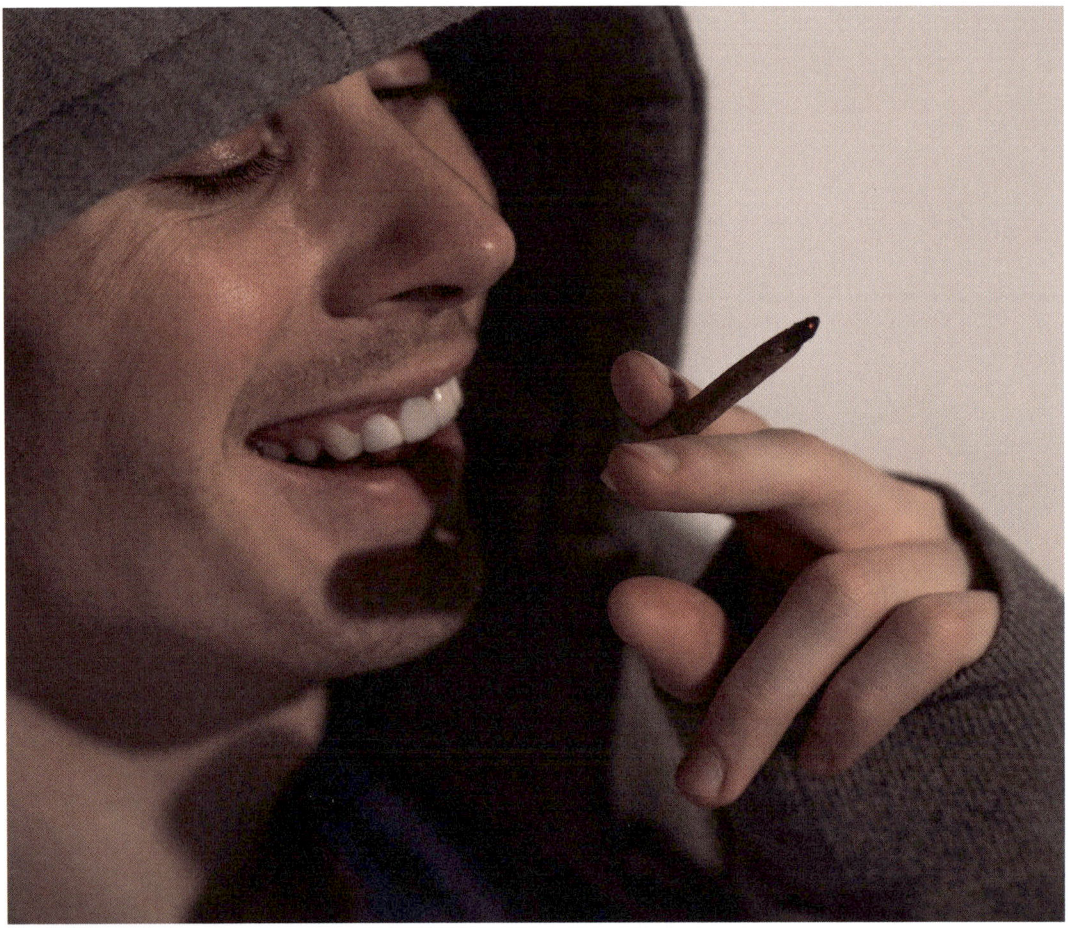

*Die Wirkung von THC in Cannabisprodukten kann höchst unterschiedlich sein: vom Rausch …*

noia und Angstzustände. Einer der Hauptgründe, warum viele Menschen Marihuana konsumieren, ist seine schlaffördernde Wirkung aufgrund des hohen THC-Gehalts. Ganz anders wirkt das nicht bewusstseinsverändernde CBD, das zu Wachheit und Aktivität führt und den Körper entspannt. Cannabis mit hohem THC-Gehalt lassen die Nutzer dagegen oft müde und träge fühlen. Wirre Gedanken, Erinnerungslücken, eingeschränkte Wahrnehmung der Umwelt und das Gefühl, sich nicht mehr mitteilen zu können, sind häufige Begleiterscheinungen.

Auch Übelkeit, Herzrasen und Schwindel bis zum Kreislaufkollaps kommen laut verschiedenen Studien vor. Personen, die mit Cannabis wenig oder gar keine Erfahrung haben, können mit Übelkeit und Erbrechen reagieren. Weniger häufig und meist nur bei großen Mengen oder hoher Konzentration kann es zu vereinzelten psychotischen Symptomen (z.B. Verfolgungswahn, Halluzinationen) kommen. Auch Verwirrtheit und Gedächtnislücken (Amnesie) sind möglich.

Die Wirkung ist abhängig von der Art und Form der Verwendung (Essen, Joint, Pfeife etc.), der aufgenommenen Dosis bzw. dem Gehalt an THC, der Umgebung sowie der Person und ihrer Erwartungen. Die Stimmungslage der Betreffenden, die Persönlichkeit und die jeweilige Situation üben einen starken Einfluss aus. Positive und negative

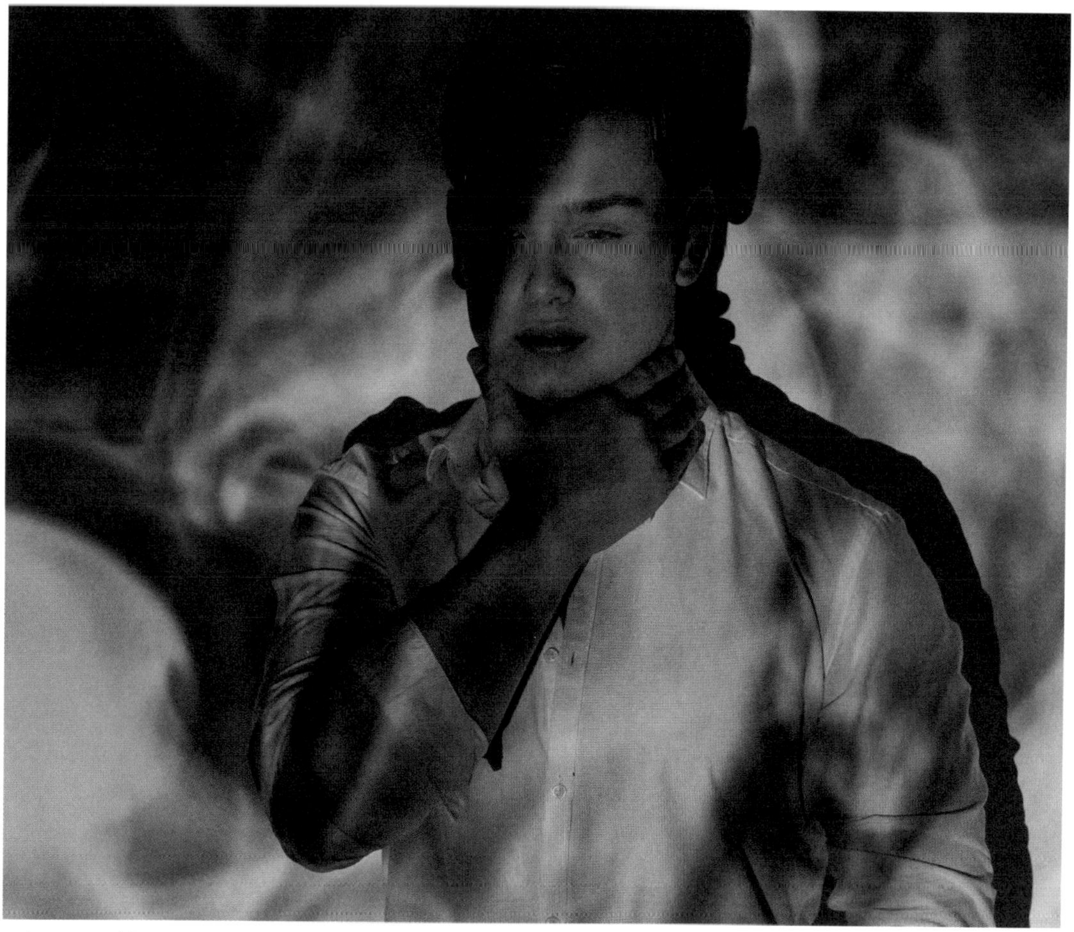

*... bis zu Beklemmungszuständen und paranoiden Veränderungen der Persönlichkeit.*

Grundstimmungen können durch Cannabis verstärkt werden. Die Wirkung ist außerdem abhängig von der Häufigkeit der Verwendung. Das Risiko für gesundheitliche und soziale Probleme steigt, wenn Cannabis täglich konsumiert wird oder andere Drogen zusätzlich verwendet werden.

Ein Rauschzustand tritt beim Rauchen bereits nach einigen Minuten ein und klingt langsam ab. Nachgewiesen werden kann der Konsum jedoch länger. Wird Cannabis oral aufgenommen, zeigt sich die Wirkung verzögert. Es kann zu einer erhöhten Aufnahmemenge und einer entsprechend starken Wirkung kommen. Der Mischkonsum von Cannabis mit anderen Rauschmitteln (z.B. Alkohol), Medikamenten (z.B. Psychopharmaka) oder Suchtgiften (z.B. Ecstasy) birgt ein beträchtliches Risiko.

## Gefahr der Abhängigkeit

Die Stärke einer Droge wird herkömmlich danach beurteilt, ob sie überhaupt nicht, nur psychisch oder physisch oder in beiden Arten abhängig macht. Eine Reihe moderner neurowissenschaftlicher Studien haben deutlich werden lassen, dass die strikte Trennung zwischen physisch und psychisch sich nicht aufrechterhalten lässt. Psychische Prozesse führen zu biochemischen Veränderungen im Organismus und physische Prozesse gehen mit Veränderungen der Psyche einher.

Ähnlich verhält es sich mit der psychischen Abhängigkeit von Rauschmitteln aller Art. Die Betroffenen zeigen auch körperliche Symptome, u.a. in Form von erhöhten Hormonausschüttungen schon beim Gedanken an den Stoff. Forscher in San Francisco fanden heraus, dass dauerhafter Haschischkonsum körperlich abhängig macht, mit ähnlichen oder gleichen Entzugserscheinungen wie bei harten Drogen.

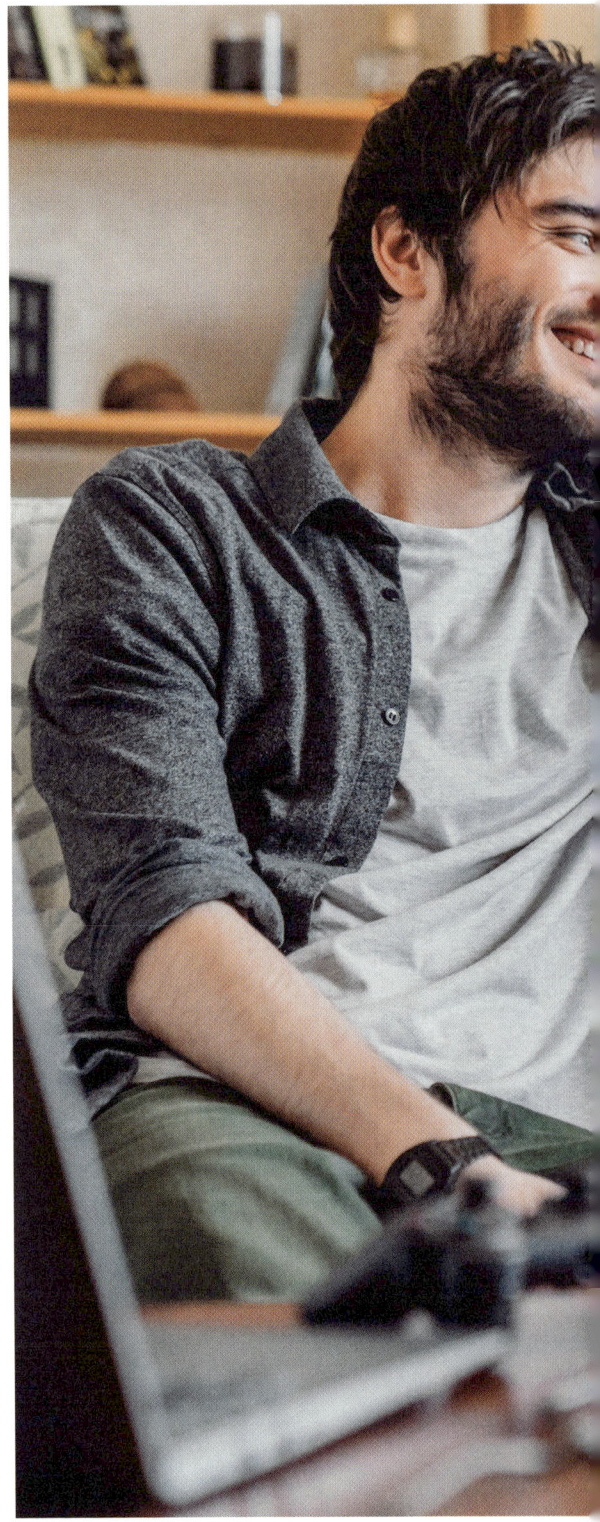

*Der dauerhafte Cannabiskonsum birgt Risiken.*

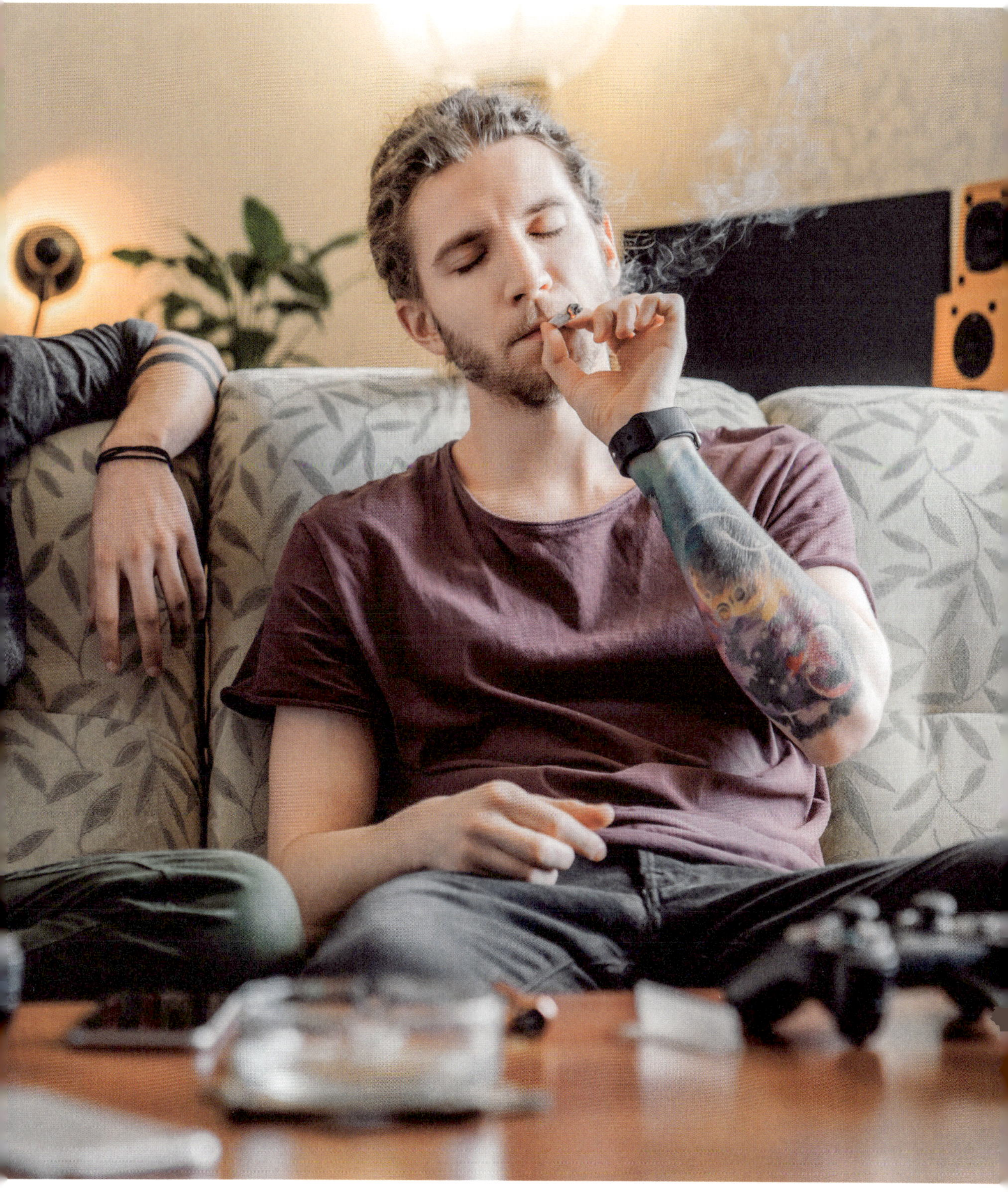

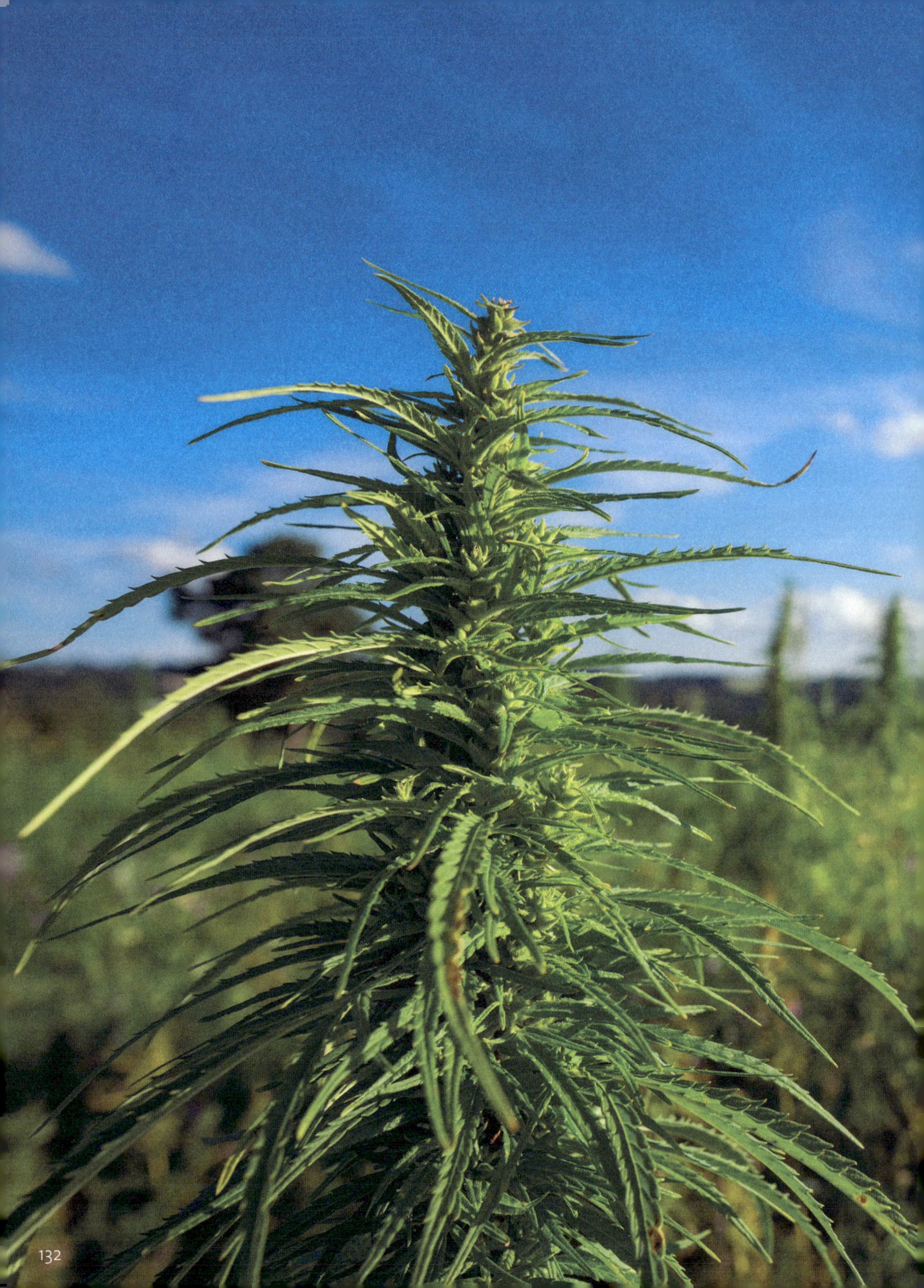

# 9 AUSBLICK: HANF IN DER DISKUSSION

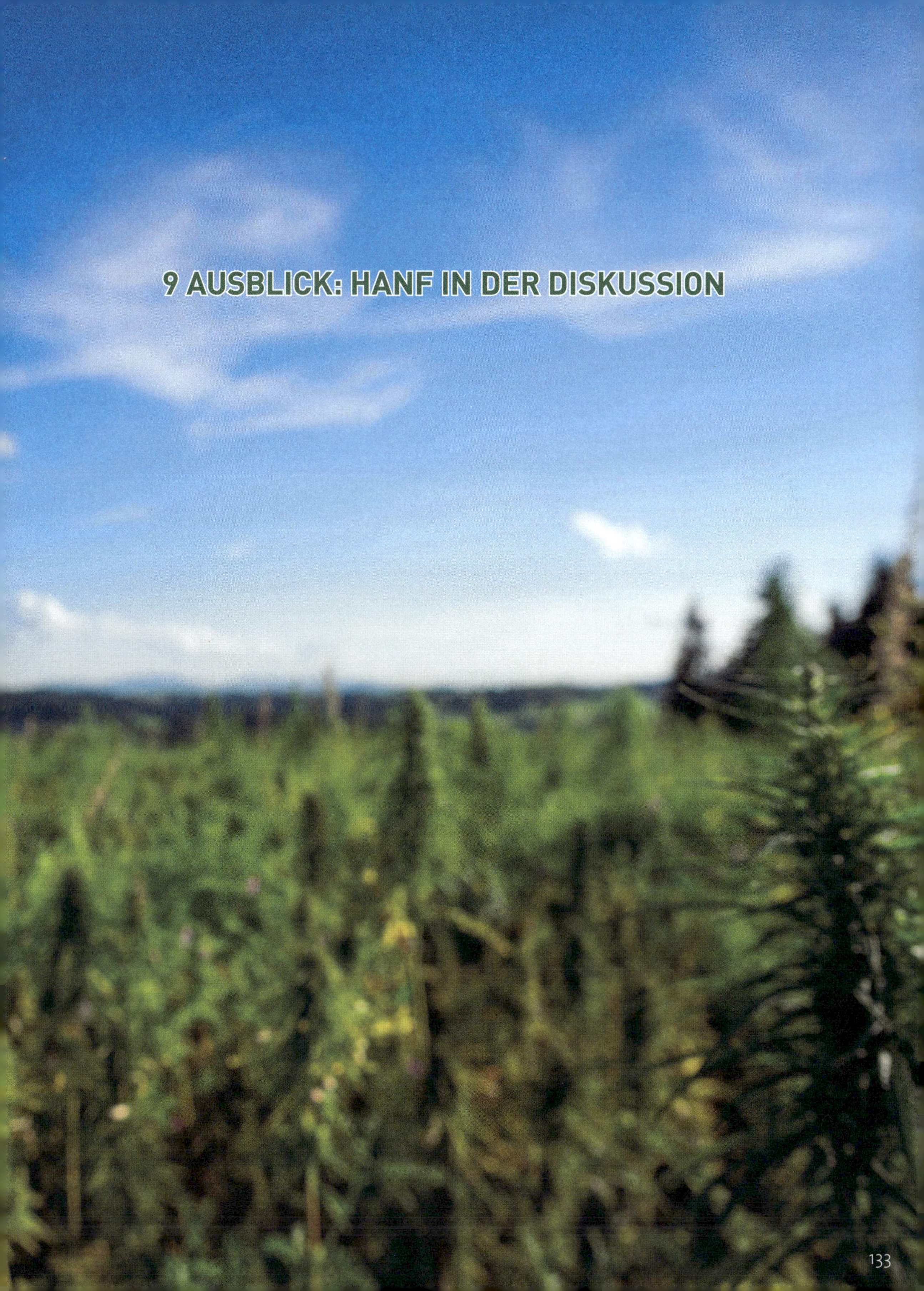

# 9 AUSBLICK: HANF IN DER DISKUSSION

Das Jahr 2017 markiert in Deutschland eine Wendemarke im Hinblick auf die Einschätzung und den Einsatz von nicht berauschenden Cannabisprodukten wie CBD-haltigen Substanzen. Die seitdem geltende Novellierung des Betäubungsmittelgesetzes regelt den Einsatz von Cannabisarzneimitteln als Therapiealternative bei schwerwiegenden Erkrankungen.

Bedingung ist, dass die Mittel nach Einschätzung des behandelnden Arztes den Krankheitsverlauf spürbar positiv beeinflussen oder dessen Symptome lindern. Dadurch ist die Gabe von CBD-Arzneien z.B. in der Schmerztherapie, bei bestimmten chronischen Erkrankungen wie Multipler Sklerose oder bei schwerer Appetitlosigkeit und Übelkeit bei AIDS- und Krebspatienten möglich.

## CBD in aller Munde

Im Mittelpunkt der politischen und wissenschaftlichen Diskussion steht aber nicht nur der medizinische Bereich. Ein regelrechter Boom ist bei den frei verkäuflichen CBD-haltigen Nahrungsergänzungsmitteln jenseits der im Gesetz eng gefassten medizinischen Behandlung zu verzeichnen. Hier sind die Versprechen der Hersteller und Händler

*CBD-Produktpalette in einem Einzelhandelsgeschäft in Knoxville im US-Bundesstaat Tennessee*

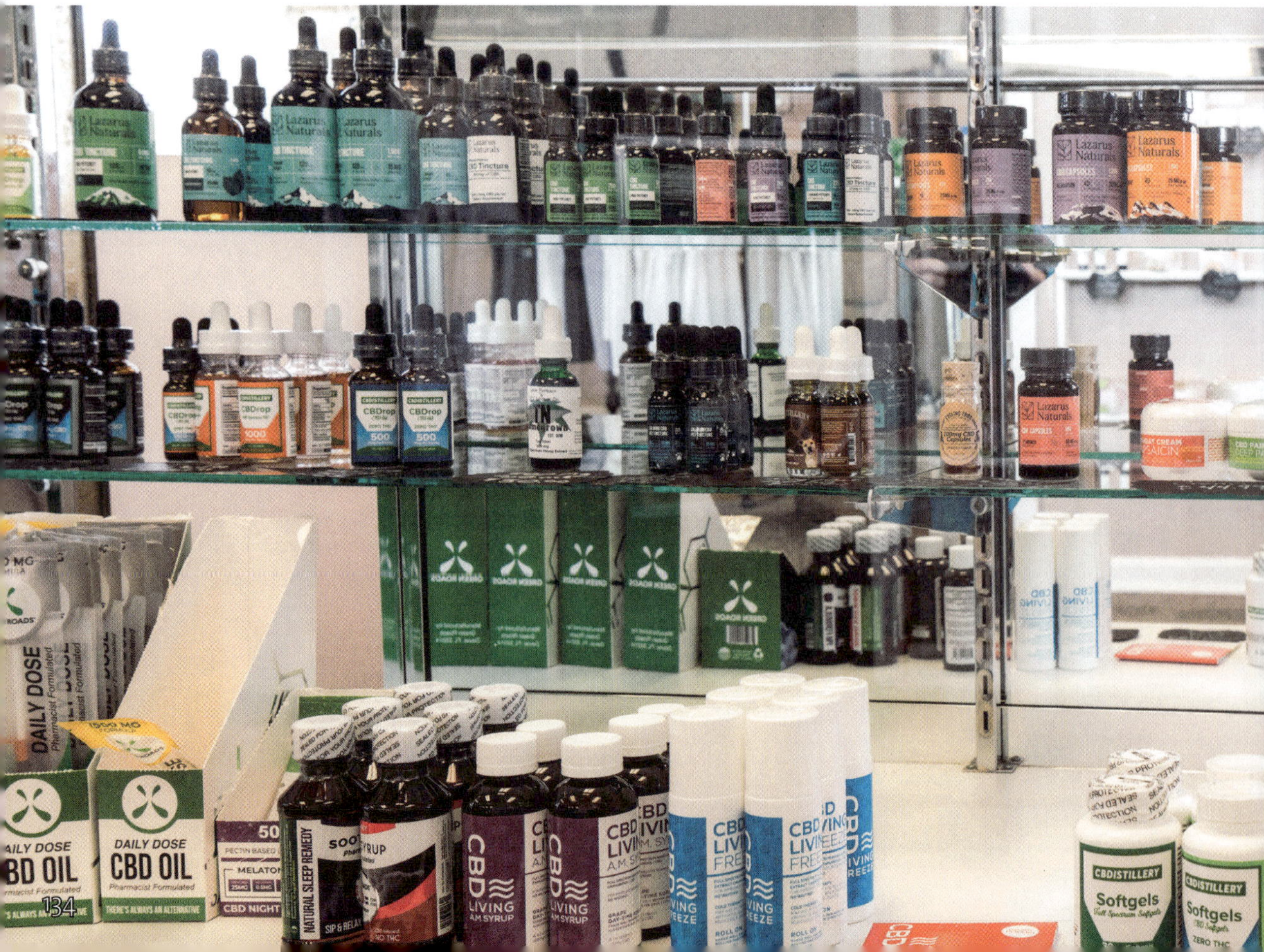

sowie die Erwartungen der Kunden oft groß und die nachvollziehbaren, wissenschaftlich unterlegten Fakten eher rar gesät. Umso mehr ist die Zusammenfassung von mehr als 2000 Studien des Münchener Autorinnenteams in einem Buch aus dem Jahr 2018 zu begrüßen (siehe Kapitel 8).

Der Stand der aktuellen Forschung ist in Teilen durchaus ermutigend, denn bei manchen Indikationen erzielen CBD-basierte Behandlungsmethoden offensichtlich eine positive Wirkung; diese Bereiche sind in der Gesetzesnovelle größtenteils berücksichtigt.

Nicht wenige Patienten, die seit Jahren an Schmerzen oder an schweren Krankheiten leiden, die mit einer hohen Einschränkung der Lebensqualität verbunden sind, setzen in CBD große Hoffnungen. Es bleibt zu hoffen, dass die Forschungen in diesem Bereich intensiviert und die staatliche Förderung verstetigt wird. Je mehr Fakten auf dem Tisch liegen, umso genauere Empfehlungen können gegeben werden. Dagegen wurden die Risiken des Cannabiskonsums zu Rauschzwecken mit Erzeugnissen, die Tetrahydrocannabinol (THC) enthalten, in den Studien bestätigt.

## Die große Vielfalt

CBD-haltige Produkte sind nahezu uneingeschränkt im Internet und zunehmend auch im stationären Handel (Drogerien, Reformhäuser) verfügbar, von Tees über Kosmetika bis zu diversen Nahrungsmitteln, Kaugummi und Lollipops. CBD-Öl kann man in manchen Apotheken oder in besonderen Hanfläden kaufen. Sowohl Hersteller als auch Verkäufer solcher CBD-Produkte dürfen nicht mit vermeintlichen krankheitsbezogenen oder gesundheitsfördernden Aussagen werben. Laut Gesetz handelt es sich um Lebens- und Nahrungsergänzungsmittel, die nach dem Novel-Food-Katalog der Europäischen Union

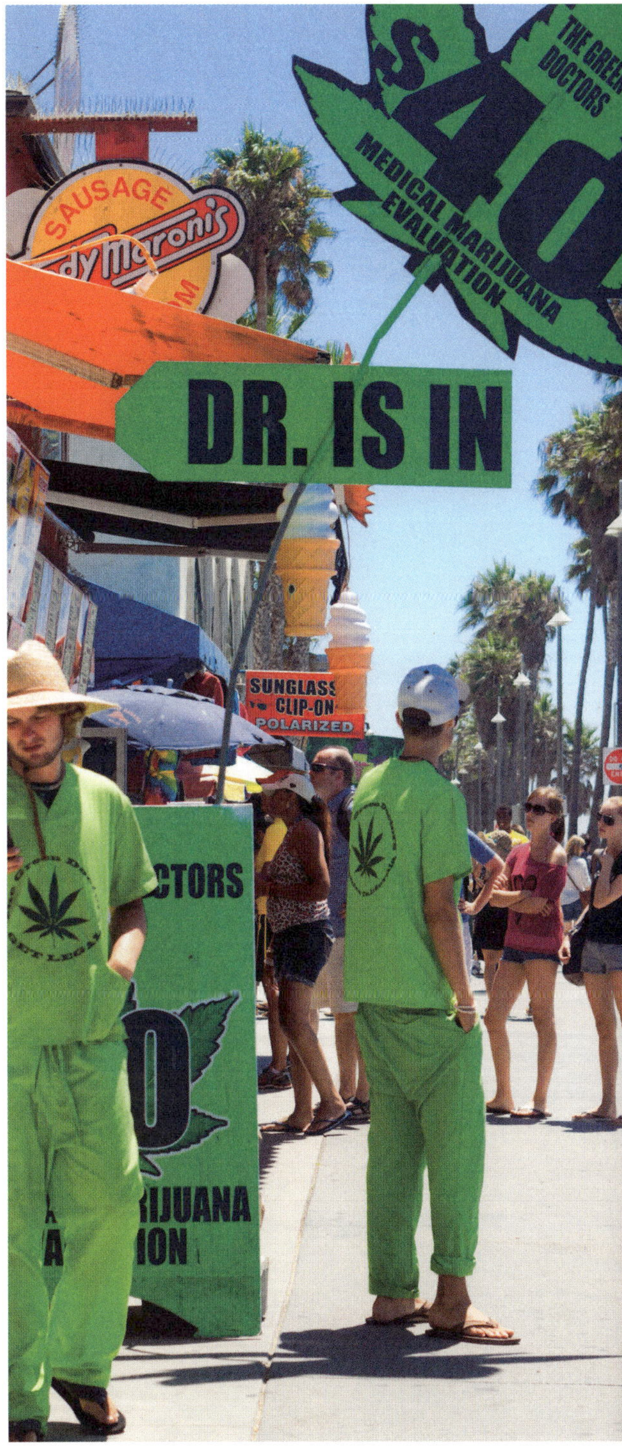


*Cannabisapotheke in Venice Beach, Kalifornien*

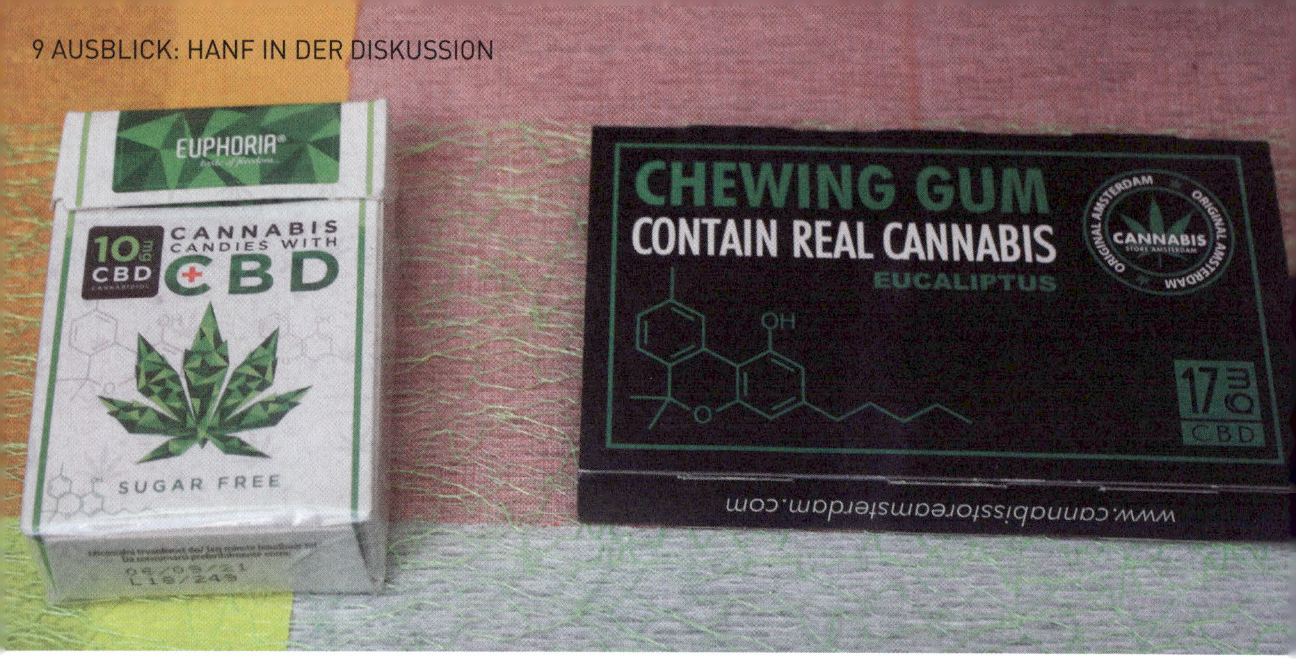


*Zuckerfreie Bonbons und Kaugummi mit CBD im Schaufenster eines Geschäftes in Perugia (Italien)*

in der Regel als neuartige Lebensmittel eingestuft werden und einer Zulassung bedürfen. Solange sie nicht vorliegt, sind die Produkte nach Auffassung des Bundesamtes für Verbraucherschutz und Lebensmittelsicherheit nicht verkehrsfähig, d.h. für den allgemeinen Handel unzulässig. Die Einstufung und die Bewertung der Verkehrsfähigkeit ist in Deutschland Aufgabe der für Lebensmittel jeweils zuständigen Landesbehörden. In den 16 Bundesländern ist jedoch bislang keine einheitliche Linie zu erkennen.

*CBD-Lollipops auf Amsterdams Straßenmarkt*

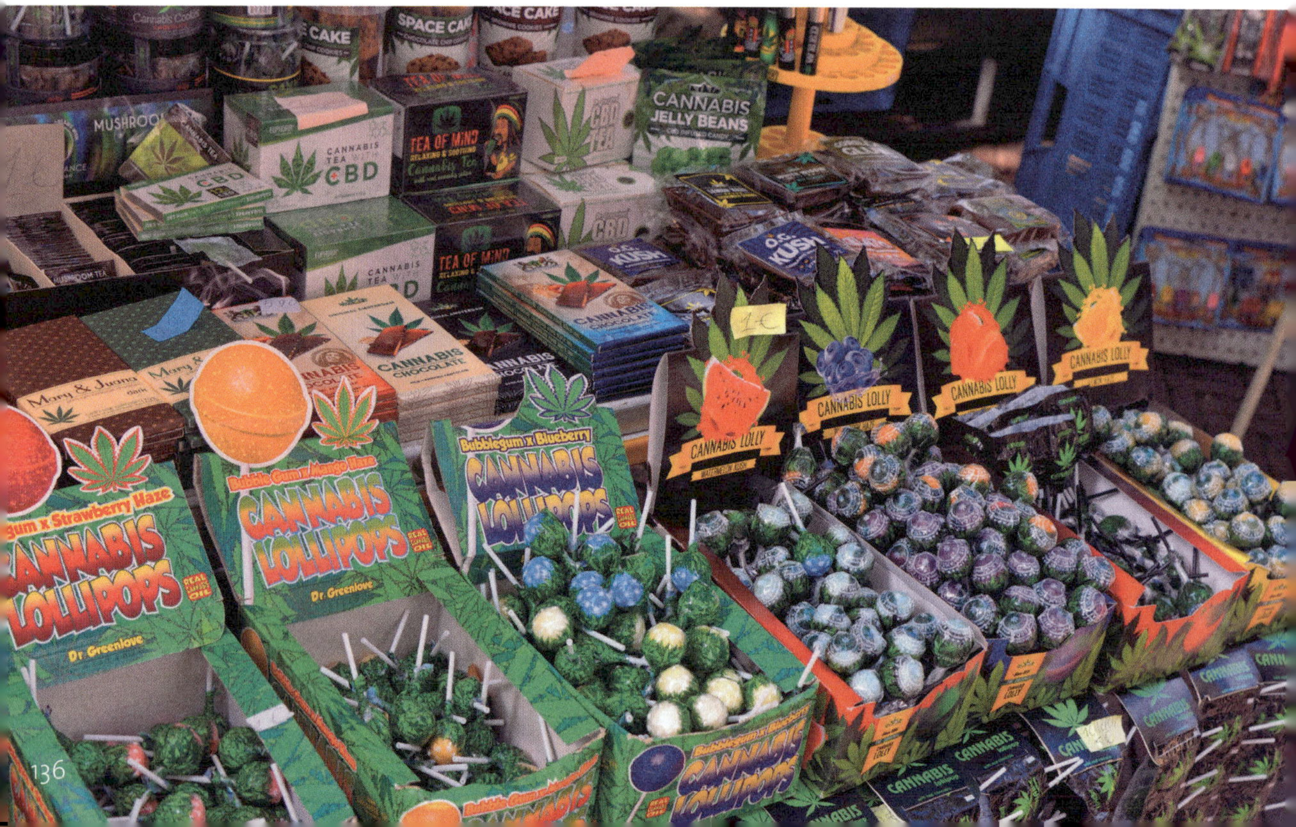

Nur die Stadt Köln hat sich im Sommer 2020 per Allgemeinverfügung festgelegt: Sie verbot den Verkauf von CBD-Isolaten oder mit CBD angereicherten Hanfextrakten als Zusatz in Lebensmitteln oder Nahrungsergänzungsmitteln im stationären Handel und auch im Versandhandel und im Internet. Dass die Hersteller und Händler solcher Produkte öffentlichkeitswirksam protestierten, mag ihren wirtschaftlichen Interessen geschuldet sein. Den Bürgerinnen und Bürgern freilich hilft die Unübersichtlichkeit wenig. Auch die in diesem Ratgeber zusammengetragenen Hintergründe und Informationen können die Sachlage nur so wiedergeben, wie sie sich immer noch darstellt: uneinheitlich.

## Ein gewisses Risiko bleibt

Die Risiken, die sich insbesondere durch Präparate mit CBD ergeben können, die für gesundheitliche Zwecke angeboten werden, ohne als Arzneimittel geprüft und zugelassen zu sein, werden häufig nicht erkannt. Diese Produkte enthalten manchmal hohe Mengen des psychoaktiven Wirkstoffs THC, insbesondere in Ölen, in denen angeblich nur die vermeintlich harmlose Substanz CBD dominiert. Auch von Lebens- und Nahrungsergänzungsmitteln auf CBD-Basis erwarten viele Menschen heilende Wirkungen. Nicht selten entbehren diese Hoffnungen einer eindeutigen wissenschaftlichen Grundlage. Nahrungsmittel unterliegen ganz anderen

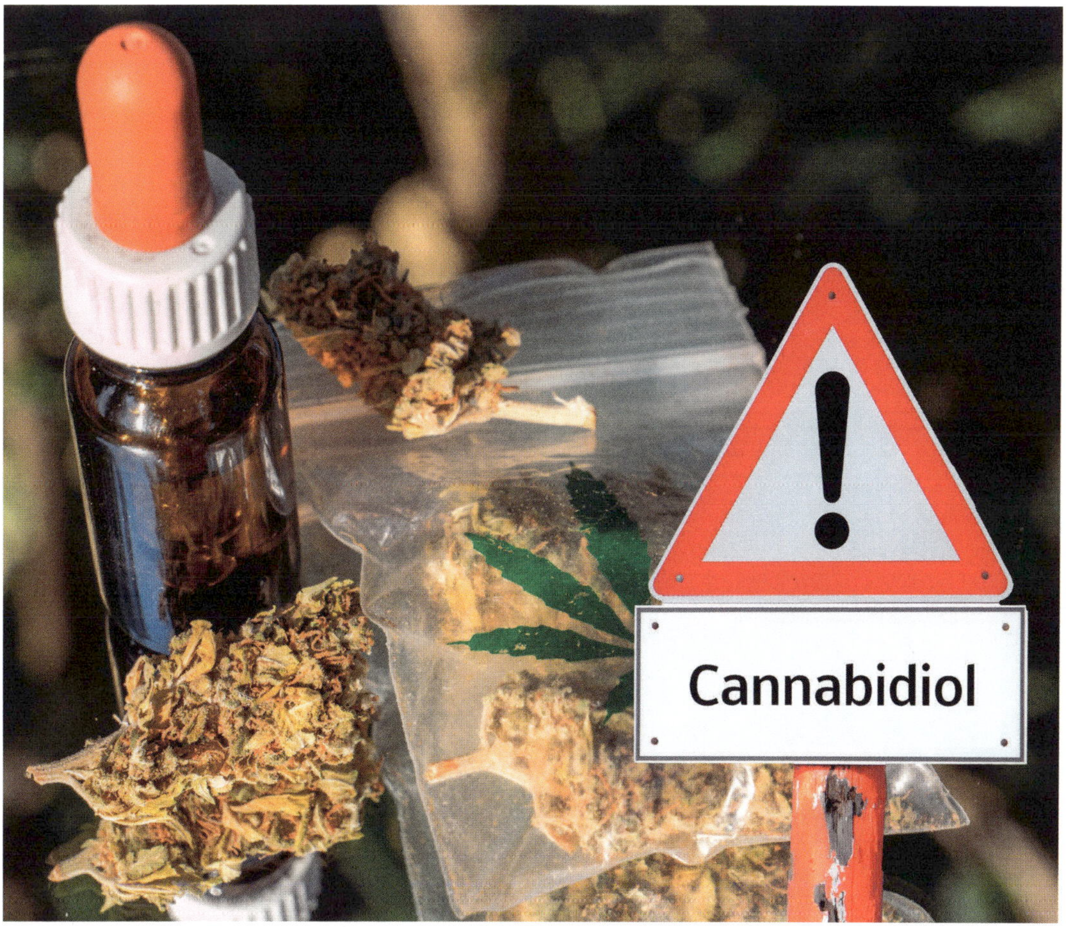


*Nur wenn CBD-Produkte als Arzneimittel geprüft werden, ist das Restrisiko vergleichsweise gering.*

Regelungen als Arzneimittel. Deshalb bedarf es weiterer, umfassender Aufklärung, umso mehr, als dieser Markt sich in den letzten Jahren stark erweitert hat.

Wie bereits erwähnt, dürfen verkehrsfähige Lebensmittel laut Gesetz höchstens 0,2% THC enthalten, doch der Grenzwert wird von vielen hanfhaltigen Lebensmitteln nicht eingehalten. So berichtete das baden-württembergische Verbraucherschutzministerium 2019, dass bei einer Stichprobenuntersuchung die Hälfte von 49 CBD-haltigen Lebensmitteln als nicht sicher eingestuft werden konnten. Meist waren erhöhte THC-Werte der Grund. Hier sind dringend mehr Kontrollen und mehr Information der Öffentlichkeit erforderlich. Darüber hinaus muss rechtliche Klarheit geschaffen werden, da einige Hersteller der Auffassung sind, dass ihre essbaren Hanfprodukte keine neuartigen Lebensmittel im Sinne der EU-Verordnung sind, und sie schon jetzt anbieten.

## Die Gefahren von THC

Beim Cannabiskonsum als Rauschmittel sieht es klarer aus. Cannabis ist weltweit die am häufigsten konsumierte illegale Substanz. Nach Schätzungen der Vereinten Nationen konsumieren weltweit bis zu 227 Millionen Menschen Cannabis. Laut aktuellem nationalen epidemiologischen Suchtsurvey haben 4,5% der deutschen Erwachsenen im Vorjahr Cannabis geraucht. Bei den 18- bis 20-Jährigen gaben fast viermal so viele Befragte (16,2%) an, in den zurückliegenden zwölf Monaten Cannabis konsumiert zu haben. Nach Schätzungen verwenden zwölf Millionen EU-Bürger täglich Cannabis. Fast

*Laut Umfrage konsumiert in Deutschland etwa jeder sechste junge Erwachsene Cannabis.*

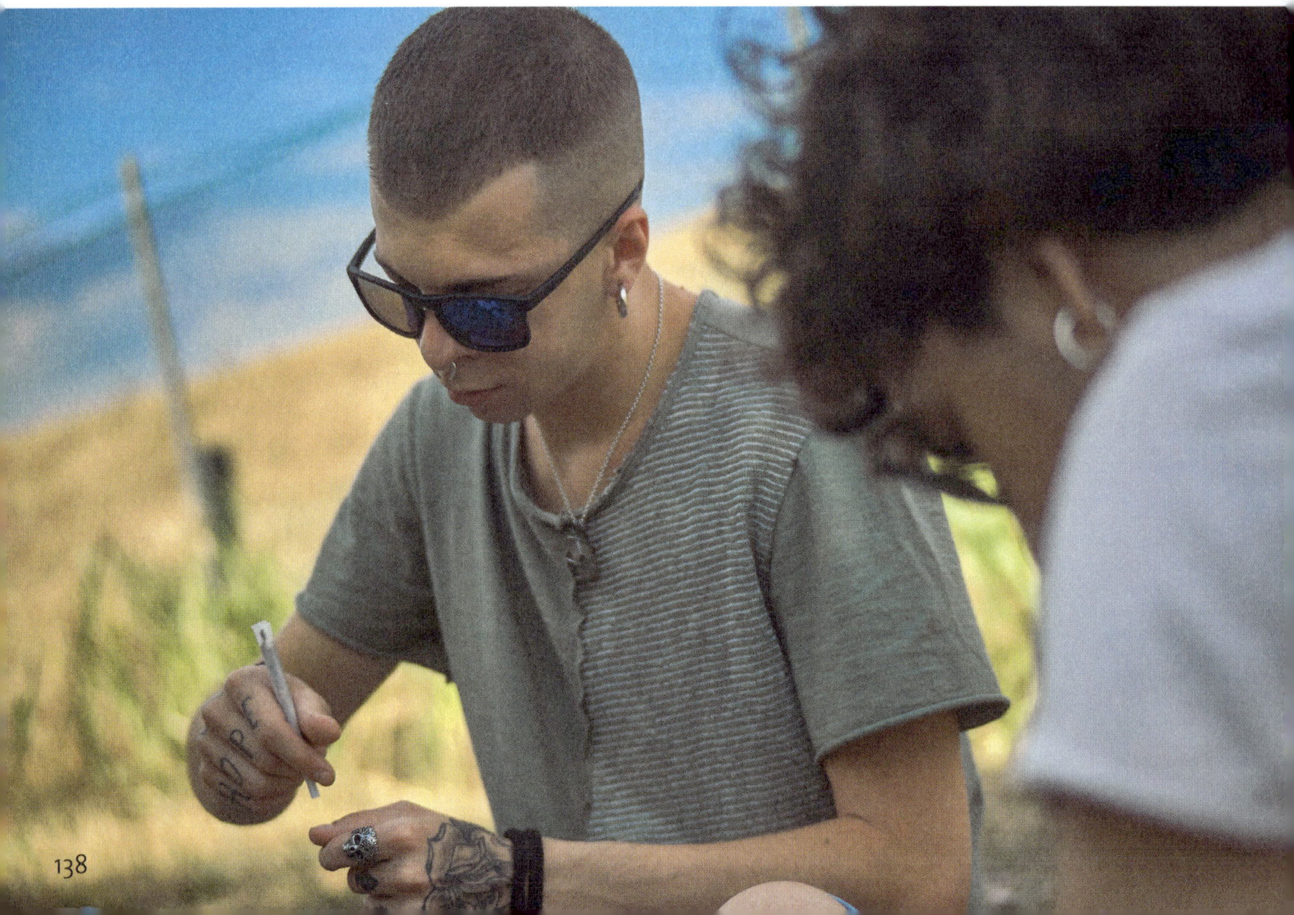

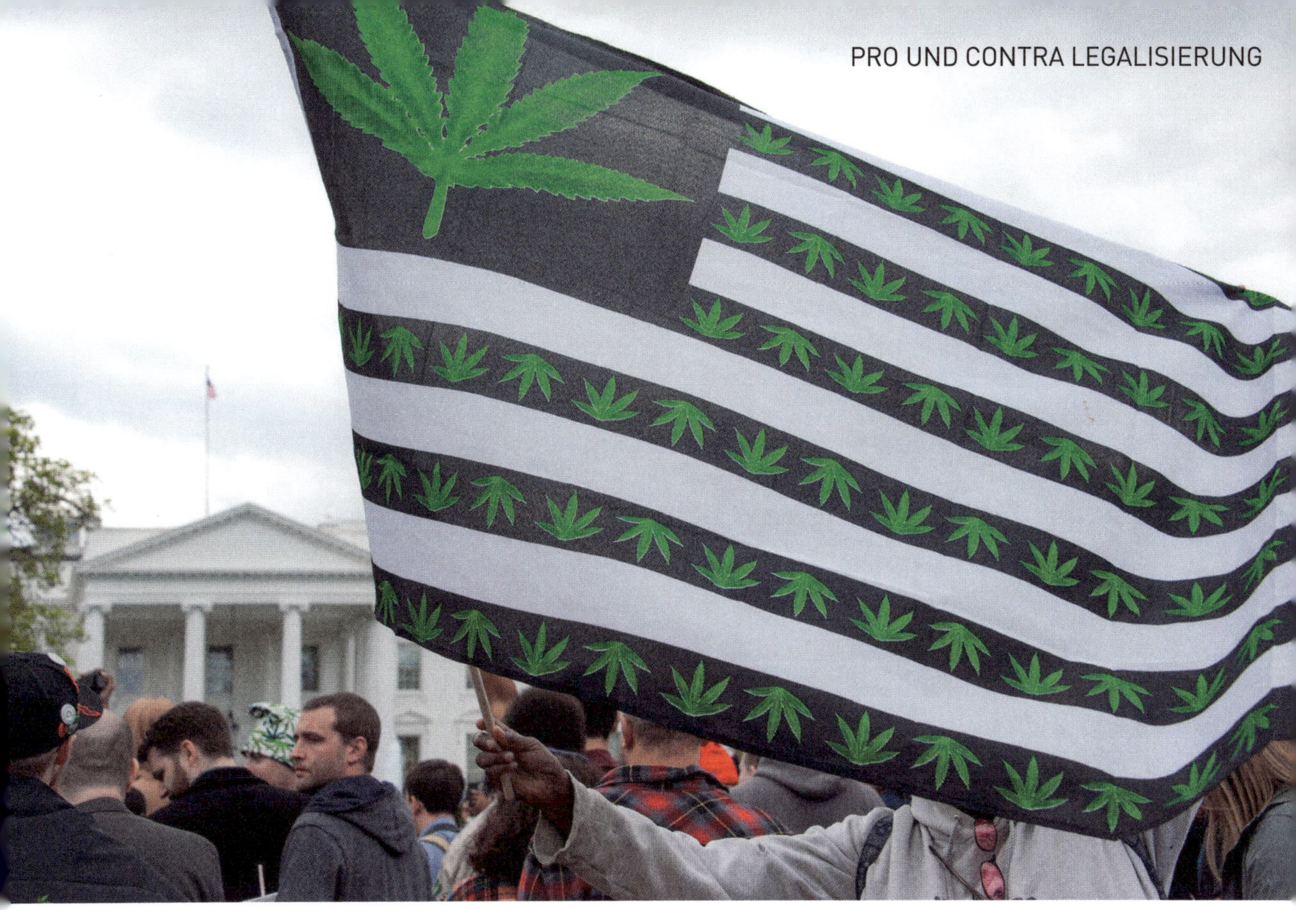

*Demonstration von Befürwortern der Cannabislegalisierung vor dem Weißen Haus in Washington*

ein Zehntel der Personen, die Cannabis probiert haben, entwickeln eine Abhängigkeit. Diese Rate erhöht sich auf fast ein Fünftel, wenn der Cannabiskonsum schon in der Phase des Heranwachsens einsetzt. Bei täglichen Konsumenten von Cannabinoiden steigt die Abhängigenrate auf fast die Hälfte.

Je nach Alter, Dosis, Häufigkeit, Konsumart und psychosozialer Disposition treten verschiedene Folgeschäden auf: Panikattacken, Psychosen, Aufmerksamkeitsdefizite, Konzentrationsmangel, Bewegungsstörungen und Übelkeit. Die Gesamtzahl der Suchtbehandlungen aufgrund von Cannabiskonsum nimmt in Europa und den USA seit Jahren zu. Insgesamt wird der Konsum THC-haltiger Substanzen von Fachleuten äußerst kritisch gesehen. Umso wichtiger scheint es, dafür zu sorgen, dass in den deutlich weniger bedenklichen CBD-Produkten so wenige THC-Anteile wie möglich enthalten sind.

## Pro und contra Legalisierung

Der Streit darüber, ob Cannabis als Rauschmittel in Deutschland generell legalisiert werden sollte, wird seit Jahrzehnten geführt. Er hat 2019 neuen Schub bekommen durch die Empfehlung der Weltgesundheitsorganisation, Cannabis und Haschisch aus der Liste der gefährlichsten Drogen zu streichen.

Pro- und Contrapositionen stehen sich fast unversöhnlich gegenüber. So geben die Befürworter an, dass der Staat mit der Legalisierung von Cannabis Einfuhr, Qualität, Verkauf und Abgabe besser kontrollieren könne. Durch kontrollierten Verkauf könnten Konsumenten die illegalen Märkte meiden, durch Entkriminalisierung würden Sicherheitsorgane und Justiz entlastet. Dagegen stehen laut Gegnern einer Legalisierung die gesundheitlichen Bedenken und die Suchtgefahren, die eher im psychischen als im physischen Bereich lägen. Die Anzahl der Konsumen-

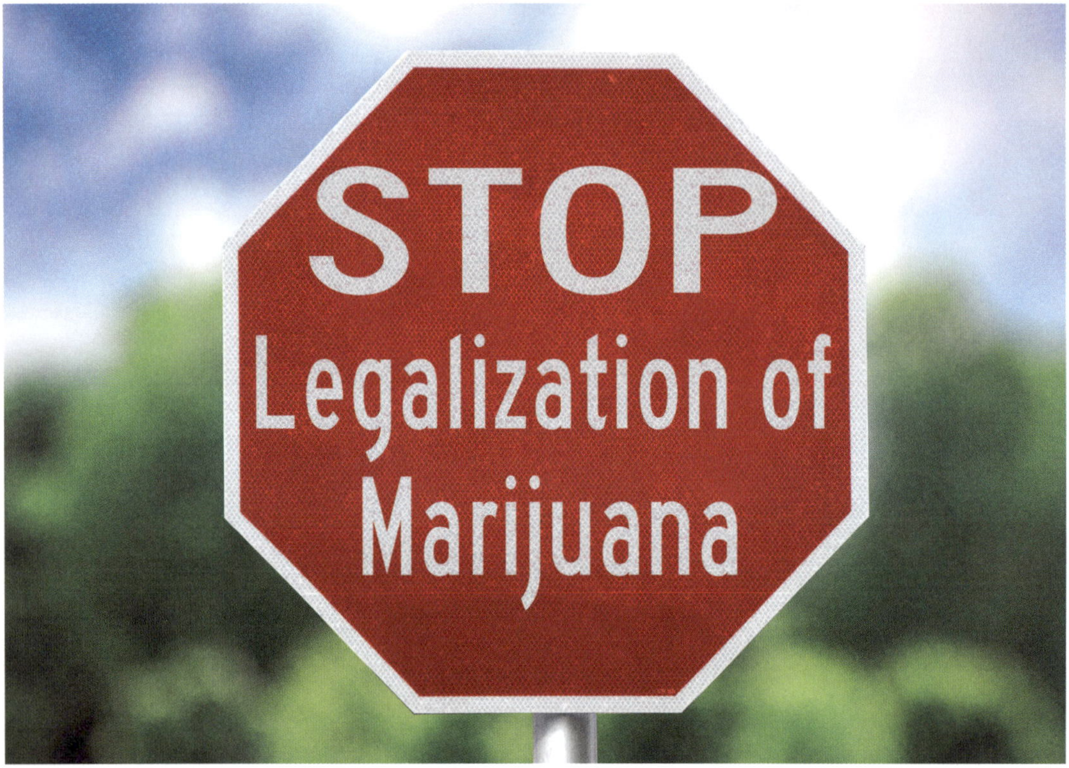


*Auch die Gegner einer Legalisierung von berauschendem Cannabis haben gute Argumente.*

ten und Abhängigen würde steigen, denn der berauschende THC-Anteil in Cannabisrauschmitteln sei seit den 1960er-Jahren von 1 bis 2% auf mehr als 20% gestiegen.

Wie sich dieser bemerkenswerte Effekt langfristig auf Körper und Psyche auswirkt, sei noch nicht ausreichend erforscht. Eine eher gesellschaftspolitische Frage ist es, ob es sinnvoll ist, neben den legalen Drogen (Alkohol, Nikotin, Tabletten) und geschätzten 3,5 Millionen Suchtkranken in Deutschland eine weitere Substanz salonähig zu machen.

## Die Zukunft des Hanfs

Die Diskussion um Chancen und Risiken von Cannabis dürfte mit ähnlicher Vehemenz weitergehen wie die Frage nach einer Zulassung berauschender, THC-haltiger Hanfprodukte. Ohne Frage ist Hanf als Heilpflanze in jüngerer Zeit wiederentdeckt worden und in einigen medizinischen Bereichen werden Hanfarzneien bereits eingesetzt, wenn auch unter strengen gesetzlichen Rahmenbedingungen und nicht gänzlich ohne Nebenwirkungen, die allerdings meist kurzfristig sind.

Die Vielzahl der aktuellen wissenschaftlichen Studien – allein in den USA laufen zur Zeit mehr als 300 Untersuchungen – lässt annehmen, dass sich der Erkenntnisstand zur klinischen Wirksamkeit und Anwendung von CBD-haltigen Medikamenten deutlich verbessern wird. Wie groß das Potenzial in den Lebens- und Nahrungsergänzungsmitteln ist, muss sich noch zeigen; es gibt erste Hinweise und positive subjektive Erfahrungen bei einigen Alltagsbeschwerden. Aber es sind auch noch viele Fragen offen.

Auf jeden Fall steht die jahrtausendealte Kulturpflanze Hanf wieder im Blickpunkt des allgemeinen öffentlichen Interesses. Je mehr wir über sie wissen, umso besser können wir Chancen und Risiken angemessen bewerten.

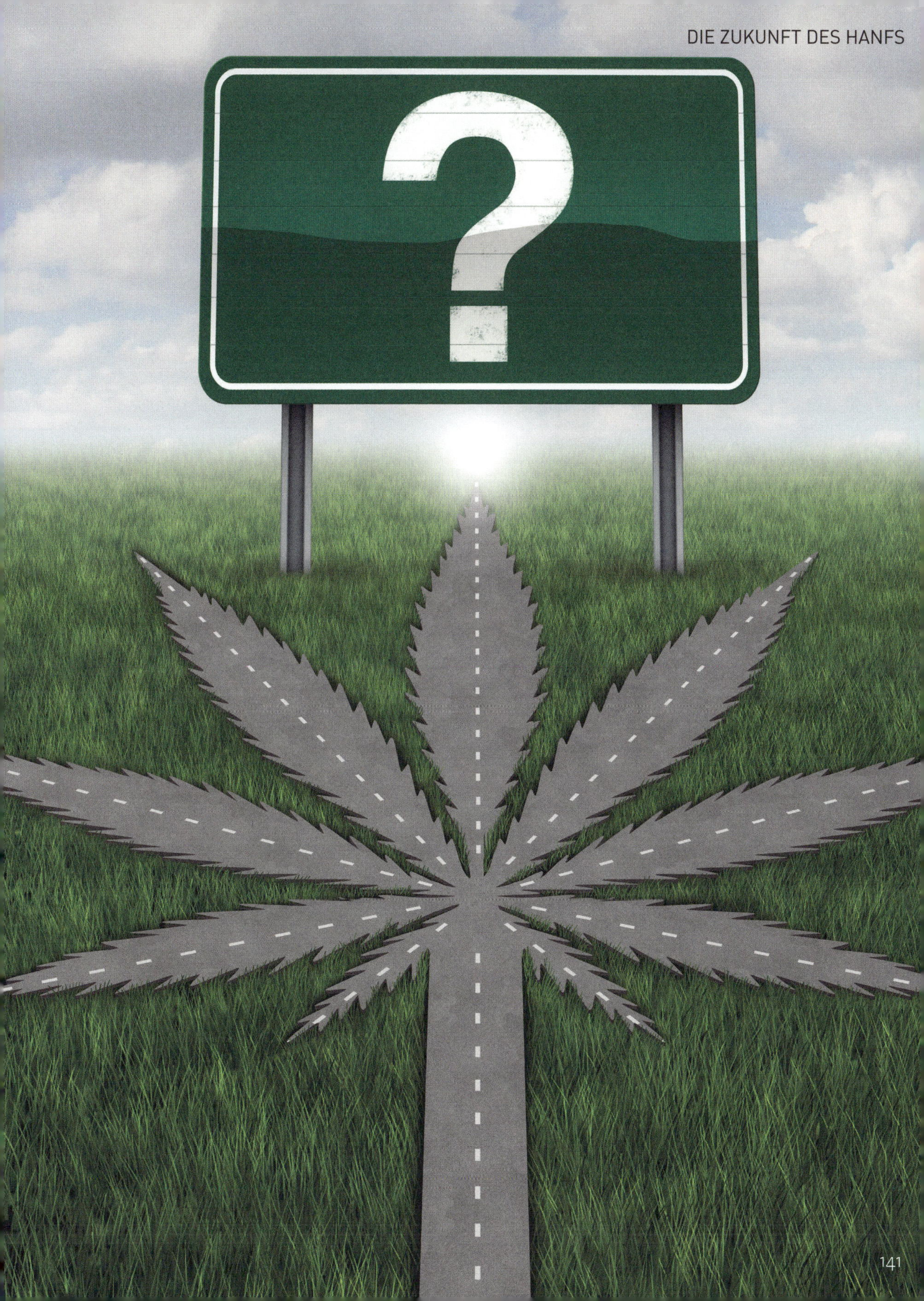

**Adobe Stock**
John 8/9; Lunstream 11; Irina 18/19; designua 23; Akarat Phasura 28

**Shutterstock**
**Umschlag:** U1: IRA_EVVA; please buy my work I; U4: Mitch M; FamStudio; Parilov
**Innenseiten:** Breaking The Walls 5; nadianb 6; Prachaya Roekdeethaweesab 13 o.; SohrabAFRA 13 u.; Marzolino 14; lu_sea 16/17; beholding333 20/21; OlgaArtAbramova 22; PRO Stock Professional 24; PNOIARSA 25, 26 l., 29; Lifeking 26 r.; Czechia 27; Canna Obscura 30/31; Mitch M 32/33; H_Ko 34; Michiru13 35; Tatyana Dzemileva 36; Shutterstock Studios 37; PENpics Studio 38; Syda Productions 39, 78; Rido 40, 45; Krakenimages.com 41 o.; Altitude Visual 41 u.; adriaticfoto 42; Myroslava Malovana 43; Juan David Rivera Giraldo 44; Atomazul 46/47; ButtermilkgirlVirginia 48; Tim Gray 49; YAKOBCHUK VIACHESLAV 50; Photographee.eu 51; amenic181 52; siam.pukkato 53; Monkey Business Images 54; LOOKSLIKEPHOTO.COM 55; SpeedKingz 56; Miriam Doerr Martin Frommherz 57; Cascade Creatives 58; fizkes 60. 74; megaflopp 61; FamStudio 62/63; Tinnakorn jorruang 64; NinaM 65; Poring Studio 66/67; Monika Wisniewska 69 o.; TunedIn by Westend61 69 u.; Oleksii Mishchenko 70; Bacho 71; natali_ploskaya 72; Daxiao Productions 73; Wollertz 75 o.; Branding Pot 75 u.; Tinnakorn jorruang 76; Shevdinov1 77; Creativan 79; beton studio 80/81; Shyntartanya 82; sangriana 83 o.; Tatevosian Yana 83 u.; Eskymaks 84; Roxana Gonzalez 85, 126 u.; New Africa 86 l.; BLACKDAY 86 o.; Evgeniy Kalinovskiy 87; Vagengeim 88; yurakrasil 89; David Cardinez 90/91; Alliance Images 92; jax10289 93; LanKS 94; Milleflore Images 95; Zapylaiev Kostiantyn 96/97; bumihills 98; kostrez 99 o.; paparazzza 99 u.; Spender1 100; Visualistka 101; Sunvic 102/03; Aleksandar Malivuk 104; Lyudmila Zavyalova 105; Africa Studio 106; Deman 107; Nelli Syrotynska 108/109; Azra H 110; Nita Yuko 111; Arkadiusz Fajer 112; Irina Meliukh 113; catalina.m 114; Kat ka 115; Creative Family 116; Brent Hofacker 117; Bukhta Yurii 118; Gilberto Villasana 119; M2020 120/121; Radiokafka 122; Krysja 123; nilfort 124, 126 o.; faboi 125; Shannon L. Price 127; LightField Studios 128; Golubovy 129; Inside Creative House 130/131; nevodka 132/133; Kimberly Boyles 134; littlenySTOCK 135; Realworldmoments 136 o.; poludziber 136 u.; Animaflora PicsStock 137; Filippo Carlot 138; Rena Schild 139; Bird-Lee 140; Lightspring 141

**Wikipedia/Wikimedia Commons**
Wellcome Images 10, Akademische Druck- und Verlagsanstalt, Graz 12; Gabriel Ferrier 15 o.; Hermann Adolf Koehler 15 u.